FARMACÊUTICO HOSPITALAR

CONHECIMENTOS, HABILIDADES E ATITUDES

FARMACÊUTICO HOSPITALAR

CONHECIMENTOS, HABILIDADES E ATITUDES

Felipe Dias Carvalho
Helaine Carneiro Capucho
Marcelo Polacow Bisson

Copyright © Editora Manole Ltda., 2014, por meio de contrato com os editores.

Editor gestor Walter Luiz Coutinho
Editoras Eliane Usui e Juliana Waku
Produção editorial Lara Stroesser Figueirôa

Projeto gráfico Departamento Editorial da Editora Manole
Editoração eletrônica Luargraf Serviços Gráficos Ltda.
Ilustrações Mary Yamazaki Yorado e Sirio José Braz Cançado
Capa Rubens Lima

Dados Internacionais de Catalogação na Publicação (CIP)
(Câmara Brasileira do Livro, SP, Brasil)

Carvalho, Felipe Dias
    Farmacêutico hospitalar : conhecimentos, habilidades e atitudes / Felipe
Dias Carvalho, Helaine Carneiro Capucho, Marcelo Polacow Bisson. – Barueri,
SP : Manole, 2014.

    Bibliografia.
    ISBN 978-85-204-3625-7

    1. Farmácia hospitalar 2. Farmacêuticos 3. Serviços de saúde 4. Serviços
farmacêuticos I. Capucho, Helaine Carneiro. II. Bisson, Marcelo Polacow.
III. Título.

13-10319   CDD-362.1782

Índices para catálogo sistemático:
1. Farmácia hospitalar : serviços em saúde 362.1782

Todos os direitos reservados.
Nenhuma parte deste livro poderá ser reproduzida, por qualquer processo,
sem a permissão expressa dos editores. É proibida a reprodução por xerox.

A Editora Manole é filiada à ABDR – Associação Brasileira de Direitos Reprográficos.

Edição – 2014

Editora Manole Ltda.
Avenida Ceci, 672 – Tamboré
06460-120 – Barueri – SP – Brasil
Tel.: (11) 4196-6000 – Fax: (11) 4196-6021
www.manole.com.br
info@manole.com.br

Impresso no Brasil
Printed in Brazil

SOBRE OS ORGANIZADORES

FELIPE DIAS CARVALHO

Mestre em Saúde Coletiva pela Faculdade de Medicina de Ribeirão Preto da Universidade de São Paulo (FMRP-USP). MBA em Administração de Organizações pela Faculdade de Economia, Administração e Contabilidade de Ribeirão Preto da Universidade de São Paulo (FEARP-USP). Especialista em Farmácia Hospitalar pela Sociedade Brasileira de Farmácia Hospitalar e Serviços de Saúde (Sbrafh). Consultor da Organização Pan-Americana da Saúde (Opas) junto ao Ministério da Saúde.

HELAINE CARNEIRO CAPUCHO

Doutora pela Universidade de São Paulo (USP). Farmacêutica da Empresa Brasileira de Serviços Hospitalares do Ministério da Educação (EBSERH). Presidente da Sociedade Brasileira de Farmácia Hospitalar e Serviços de Saúde (Sbrafh). Coordenadora da Coordenadora Sudamericana para el Desarollo de la Farmacia Hospitalaria (COSUDEFH), 2012-2013.

MARCELO POLACOW BISSON

Doutor pela Faculdade de Odontologia de Piracicaba da Universidade Estadual de Campinas (FOP-Unicamp). Conselheiro Federal pelo Estado de São Paulo no Conselho Federal de Farmácia (CFF), 2012-2015. Capitão Farmacêutico da Polícia Militar do Estado de São Paulo (PMESP).

SOBRE OS AUTORES

ANA PAULA DE ALMEIDA QUEIROZ
Doutoranda em Clínica Médica pela Universidade Federal do Rio de Janeiro (UFRJ). Chefe da Coordenação Técnica de Farmácia do Instituto Estadual de Hematologia "Arthur de Siqueira Cavalcanti" (Hemorio). Conselheira Federal Efetiva pelo Rio de Janeiro. Presidente da Comissão de Ensino do Conselho Federal de Farmácia (Comensino-CFF). Diretora Presidente da Apaqueiroz Consultoria e Serviços Farmacêuticos Ltda.

CÁSSIA RODRIGUES LIMA FERREIRA
Mestranda em Bioética pela Universidade do Museo Social Argentino. Especialista em Farmácia Hospitalar e Serviços de Saúde pela Universidade Estadual de Montes Claros (Unimontes). Farmacêutica Clínica do Hospital das Clínicas da Universidade Federal de Minas Gerais (UFMG) e do Hospital "Governador Israel Pinheiro" (HGIP-IPSEMG). Secretária da Sociedade Brasileira de Farmácia Hospitalar – Regional Minas (Sbrafh Minas), 2012-2013. Secretária da Comissão de Farmácia e Terapêutica do HGIP-IPSEMG.

CLEUBER ESTEVES CHAVES
Farmacêutico-bioquímico pela Universidade Federal de Alfenas (Unifal). Especialista em Administração de Serviços de Saúde/Administração Hospitalar pela Faculdade de Saúde Pública da Universidade de São Paulo (FSP-USP). Coordenador do Grupo de Indicadores de Farmacotécnica Hospitalar do Núcleo de Apoio à Gestão Hospitalar (Nageh) do Programa Compromisso com a Qualidade Hospitalar (CQH). Membro do Comitê Executivo do Núcleo de Assistência Farmacêutica do Hospital das Clínicas da Faculdade de Medicina da Universidade de São Paulo (HC-FMUSP). Diretor Técnico de Serviço de Saúde da Unidade de Farmacotécnica Hospitalar da Divisão de Farmácia do Instituto Central do HC-FMUSP.

CRISTIANE PIVA PERES CODINHOTO

Farmacêutica-bioquímica. Especialista em Farmácia Industrial pela Faculdade de Ciências Farmacêuticas e Bioquímicas "Oswaldo Cruz". Pós-graduada *lato sensu* em *Marketing* pelo Centro Universitário da FEI. MBA em Gestão Empresarial pela Fundação "Getulio Vargas" (FGV).

DIVALDO PEREIRA DE LYRA JÚNIOR

Pós-doutor pela Escola de Enfermagem de Ribeirão Preto da Universidade de São Paulo (EERP--USP). Coordenador do Laboratório de Ensino e Pesquisa em Farmácia Social da Universidade Federal de Sergipe (LEPFS-UFS). Professor do Curso de Farmácia da UFS. Orientador de Mestrado e Doutorado em Ciências da Saúde e de Mestrado em Ciências Farmacêuticas da UFS. Consultor AdHoc do Conselho Federal de Farmácia (CFF).

ELIANE RIBEIRO

Doutora em Ciências Farmacêuticas pela Faculdade de Ciências Farmacêuticas da Universidade de São Paulo (FCF-USP). Especialista em Farmácia Hospitalar pela Sociedade Brasileira de Farmácia Hospitalar e Serviços de Saúde (Sbrafh). Docente da FCF-USP. Chefe do Serviço de Farmácia e Laboratório Clínico do Hospital Universitário da Universidade de São Paulo (HU-USP). Editora Científica do Conselho Editorial da *Revista Brasileira de Farmácia Hospitalar e Serviços de Saúde*.

EMÍLIA VITÓRIA DA SILVA

Doutora em Ciências da Saúde pela Universidade de Brasília (UnB). Professora Adjunta da Faculdade de Ceilândia da UnB.

EUGENIE DESIRÈE RABELO NÉRI

Mestre em Ciências Farmacêuticas pela Faculdade de Farmácia da Universidade Federal do Ceará (UFC). Especialista em Gestão Hospitalar pelo Núcleo de Estudos em Saúde Coletiva da Fundação "Oswaldo Cruz" (Nesc-Fiocruz). Diretora de Serviços Técnicos dos Hospitais Universitários da UFC. Presidente da Comissão de Residência Multiprofissional da UFC. Membro do Grupo de Trabalho de Farmácia Hospitalar do Ministério da Saúde.

FELIPE DIAS CARVALHO

Mestre em Saúde Coletiva pela Faculdade de Medicina de Ribeirão Preto da Universidade de São Paulo (FMRP-USP). MBA em Administração de Organizações pela Faculdade de Economia, Administração e Contabilidade de Ribeirão Preto da Universidade de São Paulo (FEARP-USP). Especialista em Farmácia Hospitalar pela Sociedade Brasileira de Farmácia Hospitalar e Serviços de Saúde (Sbrafh). Consultor da Organização Pan-Americana da Saúde (Opas) junto ao Ministério da Saúde.

GEORGE WASHINGTON BEZERRA DA CUNHA

Farmacêutico-bioquímico pela Faculdade de Farmácia da Universidade Federal do Ceará (UFC). Administrador Hospitalar pelo Instituto de Pesquisas Hospitalares (IPH) de São Paulo. Especialista pelo Programa de Estudos Avançados em Administração Hospitalar e Sistemas de Saúde da

Fundação "Getulio Vargas" (Prohasa-FGV). Ex-Presidente da Central de Medicamentos do Ministério da Saúde. Ex-Diretor Técnico do Serviço de Farmácia do Instituto do Coração do Hospital das Clínicas da Faculdade de Medicina da Universidade de São Paulo (InCor-HC-FMUSP). Ex-Vice-Presidente da Comissão de Farmacologia da Diretoria Clínica do HC-FMUSP. Ex-Membro da Comissão de Farmácia Hospitalar do Conselho Federal de Farmácia (CFF).

GUILHERME REZENDE DE SOUZA PINTO
Farmacêutico pela Universidade Federal de Ouro Preto. Aperfeiçoamento em Farmácia Hospitalar pela Fundação Hospitalar do Estado de Minas Gerais (FHEMIG). Especialista em Gestão Estratégica da Informação pela Escola de Governo da Fundação "João Pinheiro". Chefe da Central de Abastecimento Farmacêutico do Centro Farmacêutico da Polícia Militar de Minas Gerais (PMMG). Coordenador de Atenção Farmacêutica da Unimed-Belo Horizonte Cooperativa de Trabalho Médico. Membro da Comissão Assessora de Farmácia Hospitalar do Conselho Regional de Farmácia de Minas Gerais (CRF-MG).

HELAINE CARNEIRO CAPUCHO
Doutora pela Universidade de São Paulo (USP). Farmacêutica da Empresa Brasileira de Serviços Hospitalares do Ministério da Educação (EBSERH). Presidente da Sociedade Brasileira de Farmácia Hospitalar e Serviços de Saúde (Sbrafh). Coordenadora da Coordinadora Sudamericana para el Desarollo de la Farmacia Hospitalaria (COSUDEFH), 2012-2013.

HELENA MÁRCIA DE OLIVEIRA MORAES BERNARDINO
Doutoranda em Saúde Pública pela Universidad de Ciências Empresariales y Sociales (UCES, Argentina). Especialista em Farmácia Hospitalar pela Sociedade Brasileira de Farmácia Hospitalar e Serviços de Saúde (Sbrafh). Especialista em Saúde Pública pela Universidade Federal de Minas Gerais (UFMG). Farmacêutica do Hospital "Governador Israel Pinheiro" (HGIP-IPSEMG). Professora do Curso de Farmácia do Centro Universitário Una.

ISRAEL MURAKAMI
Especialista em Gestão da Assistência Farmacêutica pela Universidade Federal de Santa Catarina (UFSC). Especialista em Vigilância Sanitária e Epidemiologia pela Universidade de Ribeirão Preto (Unaerp). Farmacêutico responsável pela Farmácia da Unidade Básica de Saúde Atalaia Dr. Mario Aguiar Filho (UBS Mario Aguiar Filho). Coordenador da Comissão de Saúde Pública e Conselheiro Efetivo do Conselho Regional de Farmácia do Estado de São Paulo (CRF-SP).

JOSÉ MIGUEL DO NASCIMENTO JÚNIOR
Mestre em Saúde Pública pela Universidade Federal de Santa Catarina (UFSC). Diretor do Departamento de Assistência Farmacêutica e Insumos Estratégicos do Ministério da Saúde. Membro do Conselho Gestor do Programa Farmácia Popular do Brasil.

LUCIANE CRUZ LOPES
Pós-doutora em Epidemiologia Clínica pela McMaster University (Canadá). Especialista em Farmacologia Clínica pelo Conselho Federal de Farmácia. Professora-pesquisadora do Programa de

Pós-graduação em Ciências Farmacêuticas da Universidade de Sorocaba (Uniso). Presidente da Comissão Técnica de Pesquisa da Uniso. Líder do grupo do CNPq "Uso racional de medicamentos".

MARCELO POLACOW BISSON
Doutora pela Faculdade de Odontologia de Piracicaba da Universidade Estadual de Campinas (FOP-Unicamp). Conselheiro Federal pelo Estado de São Paulo no Conselho Federal de Farmácia (CFF), 2012-2015. Capitão Farmacêutico da Polícia Militar do Estado de São Paulo (PMESP).

MARIA DAS DORES GRACIANO SILVA
Doutoranda em Ciências da Saúde pela Faculdade de Medicina da Universidade Federal de Minas Gerais (UFMG). Especialista em Farmácia Hospitalar pela Universidade Federal do Rio Grande do Norte (UFRN). Coordenadora do Núcleo de Assistência Farmacêutica/Farmácia Clínica do Serviço de Farmácia do Hospital das Clínicas da UFMG (HC-UFMG). Vice-Presidente da Associação Mineira de Farmacêuticos, 2013-2014.

MARIA EUGÊNIA CARVALHAES CURY
Mestre em Educação pela Pontifícia Universidade Católica de Campinas (PUC-Campinas). Especialista em Atenção Farmacêutica pelo Instituto Racine. Chefe do Núcleo de Gestão do Sistema Nacional de Notificação e Investigação em Vigilância Sanitária da Agência Nacional de Vigilância Sanitária (Nuvig-Anvisa).

MARIA JOSÉ SARTÓRIO
Mestre em Ciências Farmacêuticas pela Universidade Federal do Rio Grande do Sul (UFRGS). Especialista em Farmácia Hospitalar pela Faculdade Multivix. Gerente Estadual da Assistência Farmacêutica (GEAF). Docente na Faculdade Multivix. Vice-Presidente do Sindicato dos Farmacêuticos do Estado do Espírito Santo (Sinfes). Conselheira Federal Suplente pelo Espírito Santo do Conselho Federal de Farmácia (CFF). Membro do Grupo de Trabalho de Farmácia Hospitalar do CFF.

MARIO JORGE SOBREIRA DA SILVA
Mestre em Saúde Pública pela Escola Nacional de Saúde Pública da Fundação "Oswaldo Cruz" (ENSP-Fiocruz). Especialista em Farmácia Hospitalar pela Sociedade Brasileira de Farmácia Hospitalar e Serviços de Saúde (Sbrafh). Especialista em Terapia Nutricional Parenteral e Enteral pela Sociedade Brasileira de Nutrição Parenteral e Enteral (SBNPE). Chefe da Divisão de Ensino e Coordenador do Programa de Residência Multiprofissional em Oncologia do Instituto Nacional de Câncer (Inca). Diretor Técnico-Científico da Sociedade Brasileira de Farmacêuticos em Oncologia (Sobrafo). Membro do Comitê Educacional da SBNPE.

MARISA APARECIDA CROZARA
Doutoranda no Curso de Pós-graduação da Escola de Enfermagem da Universidade de São Paulo (EE-USP). Docente da Graduação e Especialização do Centro Universitário São Camilo.

MAURO SILVEIRA DE CASTRO
Doutor em Ciências Médicas pela Faculdade de Medicina da Universidade Federal do Rio Grande do Sul (UFRGS). Máster em Atenção Farmacêutica pela Universidad de Granada. Professor da

Faculdade de Farmácia da UFRGS. Coordenador do Grupo de Pesquisa e Desenvolvimento em Atenção Farmacêutica. Coordenador do Programa de Pós-graduação em Assistência Farmacêutica da Associação de IES da Universidade do Ceará (Uece).

PABLICIO NOBRE GONÇALVES

Farmacêutico pela Universidade Federal Fluminense (UFF). Diretor do Centro de Infusão de Biológicos da AMO. Vice-Presidente executivo da Sociedade Brasileira de Farmacêuticos em Oncologia (Sobrafo). Membro da Comissão de Farmacêutico Hospitalar em Oncologia do Conselho Regional de Farmácia do Estado da Bahia (CRF-BA). Membro da Sociedade Internacional de Farmacêuticos em Oncologia (Isopp). Diretor Técnico da Oncoprest Consultoria. Consultor Técnico de Processos Farmacêuticos.

RENATA FERREIRA

Farmacêutica pela Universidade Anhembi Morumbi. Especialista em Logística e Gestão da Cadeia de Suprimentos e Especialista em Farmácia Hospitalar com Introdução a Farmácia Clínica. Farmacêutica Chefe da Assistência Farmacêutica Ambulatorial da Divisão de Farmácia do Hospital das Clínicas da Faculdade de Medicina da Universidade de São Paulo (HC-FMUSP). Coordenadora do Sudcomitê de Assistência Farmacêutica Ambulatorial do Núcleo de Assistência Farmacêutica do HC-FMUSP.

SANDRA GONÇALVES GOMES LIMA

Farmacêutica pela Universidade Federal do Rio de Janeiro (UFRJ). Especialista em Gestão de Saúde pelo Instituto Coppead de Administração da UFRJ. Especialista em Farmácia Hospitalar pela Sociedade Brasileira de Farmácia Hospitalar e Serviços de Saúde (Sbrafh). Especialista em Manipulação Farmacêutica pela UFRJ. Gerente Técnico-Administrativa das Farmácias Assistenciais do Instituto Nacional de Câncer (Inca).

SELMA RODRIGUES DE CASTILHO

Doutora em Engenharia Biomédica pelo Instituto Alberto Luiz Coimbra de Pós-graduação e Pesquisa de Engenharia da Universidade Federal do Rio de Janeiro (Coppe-UFRJ). Professora Associada da Faculdade de Farmácia da Universidade Federal Fluminense (UFF). Membro do Corpo Docente do Curso de Residência em Farmácia Hospitalar da UFF. Coordenadora Acadêmica da Farmácia Universitária da UFF. Coordenadora do Mestrado Profissional em Administração e Gestão da Assistência Farmacêutica da UFF.

SHIRLEY FROSI KELLER

Farmacêutica pela Universidade Luterana do Brasil (Ulbra). Ênfase em Análises Clínicas pela Ulbra. MBA Executivo em Gestão de Saúde pela Fundação "Getulio Vargas" (FGV). Supervisora do Processo de Medicação do Hospital Moinhos de Vento. Membro da Comissão de Farmácia Hospitalar do Conselho Regional de Farmácia do Estado do Rio Grande do Sul (CRF-RS), 2012-2013. Membro da Comissão Assessora de Gestão da Qualidade da Sociedade Brasileira de Farmácia Hospitalar e Serviços de Saúde (Sbrafh), 2012.

SÍLVIA STORPIRTIS

Doutora em Fármaco e Medicamentos pela Faculdade de Ciências Farmacêuticas da Universidade de São Paulo (FCF-USP). Especialista em Farmácia Hospitalar pela Sociedade Brasileira de Farmácia Hospitalar e Serviços de Saúde (Sbrafh). Professora Associada da FCF-USP. Coordenadora Docente da Farmácia Universitária da FCF-USP. Coordenadora do Comitê Técnico Temático de Equivalência Farmacêutica e Bioequivalência de Medicamentos da Farmacopeia Brasileira.

SIMONE DALLA POZZA MAHMUD

Mestre em Epidemiologia pela Faculdade de Medicina da Universidade Federal do Rio Grande do Sul (UFRGS). Especialista em Gestão em Saúde pela Faculdade de Administração da UFRGS. Especialista em Farmácia Hospitalar pela Sociedade Brasileira de Farmácia Hospitalar e Serviços de Saúde (Sbrafh). Chefe do Serviço de Farmácia do Hospital de Clínicas de Porto Alegre (HCPA) da UFRGS. Vice-Presidente da Sociedade Brasileira de Farmácia Hospitalar (Sbrafh). Membro da Comissão Assessora em Farmácia Hospitalar do Conselho Regional de Farmácia do Rio Grande do Sul (CRF-RS).

SOLANGE PETILO DE CARVALHO BRICOLA

Doutora em Ciências pela Faculdade de Medicina da Universidade de São Paulo (FMUSP). Curso Avançado em Cuidados Paliativos pelo Pallium Latinoamérica-Argentina. Especialista em Farmácia Hospitalar pela Sociedade Brasileira de Farmácia Hospitalar e Serviços de Saúde (Sbrafh). Farmacêutica Clínica do Serviço de Clínica Geral do Hospital das Clínicas da Faculdade de Medicina da Universidade de São Paulo (HC-FMUSP). Docente da Graduação e da Pós-graduação da Universidade Presbiteriana Mackenzie. Coordenadora da Comissão de Farmácia Clínica do Conselho Regional de Farmácia do Estado de São Paulo (CRF-SP).

SONIA LUCENA CIPRIANO

Doutora em Serviços de Saúde Pública pela Faculdade de Saúde Pública da Universidade de São Paulo (FSP-USP). Diretora Técnica de Departamento de Saúde e Assistência Farmacêutica da Secretaria de Estado da Saúde de São Paulo. Membro titular da Câmara Técnica de Assistência Farmacêutica da Comissão Nacional de Secretários da Saúde (Conass). Coordenadora do Grupo Técnico de Assistência Farmacêutica da Comissão Intergestora Bipartite (CIB). Presidente da Comissão de Farmacologia da Secretaria de Estado da Saúde de São Paulo.

VANUSA BARBOSA PINTO

Farmacêutica-bioquímica pela Universidade Federal de Mato Grosso do Sul (UFMS). Especialista em Farmácia Hospitalar com Introdução à Farmácia Clínica pelo Hospital das Clínicas da Faculdade de Medicina da Universidade de São Paulo (HC-FMUSP). Especialista em Farmacologia Clínica pelo Instituto Brasileiro de Desenvolvimento e de Pesquisas Hospitalares. Coordenadora do Grupo de Indicadores de Seguimento Farmacoterapêutico do Núcleo de Apoio à Gestão Hospitalar (Nageh) do Programa Compromisso com a Qualidade Hospitalar (CQH). Vice-Presidente da Comissão de Farmacologia da Diretoria Clínica do HC-FMUSP. Coordenadora do Comitê Executivo do Núcleo de Assistência Farmacêutica do HC-FMUSP. Diretora Técnica da Divisão de Farmácia do Instituto Central do HC-FMUSP.

COLABORADORES

Adriane Lopes Medeiros
Alessandra Rezende Mesquita
Andréia Cordeiro Bolean
Anne Caroline Oliveira dos Santos
Áquila Serbate Borges Portela
Carolina Raslan Dias
Catarina Gomes Cani
Cinthia Scatena Gama
Conceição Aparecida Accetturi
Daniel Rossi de Campos
Elenice Ferrarez da Silva
Elisangela da Costa Lima-Dellamora
Geisa Maria Grijó Farani de Almeida
Gisele Resque Vieira Auad
Herbenio Elias Pereira
José Ferreira Marcos
Josiane Moreira da Costa
Juliane Fernandes Monks da Silva
Karina de Oliveira Fatel
Lígia Ferreira Gomes
Lílian Calado Cavalcante Montano

Lisiane Freitas Leal
Luiz Henrique Costa
Marcus Tolentino Silva
Maria Inês de Toledo
Mariana Akemi Nabeshima
Mariana Cappelletti Galante
Mariana Dionisia Garcia
Marinei Campos Ricieri
Mayara Araujo Dias
Mayara Martins Gomes
Pamela Alejandra Saavedra
Paulo Maximiliano Correa
Rafael Santos Santana
Raquel Libório Feitosa
Ricardo Paranhos Pires Moreira
Roberto Ribeiro Malveira
Sabrina Calil Elias
Sandra Cristina Brassica
Suhélen Caon
Valter Garcia Santos
Wilma-Ney Lopes Bastos

SUMÁRIO

Apresentação XIX

Prefácio XXI

Introdução – O que é competência? XXV
Sonia Lucena Cipriano, Adriane Lopes Medeiros, Karina de Oliveira Fatel,
Ricardo Paranhos Pires Moreira

PARTE I – PANORAMA DA FORMAÇÃO DO FARMACÊUTICO HOSPITALAR NO BRASIL

1 Graduação 3
Eliane Ribeiro, Sandra Cristina Brassica, Lígia Ferreira Gomes

2 Pós-graduação 10
Mauro Silveira de Castro, Juliane Fernandes Monks da Silva, Paulo Maximiliano
Correa

3 Ensino e capacitação em serviço 18
Ana Paula de Almeida Queiroz, Elisangela da Costa Lima-Dellamora, Elenice
Ferrarez da Silva

4 Importância da aproximação entre academia e serviços de saúde e o desafio de
conciliar ensino, pesquisa e assistência 27
Selma Rodrigues de Castilho, Sabrina Calil Elias

XVI FARMACÊUTICO HOSPITALAR: CONHECIMENTOS, HABILIDADES E ATITUDES

PARTE II – DESENVOLVIMENTO DE COMPETÊNCIAS TÉCNICAS, GERENCIAIS, CLÍNICAS, HUMANÍSTICAS E POLÍTICAS

5 Produção e manipulação de medicamentos, cosméticos e saneantes em âmbito hospitalar 37
Cleuber Esteves Chaves, Vanusa Barbosa Pinto

6 Terapia nutricional enteral e parenteral 45
Mario Jorge Sobreira da Silva, Gisele Resque Vieira Auad

7 Farmacoterapia antineoplásica 53
Pablicio Nobre Gonçalves, Cinthia Scatena Gama

8 Avaliação de tecnologias em saúde e seleção de medicamentos e produtos para a saúde 65
Luciane Cruz Lopes, Marcus Tolentino Silva, Maria Inês de Toledo

9 Programação, aquisição, armazenamento e controle de estoques de medicamentos e materiais médico-hospitalares 75
Simone Dalla Pozza Mahmud

10 Dispensação e distribuição de medicamentos e materiais médico-hospitalares 84
Felipe Dias Carvalho, José Ferreira Marcos

11 Gestão das órteses e próteses na farmácia hospitalar 92
Guilherme Rezende de Souza Pinto

12 Gestão financeira da farmácia hospitalar 101
Marisa Aparecida Crozara, Mayara Martins Gomes, Mariana Akemi Nabeshima

13 Aplicação de tecnologia da informação e automação na farmácia hospitalar .. 111
Shirley Frosi Keller, Lisiane Freitas Leal, Suhélen Caon

14 Planejamento estratégico e gestão do conhecimento 122
Vanusa Barbosa Pinto, Cleuber Esteves Chaves

15 Liderança e gestão de pessoas 129
Felipe Dias Carvalho, Andréia Cordeiro Bolean

16 Gestão da qualidade 134
Helena Márcia de Oliveira Moraes Bernardino, Carolina Raslan Dinis

17 Gestão ambiental e de resíduos de serviços de saúde 141
Renata Ferreira, Mayara Araujo Dias

18 *Marketing* na farmácia hospitalar 147
Cristiane Piva Peres Codinhoto

19 Participação em comissões hospitalares 157
Maria das Dores Graciano Silva, Josiane Moreira da Costa

20 Prevenção e controle de infecção hospitalar 168
Cássia Rodrigues Lima Ferreira, Áquila Serbate Borges Portela, Josiane Moreira da Costa

SUMÁRIO XVII

21 Gestão de riscos sanitários e segurança do paciente 179
Helaine Carneiro Capucho, Marinei Campos Ricieri

22 Farmácia clínica 185
Marcelo Polacow Bisson

23 Atenção farmacêutica/cuidados farmacêuticos 200
Solange Petilo de Carvalho Bricola, Catarina Gomes Cani, Mariana Dionisia
Garcia

24 Informação sobre medicamentos 210
Emília Vitória da Silva, Pamela Alejandra Saavedra

25 Pesquisa clínica 222
Sílvia Storpirtis, Daniel Rossi de Campos, Conceição Aparecida Accetturi

26 Comunicação e relacionamento entre o farmacêutico e os pacientes 233
Divaldo Pereira de Lyra Júnior, Alessandra Rezende Mesquita, Anne Caroline
Oliveira dos Santos

27 Comunicação e relacionamento entre o farmacêutico e os demais
colaboradores da farmácia hospitalar e do hospital 240
Sandra Gonçalves Gomes Lima, Roberto Ribeiro Malveira

28 Farmacêutico hospitalar e a política 246
George Washington Bezerra da Cunha, Lílian Calado Cavalcante Montano,
Valter Garcia Santos, Mariana Cappelletti Galante

29 Participação em sociedades técnico-científicas, entidades profissionais e
movimentos estudantis 255
Maria José Sartório, Ana Paula de Almeida Queiroz

30 Participação em Conselhos e Conferências de Saúde 264
Israel Murakami

31 Relacionamento do farmacêutico com entidades profissionais, gestores
hospitalares, gestores públicos e outros profissionais de saúde 269
Eugenie Desirèe Rabelo Néri, Wilma-Ney Lopes Bastos, Raquel Libório Feitosa

PARTE III – PERSPECTIVAS INSTITUCIONAIS A RESPEITO DO FARMACÊUTICO HOSPITALAR

32 Políticas e ações do Departamento de Assistência Farmacêutica do Ministério
da Saúde para fortalecimento da farmácia hospitalar brasileira 279
José Miguel do Nascimento Júnior, Herbenio Elias Pereira, Geisa Maria
Grijó Farani de Almeida, Luiz Henrique Costa, Rafael Santos Santana

33 Perspectiva da Agência Nacional de Vigilância Sanitária a respeito do
farmacêutico hospitalar 287
Maria Eugênia Carvalhaes Cury

34 Trabalho e expectativa da Sociedade Brasileira de Farmácia Hospitalar e
Serviços de Saúde 294
Helaine Carneiro Capucho, Eugenie Desirèe Rabelo Néri

APRESENTAÇÃO

Caro leitor, este livro, construído a muitas mãos, contou com a participação de grandes nomes de várias gerações da farmácia hospitalar brasileira, compilando uma vasta gama de conhecimentos e experiências.

A ideia deste livro surgiu do anseio dos organizadores em contribuir para a qualificação do profissional farmacêutico hospitalar e, consequentemente, para o fortalecimento da categoria, considerando o atual cenário do mercado de trabalho no qual se espera que os profissionais tenham, além dos conhecimentos tradicionais, habilidades e atitudes adequadas para desempenhar suas funções.

A obra destina-se a estudantes e farmacêuticos que desejem atuar ou já atuam em farmácias hospitalares e de serviços de saúde, trazendo em seu conteúdo orientações a respeito das competências (técnicas, gerenciais, clínicas, humanísticas e políticas) necessárias para desempenhar as atividades da farmácia hospitalar com excelência.

Como principal diferencial, esta publicação deixa de trazer definições conceituais e descrições de como os processos da farmácia hospitalar são organizados, facultando informações de quais competências, compreendidas como o conjunto de conhecimentos, habilidades e atitudes, devem ser desenvolvidas pelo farmacêutico para exercer esses processos.

O livro traz ainda um panorama da formação do farmacêutico hospitalar no Brasil e as perspectivas de importantes instituições a respeito desse profissional.

Com a convicção de termos satisfeito nosso anseio, agradecemos a todos os autores e colaboradores que gentilmente cederam seu tempo e conhecimento para a construção desta obra e, especialmente, à Editora Manole pela confiança e pelo suporte prestado. Desejamos a você boa leitura e sucesso em sua carreira profissional!

Felipe, Helaine e Marcelo

PREFÁCIO

Quando iniciei minha vida profissional, em 1978, deparei-me com uma realidade no mínimo inquietante: a escassez de bibliografia especializada. O livro *Iniciação à farmácia hospitalar*, escrito pelo professor José Sylvio Cimino, fora lançado havia 5 anos. Era praticamente a única obra do gênero disponível no país. Parecia muito pouco para um farmacêutico-bioquímico recém-formado a quem tinha sido dada a missão de implantar o primeiro serviço de farmácia clínica e o primeiro centro de informação sobre medicamentos (CIM) do Brasil. A alternativa era recorrer à literatura internacional, de difícil acesso na época e, não raro, contendo realidades muito distantes da nossa.

Mas o que dizer dos que vieram antes? Estes, sim, verdadeiros heróis, autodidatas, pois a partir de suas observações, da vivência e das experiências de suas práticas profissionais improvisaram, criaram, abriram e pavimentaram caminhos, deixando um legado inestimável a muitos seguidores. A esses desbravadores, o nosso tributo e gratidão.

O passar dos anos trouxe importantes desdobramentos. Muitos cursos de farmácia incluíram a disciplina farmácia hospitalar em seus currículos. Surgiram os primeiros cursos de pós-graduação nessa área. A disseminação e a consolidação da farmácia hospitalar por quase todo o país torna-se irreversível e envolve um número cada vez maior de farmacêuticos. A necessidade de se produzir conhecimentos capazes de sustentar antigas e novas práticas mostra-se crescente e imperiosa.

Não tardou muito e começaram a surgir importantes publicações, tanto sob a forma de livros, como em artigos e revistas. O foco principal era a gestão, por ser a principal demanda da época. À medida que o farmacêutico hospitalar ia ocupando outros espaços e ampliando seu campo de atuação, a aquisição de novos conhecimentos, especialmente aqueles relacionados às atividades clínicas, já em franca expansão, tornou-se obrigatória. A partir daí, um número crescente de obras versando sobre os mais variados aspectos da farmácia hospitalar e conteúdos afins passou a ser publicado.

A criação da então Sociedade Brasileira de Farmácia Hospitalar (Sbrafh), em 1995, constitui um marco na história do segmento no Brasil. Além do papel nato de liderança sobre o setor, exercido principalmente por meio da realização de congressos e outros eventos, a Sbrafh passou a publicar obras de referência e a estimular a elaboração e a divulgação de outras tantas publicações.

Surge, agora, uma nova e importante obra. O livro *Farmacêutico hospitalar: conhecimentos, habilidades e atitudes*, que aborda o desenvolvimento de competências desde a graduação ao mercado de trabalho, nasce da inquietude de três jovens e competentes farmacêuticos preocupados em estabelecer e onde buscar as competências necessárias para que o farmacêutico atue com qualidade nos diferentes processos de trabalho existentes em farmácias hospitalares e em outros serviços de saúde.

Para tanto, tiveram a preocupação e o cuidado de compartilhar tão difícil tarefa com renomados especialistas que relataram experiências e inscreveram conhecimentos ao longo de 34 capítulos.

Esta publicação não poderia surgir em momento mais oportuno. Ocorre que, recentemente, o Ministério da Saúde instituiu um grupo de trabalho destinado a propor diretrizes e estratégias para a qualificação da assistência farmacêutica no Sistema Único de Saúde (SUS), com foco nos serviços farmacêuticos em suas redes assistenciais prioritárias. Em 2012, o Conselho Federal de Farmácia (CFF) realizou a primeira oficina sobre serviços farmacêuticos em farmácias comunitárias, com o objetivo de elaborar propostas relativas a esse campo e às competências necessárias para a sua atuação. Por sua vez, a Organização Pan-Americana da Saúde (Opas) está finalizando um documento que trata das competências do farmacêutico para o desenvolvimento de serviços farmacêuticos baseados na atenção primária de saúde, a ser disponibilizado para toda a América Latina e o Caribe.

Reitero, por fim, que a ideia de conceber e executar esta obra é de rara felicidade, razão pela qual credito aos seus organizadores e autores o reconhecimento de estudantes de farmácia e farmacêuticos, os quais, para atender às necessidades de saúde de um indivíduo, de uma família ou da comunidade, precisam estar cada vez melhor qualificados. É, portanto, como se diz sobre grandes obras, um livro de cabeceira.

Professor Tarcisio José Palhano

Assessor da Presidência do Conselho Federal de Farmácia (CFF).
Coordenador Técnico-Científico do Centro Brasileiro de
Informação sobre Medicamentos (Cebrim-CFF).

INTRODUÇÃO

O que é competência?

Sonia Lucena Cipriano
Adriane Lopes Medeiros
Karina de Oliveira Fatel
Ricardo Paranhos Pires Moreira

Em toda organização, é importante a presença de pessoas que gerem resultados e contribuam para o desenvolvimento da instituição.[1] Para acompanhar as exigências do mercado de trabalho, o farmacêutico precisa de um conjunto de competências para executar as atividades e alcançar as metas propostas pela instituição.[1]

Diversos autores têm discutido o conceito de competência no decorrer dos últimos anos.[2,3] Uma das primeiras definições foi proposta por McClelland, em 1973, como "uma característica subjacente a uma pessoa, que é casualmente relacionada com desempenho superior na realização de uma tarefa ou em determinada situação".[3]

Miller complementou, definindo competência como "o que o profissional deve ser capaz de fazer, que se traduz em um conjunto de conhecimentos, habilidades e atitudes a serem adquiridas e desenvolvidas pelo profissional".[4]

Um conceito mais abrangente sobre competência foi publicado por Fleury e Fleury em 2001.[3] De acordo com esses autores, competência é "um saber agir responsável e reconhecido, que implica mobilizar, integrar, transferir conhecimentos, recursos e habilidades, que agreguem valor econômico à organização e valor social ao indivíduo". Complementando essa definição, foram propostas as competências para o profissional:[3]

XXV

- agir: saber o que e por que o faz; julgar; escolher; decidir;
- mobilizar recursos: criar sinergia e mobilizar recursos e competências;
- aprender: trabalhar o conhecimento e a experiência, rever modelos mentais, saber se desenvolver;
- engajar-se e comprometer-se: saber empreender, assumir riscos e comprometer-se;
- assumir responsabilidades: ser responsável, assumindo os riscos e as consequências de suas ações, sendo por isso reconhecido;
- ter visão estratégica: conhecer e entender o negócio da organização e o seu ambiente, identificando oportunidades e alternativas.

A Organização Mundial da Saúde (OMS) define como competência "as características das pessoas que se manifestam quando executam uma tarefa ou realizam um trabalho, estando relacionadas com o desempenho exitoso de uma atividade de trabalho ou de outra natureza".[5]

As características relatadas pela OMS representam o conjunto de conhecimentos, habilidades e atitudes (CHA) que o indivíduo possui para o desempenho de suas funções em seu ambiente de trabalho.[5-7]

Segundo Durand,[8] conhecimentos, habilidades e atitudes são três dimensões independentes e convergentes (Figura 1).[9,10]

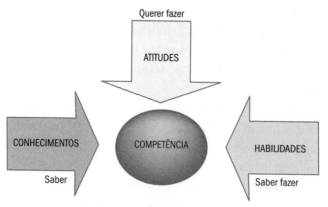

Figura 1 As três dimensões da competência. Figura adaptada de Lopes.[7]

Para obter conhecimento, o farmacêutico deve cursar a graduação em farmácia, investir em cursos extracurriculares e especializações, além de se manter atualizado, por meio da procura incessante por novas informações.[7,11,12]

O farmacêutico possui habilidade quando tem capacidade de executar uma tarefa física ou mental. A habilidade está relacionada à capacidade de transformar o conhecimento teórico adquirido em prática, de forma produtiva. É o saber como fazer (know-how).[7,10,12]

A atitude está associada à identidade pessoal e à determinação do indivíduo. É o querer fazer, a motivação que impulsiona o farmacêutico a pôr em prática suas habilidades e seus conhecimentos.[9-12]

Segundo a Organização Pan-Americana de Saúde (Opas), as competências são classificadas em:[5]

- genéricas: são comuns e compartilhadas por todos os membros da equipe e permitem que os profissionais se adaptem a novas condições de trabalho, mantenham-se atualizados e superem os desafios diários. Dentro das competências genéricas, estão a comunicação, o manejo da informação, a gestão dos recursos e a saúde pública;
- específicas: são próprias das funções que uma unidade organizativa deve realizar. São inerentes a cada profissão e predominam os aspectos técnicos;
- humanísticas: referem-se ao conjunto de valores éticos que um profissional possui para o uso e a aplicação dos conhecimentos adquiridos. Estão relacionadas com o exercício profissional e sua responsabilidade social perante a comunidade.[5]

Assim, para ser um profissional de sucesso, é fundamental que se busque o desenvolvimento e a aplicação rotineira dos três tipos de competências citados (Figura 2).

Na área de farmácia, as competências genéricas estão relacionadas ao conceito do "farmacêutico sete estrelas", publicado pela OMS em 1997, que contempla as sete principais competências necessárias para que o farmacêutico desempenhe com êxito suas atividades e, com isso, seja reconhecido como membro efetivo da equipe da saúde (Tabela 1).[5,13,14]

A OMS e a Federação Internacional de Farmacêuticos (FIP), no livro *Desenvolvendo a prática farmacêutica*, adicionaram uma oitava competência para o farmacêutico de sucesso – pesquisador.

Assim, os farmacêuticos devem ser capazes de utilizar evidências científicas de maneira efetiva para promover o uso racional de medicamentos. Pela troca e documentação de experiências, o farmacêutico pode contribuir com a análise das evidências científicas para orientar o cuidado ao paciente e obter melhores desfe-

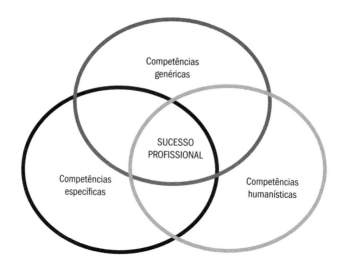

Figura 2 As competências de um profissional de sucesso.

Tabela 1 Perfil do "farmacêutico sete estrelas"

Perfil do farmacêutico	Competências
1 Cuidador	Capaz de prestar serviços de qualidade relacionados ao cuidado do paciente e integrados à equipe multiprofissional
2 Tomador de decisão	Capaz de avaliar e sintetizar dados e informações para tomar decisões quanto ao uso apropriado, eficaz, seguro e custo-efetivo dos recursos disponíveis
3 Comunicador	Hábil em comunicar-se com profissionais da saúde e pacientes. É a competência que envolve a comunicação verbal e não verbal, a escrita e a capacidade de ouvir
4 Líder	Que assume o papel de liderança pelo bem-estar da comunidade e do paciente. A liderança envolve compaixão e empatia, além de visão sistêmica, tomada de decisões, comunicação e gestão efetiva
5 Gestor	Hábil em gerenciar informações e recursos humanos, físicos e financeiros disponíveis, de maneira eficaz
6 Aprendiz	Que procura atualização permanente, desenvolvendo o processo de aprender a aprender
7 Educador	Comprometido com a educação e capacitação de futuras gerações de farmacêuticos e do público em geral

Adaptada de Organização Mundial da Saúde,[13] Wiedenmayer et al.[14] e Conselho Regional de Farmácia do Estado de São Paulo.[15]

chos clínicos.[14] Ainda, ao desenvolver pesquisas, gera novas informações e conhecimento sobre sua área de atuação.

As competências específicas para o exercício da farmácia hospitalar estão relacionadas aos aspectos técnicos inerentes a esta área, e essencialmente à sua função de garantir a qualidade de assistência prestada ao paciente por meio do uso seguro e eficaz de medicamentos e correlatos.[5,16]

A competência humanística é uma competência essencial para o exercício da profissão, uma vez que envolve o conjunto de princípios que regem a conduta deste profissional e está relacionada ao comportamento moral do farmacêutico perante a sociedade.[17]

Os valores éticos que orientam e disciplinam a conduta do farmacêutico, em qualquer área de atuação, estão definidos no *Código de ética da profissão farmacêutica*, publicado pelo Conselho Federal de Farmácia.[17]

Para melhor entendimento, a seguir são demonstrados os conhecimentos, habilidades e atitudes necessários à construção de competências do farmacêutico hospitalar para a área de atenção farmacêutica:

- conhecimentos: farmacologia, semiologia e propedêutica, fisiopatologia, farmacocinética, farmacodinâmica, farmacovigilância, técnicas de comunicação, ética e bioética;
- habilidades: relacionamento interpessoal, comunicação (saber falar e ouvir), desenvolver materiais educativos, discutir e acordar com o paciente sobre as metas terapêuticas;
- atitudes: estudar a terapêutica prescrita, orientar o paciente utilizando materiais educativos, documentar a orientação prestada ao paciente, agir de acordo com os princípios éticos e bioéticos, ser flexível.

DIFERENCIAÇÃO PROFISSIONAL E REQUISITOS DO MERCADO

A globalização é a grande responsável pela mudança do perfil do profissional do século XXI, por tornar o mundo menor, mais disponível para os negócios e o mercado de trabalho, mais competitivo e exigente. Além disso, contribui para que os profissionais tenham características muito mais empreendedoras, maior capacidade de assumir riscos, bem como maior iniciativa, quando comparado ao passado recente.

O profissional do terceiro milênio precisa estar ligado às novas tecnologias, participar de redes sociais e formar uma rede de contatos de maior abrangência possível (*networking*).[18]

Os perfis criteriosamente traçados para o mercado de trabalho vão além das qualificações técnicas, fluência em idiomas e boa formação acadêmica.

Nos processos de recrutamento e seleção, são verificados conhecimentos (cursos realizados), habilidades (experiências) e atitudes do candidato (ações implantadas). Após a contratação, o que diferencia o profissional são essencialmente suas atitudes – o querer fazer.[18]

Na era da competência, o indivíduo precisa ser mais do que bom profissional. É fundamental que ele coloque em prática todas as suas competências e produza resultados positivos à organização.[1] Portanto, para ser um farmacêutico hospitalar bem-sucedido, é necessário ir além.

REFERÊNCIAS BIBLIOGRÁFICAS

1. Organização Internacional do Trabalho. Certificação de competências profissionais: relatos de algumas experiências brasileiras [acesso em 5 set 2012]. Brasília, 2002. Disponível em: http://www.oitbrasil.org.br/sites/default/files/topic/certification/pub/certific_comp_prof_relatos_205.pdf.
2. Abrahim GS. As CHAracterísticas requeridas pelo mercado [acesso em 24 set 2012]. Disponível em: http://www.administradores.com.br/informe-se/artigos/as-characteristicas-requeridas--pelo-mercado/58345.
3. Fleury MTL, Fleury A. Construindo o conceito de competência [acesso em 24 set 2012]. Rev Adm Contemporânea, 2001. p.183-96. Disponível em: http://www.anpad.org.br/rac/vol_05/dwn/rac-v5-edesp-mtf.pdf.
4. Miller GE. The assessment of clinical skills/competence/performance. J Acad Med. 1990;65:563-7.
5. Organização Pan-Americana de Saúde; Organização Mundial da Saúde. Sistemas de salud basados en la atención primaria de salud: estrategias para el desarrollo de los equipos de APS [acesso em 24 set 2012]. Washington: OPAS/OMS; 2008. Disponível em: http://www2.paho.org/hq/dmdocuments/2010/APS-Estrategias_Desarrollo_Equipos_APS.pdf.
6. Brandão HP, Bahry CP. Gestão por competências: métodos e técnicas para o mapeamento de competências. RSP. 2005;56(2):179-94.
7. Lopes CPC. Gestão por competência como ferramenta para um RH estratégico. [Monografia – Especialização em gestão de equipes]. Centro de Pesquisa e Pós-graduação do Libertas Consultoria e Treinamento/Universidade Católica de Pernambuco; 2007.
8. Durand T. L'alchimie de la compétence [acesso em 28 dez 2012]. Rev Franc Gestion 2006;32(160): 261-92. Disponível em: http://www.cairn.info/revue-francaise-de-gestion-2006-1-page-261.htm.
9. Carletto B, Francisco AC, Kovaleski JL. Competências essenciais: contribuições para o aumento da competitividade. In: XXV Encontro Nacional de Engenharia de Produção – Porto Alegre. Rio de Janeiro: Associação Brasileira de Engenharia de Produção; 2005. p.3250-7.
10. Ceccon JJ. Os conhecimentos, habilidades e atitudes necessários aos novos gestores em suas tomadas de decisões [acesso em 14 set 2012]. Disponível em: http://www.craes.org.br/arquivo/artigoTecnico/Artigos_Os_CHA_necessrios_aos_novos_gestores_em_suas_tomadas_de_decises.pdf.
11. Brandão HP, Guimarães TA. Gestão de competências e gestão de desempenho: tecnologias distintas ou instrumentos de um mesmo construto? Rev Adm Empresas Eletrônica. 2001;41(1):8-15.
12. Rabaglio MO. Seleção por competências. 2.ed. São Paulo: Educator; 2001.
13. Organização Mundial da Saúde. The role of the pharmacist in the health care system. Genebra: OMS; 1997.

14. Wiedenmayer K, Summers RS, Mackie CA, Gous AGS, Everard M. Developing pharmacy practice: a focus on patient care. Genebra: OMS/FIP; 2006. p.15-7.
15. Estado de São Paulo. Conselho Regional de Farmácia do Estado de São Paulo. Farmacêuticos sete estrelas [acesso em 24 set 2012]. São Paulo: CRF/SP; 2010. Disponível em http://www.crfsp.org.br/farmaceutico-7-estrelas.html.
16. Brasil. Conselho Federal de Farmácia. Resolução n. 300, de 30 de janeiro de 1997. Regulamenta o exercício profissional em Farmácia e unidade hospitalar, clínicas e casa de saúde de natureza pública ou privada. Diário Oficial da União, 18 fev 1997; Seção 1.
17. Conselho Regional de Farmácia do Estado de São Paulo. Código de Ética da Profissão Farmacêutica. 4.ed. São Paulo: CRF/SP; 2012. p. 22.
18. Machado D. Sucesso começa com atitude. Rev Farmacêutico. 2012;40-1.

PARTE **I**

PANORAMA DA FORMAÇÃO DO FARMACÊUTICO HOSPITALAR NO BRASIL

CAPÍTULO **1**
Graduação

Eliane Ribeiro
Sandra Cristina Brassica
Lígia Ferreira Gomes

Em 1988, a Organização Mundial da Saúde (OMS) reconheceu a necessidade da cadeia de distribuição de medicamentos à atenção básica e a importância do farmacêutico como profissional membro da equipe de saúde.

> [...] os esforços empreendidos para racionalizar a atenção à saúde, estabelecer prioridades para a alocação de recursos e modernizar as instituições de saúde e outros serviços necessários são inúteis se a *prestação de serviços fracassa por falta de uma infraestrutura adequada*. Em nenhuma parte é mais evidente a necessidade desta infraestrutura para a atenção diária aos pacientes do que no *abastecimento de medicamentos essenciais*. Nos países menos prósperos, a insuficiência da prestação de serviços de atenção primária à saúde são atribuídos, vez ou outra, às *deficiências na cadeia de distribuição de medicamentos. Somente quando se aceita o farmacêutico como membro vital da equipe de atenção em saúde é que se pode organizar os serviços de apoio necessários com o profissionalismo exigido.*[1] – grifo nosso

Em reuniões seguintes, discutiu-se a responsabilidade desse profissional ao se retomar o conceito do cuidado farmacêutico (*pharmaceutical care*), cujo cerne é o paciente, tendo por meta o objetivo terapêutico desejado.[1]

No Brasil, o cuidado farmacêutico fundamenta o arcabouço filosófico das atividades da farmácia clínica e da atenção farmacêutica desde a década de 1980. Apesar de esta filosofia ter seu registro como *pharmaceutical care*, termo datado dos anos de 1990, seu conceito é antigo e está normalizado pela legislação brasileira, pelo menos, desde os anos de 1980, como descrito no Decreto n. 85.878, de 7 de abril de 1981, ao considerar a dispensação de fórmulas magistrais e farmacopeicas como atribuições privativas da profissão farmacêutica.[2]

A dispensação, ato do profissional farmacêutico, pode ou não estar associada ao aviamento de uma receita médica. Mesmo assim, o profissional tem o dever de informar e orientar o paciente sobre o uso adequado do medicamento, a fim de evitar a ocorrência de eventos adversos e, com isso, alcançar o objetivo terapêutico desejado. Tal ato pressupõe um diálogo claro entre o profissional e o paciente.[3]

No *Código de ética da profissão farmacêutica*, está ressaltado o dever do farmacêutico de exercer a atenção farmacêutica e fornecer informações ao usuário dos serviços. Tais informações englobam desde princípios de educação sanitária e condições ideais de armazenamento dos medicamentos, até situações específicas, por exemplo, a forma de proceder em caso de esquecimento de doses, o que observar durante o uso do medicamento, em quais casos procurar atendimento médico etc.[4]

Dessa forma, ministrar aulas a respeito dos direitos e deveres do farmacêutico como cidadão brasileiro e como profissional da saúde é um dos primeiros pontos a serem tratados pelos programas de graduação. Infelizmente, a literatura mostra que o profissional ainda desconhece conceitos básicos de deontologia e legislação sanitária e profissional.[5-7]

O preparo do farmacêutico para desenvolver a farmácia, em qualquer área de atuação, requer o conhecimento do macroambiente onde ele está inserido. Assim, torna-se imprescindível compreender o Sistema Único de Saúde (SUS), as políticas públicas da área e o sistema de referência e contrarreferência do qual o hospital faz parte.

Há programas nacionais que possibilitam ao aluno vivenciar a interface do hospital e de unidades básicas de saúde, como o Programa de Educação pelo Trabalho para a Saúde (PET-Saúde), que atua nas áreas de saúde da família, vigilância em saúde e saúde mental/crack. Os alunos possuem carga semanal de 8 horas e compõem equipes pequenas, sendo acompanhados na unidade por preceptores e tutores. A Universidade de São Paulo (USP) participa do PET-Saúde com dez cursos.[8]

O farmacêutico, como profissional da saúde, tem obrigatoriamente o usuário do sistema (na maioria das vezes, o paciente) como seu foco principal e o uso racional do medicamento, como finalidade. Assim, o contato com o outro (paciente e/ou profissional da saúde) e o monitoramento da farmacoterapia constituem as principais demandas do profissional na atualidade. Para tanto, além do profundo conhecimento sobre farmacoterapia, esse profissional deve ter o domínio de técnicas de comunicação.[9]

A capacidade de se comunicar bem, ou seja, de maneira clara e eficiente com membros da equipe multiprofissional, pacientes e seus familiares é uma habilidade valiosa que pode e deve ser aprendida. Envolve a predisposição a ouvir, entender, interpretar sinais não verbais emitidos pelo interlocutor durante o diálogo e responder de forma objetiva e compreensível.[9]

O farmacêutico deve ter em mente os fatores que podem influenciar a qualidade de sua comunicação, fatores estes relacionados tanto aos interlocutores como ao ambiente. Infelizmente, no Brasil, essa habilidade ainda não é explorada na graduação. No entanto, estão disponíveis publicações que abordam a temática de forma didática, com exemplos de casos; são principalmente estrangeiras, citadas nas referências deste capítulo.[10-13]

A comunicação eficaz também constitui uma forma de minimizar barreiras entre os profissionais das diversas áreas da saúde, promovendo efetivamente o trabalho em equipe. Para tanto, é necessário compartilhar informações e reconhecer papéis e responsabilidades de cada membro.

Assim como outras habilidades, a comunicação, para ter desenvolvimento pleno, requer prática, e isso ocorre quando o aluno tem a oportunidade de vivenciar os múltiplos cenários em que deverá atuar. De preferência, essa experiência deve começar na graduação.

Em estudo desenvolvido na University of London, os alunos reconheceram que o simples acúmulo do conhecimento científico não os preparava de maneira adequada para exercer futuramente as atividades profissionais. Eles entenderam que deveriam passar por um processo de formação: de passivos, nos primeiros anos do curso, para aplicadores dos conhecimentos adquiridos, nos últimos anos. Dessa forma, a experiência em farmácia social foi percebida como um tema legítimo no currículo de graduação, embora não tenha sido considerada elemento central na criação da identidade profissional.[14]

Na farmácia clínica do Hospital Universitário da USP (HU-USP), os alunos têm a oportunidade de estruturar questionários para a entrevista de pacientes e responsáveis na admissão, interagir com a equipe multidisciplinar e realizar orientações nas altas, sob a supervisão de preceptores.

Atualmente, há instrumentos validados capazes de analisar as habilidades interpessoais de estudantes da área da saúde. Para os estudantes de farmácia, foram identificados sete importantes critérios:[15]

- apresentação do aluno;
- entendimento do propósito da consulta;
- adequada expressão verbal;
- emprego de palavras de fácil entendimento;
- preocupação em avaliar se o paciente entendeu as informações transmitidas;
- cordialidade;
- capacidade de escutar.

Como exposto, o conhecimento teórico e o treinamento, por meio de atividades e práticas clínicas, são essenciais para o desenvolvimento da farmácia clínica ou da atenção farmacêutica. Vivenciar a prática possibilita ultrapassar a barreira do contato com o outro, sedimentando os conhecimentos adquiridos nas várias disciplinas teóricas da graduação. De acordo com o exposto, estágios na área devem ser obrigatórios nos programas de graduação em farmácia. Por isso, algumas universidades estruturaram serviços específicos para o ensino da atenção farmacêutica, como a Clínica de Atenção Farmacêutica (Cliaf) da Universidade Federal de Minas Gerais (UFMG), em Belo Horizonte, laboratório onde os alunos realizam o acompanhamento da farmacoterapia do paciente.

Para os alunos interessados nessa prática, posteriormente, essas atividades devem ser complementadas por programas de aprimoramento profissional como o da Fundação do Desenvolvimento Administrativo do Estado de São Paulo (Fundap) ou a residência em área da saúde ou multiprofissional. Esses dois últimos projetos buscam complementar a formação de recém-graduados da área da saúde, mediante treinamento em serviços em instituições de saúde, sob orientação e supervisão de docentes e/ou de farmacêuticos da área. Informações sobre esses programas podem ser obtidas nos *sites* da Fundap e do Ministério da Educação.

Para atingir o objetivo do "uso racional de medicamentos", é necessário extrapolar as informações das disciplinas de fisiopatologia, farmacologia e farmacovigilância, ministradas na graduação, integrando-as. Um trabalho como esse envolve compreender o conceito de medicina (farmácia) baseada em evidência, ancorado na epidemiologia clínica e em farmacoeconomia, a partir dos seguintes pontos:

- acesso às fontes de informação científica;
- avaliação e interpretação das fontes de informação;
- valorização dos desfechos clínicos de significância no que diz respeito ao paciente e à sociedade;
- aplicação de graus de evidência científica para condutas clínicas.[16]

A OMS desenvolveu um manual sobre os princípios da prescrição racional para estudantes de medicina, o *Guide to good prescribing*, traduzido para o português como *Guia para a boa prescrição médica*. Nesse livro, há a descrição da sequência lógica para o uso racional de medicamentos com base em evidências científicas:

a. buscar e consultar metanálises, protocolos de tratamento nacional e internacional, formulários, livros, textos e outras fontes de informação sobre medicamentos;

b. definir o problema do paciente;

c. especificar o objetivo terapêutico;

d. escolher o tratamento para o paciente e verificar a conveniência do uso de medicamentos;

e. escrever a prescrição;

f. informar e instruir o paciente;

g. monitorar e/ou interromper o tratamento.

Para os estudantes de farmácia, os itens **e** e **g** são alterados para:

e. verificação da prescrição médica com base na sequência anterior;

g. monitorar e/ou realizar intervenção farmacêutica.[17]

Desde 2002, a Agência Nacional de Vigilância Sanitária (Anvisa), seguindo as diretrizes da OMS, vem apoiando iniciativas para a promoção do uso racional de medicamentos no Brasil por meio de cursos nacionais e regionais de capacitação de alunos e docentes de instituições de ensino superior e do desenvolvimento de ações na área de farmacovigilância, como o projeto Rede Sentinela e o Programa de Farmácia Notificadora.

O preparo do farmacêutico para desenvolver a farmácia no âmbito hospitalar, como explicado anteriormente, inicia-se na graduação, com o rol de disciplinas nas áreas de saúde pública, ética e legislação farmacêutica e sanitária. Em seguida, aquelas relacionadas com a área da psicologia e das específicas da farmácia, incluindo principalmente fisiopatologia, farmacologia, farmacovigilância, farmacoeconomia, farmácia hospitalar e atenção farmacêutica, entre outras.

Ainda, conforme nossa legislação, nos serviços de atendimento pré-hospitalar, na farmácia hospitalar e em outros serviços de saúde, são atribuições do farmacêutico:[18]

a. gestão;
b. desenvolvimento de infraestrutura;
c. preparo, distribuição, dispensação e controle de produtos para a saúde e medicamentos;
d. otimização da terapia medicamentosa;
e. informação sobre medicamentos e produtos para a saúde;
f. ensino, educação permanente e pesquisa.

O desenvolvimento das atividades de farmácia, sejam relacionadas com drogarias, farmácias de manipulação, dispensários de unidades básicas de saúde ou de farmácia hospitalar, exigem noções de administração, principalmente das áreas de: produção, planejamento, tecnologia da informação, recursos humanos, mercado etc. A administração adequada dos estoques dos hospitais também exige amplo conhecimento da população atendida pelo hospital e do nível de assistência de que dispõe.

Artigos publicados como resultado da conferência "O futuro da farmácia hospitalar", que ocorreu no Congresso da Federação Internacional de Farmacêuticos, realizado em Basel (Suíça), em 2008, e o artigo "Diagnóstico da nossa farmácia", publicado em 2004, mostram que ainda há um caminho muito longo a percorrer, quando se comparam nossos serviços hospitalares com os europeus e americanos. Isso corrobora a necessidade de preparar melhor nossos estudantes para que eles sejam capazes de desenvolver plenamente as atividades da área.[19-21]

REFERÊNCIAS BIBLIOGRÁFICAS

1. Organização Mundial da Saúde. El papel del farmacéutico en el sistema de atención de salud. Genebra: OMS; 1990.
2. Brasil. Decreto n. 85.878, de 7 de abril de 1981. Estabelece normas para execução da Lei n. 3.820, de 11 de novembro de 1960, sobre o exercício da profissão de farmacêutico, e dá outras providências. Diário Oficial da União, 9 abr 1981.
3. Brasil. Ministério da Saúde. Secretaria de Políticas de Saúde. Departamento de Atenção Básica. Política Nacional de Medicamentos. Brasília: Ministério da Saúde; 2001.
4. Brasil. Conselho Federal de Farmácia. Resolução n. 417, de 29 de setembro de 2004. Aprova o Código de Ética da Profissão Farmacêutica [acesso em 20 mai 2012]. Disponível em: http://www.cff.org.br/sistemas/geral/revista/pdf/76/08-codigodeetica.pdf.
5. Baldon JP, Correr CJ, Melchiors AC, Rossignoli P, Fernández-Llimos F, Pontarolo R. Conhecimento e atitudes de farmacêuticos comunitários na dispensação de medicamentos para gestantes. Pharm Pract. 2006;4(1):38-43.
6. Silva LR, Vieira EM. Conhecimento dos farmacêuticos sobre legislação sanitária e regulamentação da profissão. Rev Saúde Pública. 2004;38(3):429-37.

7. Tomassi MH, Ribeiro E. Conhecimentos e atitudes de farmacêuticos em farmácias e drogarias do Butantã – São Paulo. Rev Ciênc Farm Básica Apl. 2012;33(1):125-32.
8. Brasil. Portal da Saúde SUS. Saiba mais sobre o PET-Saúde [acesso em 20 jul 2012]. Disponível em: http://portal.saude.gov.br/portal/saude/profissional/area.cfm?id_area=1597.
9. Possamai F, Dacoreggio MS. A habilidade de comunicação com o paciente no processo de atenção farmacêutica. Trab Educ Saúde. 2007/2008;5(3):473-90.
10. Cuéllar L, Ginsburg D. Preceptor's handbook for pharmacists. Bethesda: ASHP; 2009.
11. Galt K. Developing clinical practice skills for pharmaceuticals. Bethesda: ASHP; 2006.
12. Knowlton C, Penna R. Pharmaceutical care. Bethesda: ASHP; 2003.
13. Tietze K. Clinical skills for pharmacists: a patient focused approach. St Louis: Mosby; 2004.
14. Taylor K, Harding G. How do pharmacy students learn? In: Learning from innovation in pharmacy education. London: Pharmacy Practice Research Trust; 2007.
15. Bell D, Mackellar A, Ashcroft D. A study to develop and test a new method of assessment of communication skills of pharmacy undergraduate students: the patient as the assessor. In: Learning from innovation in pharmacy education. London: Pharmacy Practice Research Trust; 2007.
16. Drummond JP, Silva E, Coutinho M. Medicina baseada em evidências. São Paulo: Atheneu; 2004
17. Organização Mundial da Saúde. Guia para a boa prescrição médica. Porto Alegre: Artmed; 1998.
18. Brasil. Ministério da Saúde. Portaria n. 4.283, de 30 dezembro de 2010. Aprova as diretrizes e estratégias para organização, fortalecimento e aprimoramento das ações e serviços de farmácia no âmbito dos hospitais [acesso em 17 set 2012]. Diário Oficial da União, 31 dez 2010. Disponível em: http://portal.saude.gov.br/portal/arquivos/pdf/Portaria_MS_4283_30_12_2010.pdf.
19. Shane R. Current status of administration of medicines. Am J Health-Syst Pharm. 2009;66(Suppl 3):S42-8
20. Nissen L. Current status of pharmacist influences on prescribing of medicines. Am J Health-Syst Pharm. 2009;66(Suppl 3):S29-34.
21. Cousins D. Current status of the monitoring of medication practice. Am J Health-Syst Pharm. 2009;66(Suppl 3):S49-56.

CAPÍTULO **2**
Pós-graduação

Mauro Silveira de Castro
Juliane Fernandes Monks da Silva
Paulo Maximiliano Correa

A evolução da farmácia hospitalar no Brasil, a partir da década de 1950, permitiu ao profissional farmacêutico um novo caminhar, com novos desafios e descobertas.[1] No início, o trabalho estava voltado à produção de medicamentos e, conforme foi ocorrendo o desenvolvimento da área hospitalar brasileira, o farmacêutico passou a atuar na gestão de medicamentos, validando prescrições, criando sistemas seguros de distribuição de medicamentos, trabalhando lado a lado com a equipe de saúde. Hoje, atua em especialidades, como clínico e dispensador de atenção à saúde, capaz de visualizar não só o medicamento, mas também o paciente.

Todas essas transformações geraram a necessidade de um profissional capacitado para desempenhar suas funções, de acordo com suas responsabilidades e demandas. Para suprir tais necessidades, a universidade deve produzir conhecimento teórico e prático, sendo a pós-graduação um dos locais desse desenvolvimento.

A pós-graduação é dividida em dois braços: *lato sensu* e *stricto sensu*. Os cursos *lato sensu* são caracterizados por especializações, incluindo a modalidade de residência. Apresentam duração mínima de 360 horas, sendo comprovados por meio de certificado gerado pela instituição promotora, sem característica de diploma. Todos aqueles que obtiverem graduação em ensino superior podem cursar esse tipo de especialização, conforme as regras da instituição promotora. Cursos *stricto sensu* são realizados por meio de programas de pós-graduação que podem apresentar as modalidades de curso de mestrado (acadêmico e profissionalizante) e doutorado, que diplomam alunos com formação em nível superior, conforme exigência da instituição de ensino e normas estabelecidas pela Coordenação de Aperfeiçoamento de Pessoal de Nível Superior (Capes) e Ministério da Educação.[2,3]

Para garantir o padrão de qualidade e impulsionar o processo de pesquisa do país, em 1976 foi implementado pela Capes o Sistema de Avaliação da Pós-graduação.[4] A avaliação compreende em acompanhamento anual e avaliação trienal do desempenho de todos os programas e cursos que integram o sistema. Cada programa recebe uma nota entre um e sete, conforme o reconhecimento de sua respectiva produção científica e cumprimento de metas, que será reavaliado no triênio posterior. Associado a isso, está a avaliação das propostas de cursos novos de pós-graduação, que permite a inserção de novas propostas e linhas de pesquisas, no mesmo conjunto de princípios, diretrizes e normas do Sistema de Avaliação da Pós-graduação.

Em 1970, foi criado o primeiro curso de pós-graduação em ciências farmacêuticas no país, em nível de mestrado, na Faculdade de Farmácia da Universidade Federal do Rio Grande do Sul (UFRGS). Em 1975, já existiam quatro cursos de mestrado e, dez anos depois, apenas sete cursos de mestrado e um de doutorado, não havendo tanto incremento nesses números, pois em 2001 contava-se com dezessete cursos de mestrado e oito de doutorado.[5,6]

Na década de 1980, a Universidade Federal do Rio Grande do Norte implantou o curso *lato sensu* de especialização em farmácia hospitalar para o controle de infecção. Ocorreram várias edições, sendo depois o mesmo replicado pelas Universidades Federais do Paraná e do Rio Grande do Sul. Esses cursos geraram uma grande massa crítica e líderes da profissão farmacêutica, constituindo-se em um marco na história da farmácia hospitalar no Brasil.

Na mesma década, a Universidade Federal do Rio de Janeiro (UFRJ) instituiu a pós-graduação em farmácia hospitalar, *lato e stricto sensu*.[1] Entretanto, esse programa de pós-graduação não teve continuidade, apresentando atualmente o programa *stricto sensu* de ciências farmacêuticas.

CURSO *STRICTO SENSU*

Atualmente, em nosso país, não existe curso *stricto sensu* oferecido na área de concentração ou linha de pesquisa em farmácia hospitalar. Dados da Capes[7] relatam um total de 553 programas e cursos de pós-graduação *stricto sensu* vinculados à área de ciências da saúde, correspondendo 56 a cursos de farmácia. Existem poucos programas em assistência farmacêutica e até linhas de pesquisa sobre uso racional de medicamentos, farmácia clínica e atenção farmacêutica, mas nenhum relacionado diretamente à farmácia hospitalar.

No entanto, esses dados não expressam a realidade da especialidade farmácia hospitalar, a qual pode ser entendida como um local de aplicação das ciências farmacêuticas, da saúde e da gestão. Pesquisa realizada no banco de teses da Capes (http://www.capes.gov.br/servicos/banco-de-teses) revela para a expressão exata "farmácia hospitalar" 58 teses/dissertações, sendo seis teses de doutorado, 42 dissertações de mestrado acadêmico e dez de mestrado profissional. Continuando a pesquisa, utilizando-se a expressão exata "farmácia clínica", há dez registros, sendo que quatro não são da área e os seis restantes são assim distribuídos: duas teses de doutorado, três dissertações de mestrado acadêmico e um de mestrado profissional. Seguindo na pesquisa, encontram-se registros variados, desde sistemas de distribuição de medicamentos, erros de medicação, estudos específicos de utilização de medicamentos, farmacovigilância e gestão, entre outros. Então, a produção de teses e dissertações, com os mais variados temas, demonstra a complexidade da farmácia hospitalar, bem como sua necessária inserção em uma interface com vários ramos do conhecimento.

Esses dados encontrados são a própria expressão do estabelecido na Portaria n. 4.283, de 30 de dezembro de 2010, do Ministério da Saúde, que define farmácia hospitalar como

> [...] a unidade clínico-assistencial, técnica e administrativa, onde se processam as atividades relacionadas à assistência farmacêutica, dirigida exclusivamente por farmacêutico, compondo a estrutura organizacional do hospital e integrada funcionalmente com as demais unidades administrativas e de assistência ao paciente.[8]

Portanto, não é a ausência de um programa de pós-graduação com a denominação farmácia hospitalar que determina a falta de produção na especialidade. O fator determinante é a necessidade de produção de conhecimento em várias áreas e subáreas do conhecimento para a prática da farmácia hospitalar – em nível de doutorado e mestrado acadêmico. Essa produção existe, mas dispersa, necessitando que se estabeleça alguma forma de indexação que torne mais factível a sua recuperação.

Por outro lado, a produção científica é bastante pequena pelos anos de existência da farmácia hospitalar no Brasil. Em consulta ao PubMed, utilizando *mesh-terms* com a seguinte estratégia de busca: "*hospital pharmacy service OR hospital pharmacy services AND Brazil*", apenas vinte artigos são referenciados. Já no indexador Lilacs, encontraram-se 167 artigos registrados como de farmácia hospitalar. Essa produção indexada demonstra certa fragilidade na divulgação dos conhecimentos gerados.

A produção científica acadêmica em farmácia hospitalar, necessariamente, deve estar interligada a outra forma de geração e aplicação do conhecimento que é a residência em farmácia hospitalar, ou mesmo o mestrado profissional, as duas com forte vínculo com a solução de problemas específicos de uma instituição.

Os mestrados profissionais estão regulamentados pela Capes desde 2009,[9] e diferenciam-se dos acadêmicos por estarem voltados à qualificação profissional de excelência. O profissional que optar por essa modalidade de formação também poderá exercer docência, como é válido para qualquer programa *stricto sensu*. A vantagem é que o profissional pode apresentar o trabalho de conclusão não só por meio de dissertação, mas também em outros formatos, como patentes, projetos técnicos, desenvolvimentos de aplicativos, publicações tecnológicas, dentre outros, de acordo com a natureza da área e a finalidade do curso, desde que previamente propostos e aprovados pela Capes.[9]

Sendo assim, o farmacêutico hospitalar que realizar o mestrado profissional poderá contribuir de forma incisiva com a equipe de trabalho, propondo ferramentas, desenvolvendo melhorias, aplicando os conhecimentos adquiridos ao longo do mestrado na sua atividade de trabalho diária. Isso motiva a instituição empregadora ao incentivo de seus profissionais no aprimoramento de seu trabalho, já que os resultados poderão ser aplicados e retornados à própria instituição. Existem oitenta cursos e programas de mestrado profissional vinculados à área de ciências da saúde, sendo quatro específicos da área da farmácia e 27, em saúde coletiva.[4] Infelizmente, ainda não há mestrado profissional em farmácia hospitalar no país.

CURSO *LATO SENSU*

Em contrapartida, existem alguns programas de pós-graduação *lato sensu* em farmácia hospitalar no Brasil. Para os farmacêuticos que desejam fazer cursos de especialização, há boas possibilidades em algumas regiões. De acordo com o Conselho Federal de Farmácia (CFF)[10] já foram aprovados dezessete programas, desde o ano de 2001, com cinco cursos ainda em validade de exercício. Destes, três cursos são de farmácia hospitalar e farmácia clínica e dois, de farmácia hospitalar.

A atuação clínica do farmacêutico no ambiente hospitalar vem sendo incrementada, visto que existem mais cursos *lato sensu* em farmácia clínica em atividade (quatro) do que somente em farmácia hospitalar (dois). Em farmacologia clínica, há três cursos; em assistência farmacêutica, um; e dois em atenção farmacêutica.

Esses são alguns cursos de outras áreas de atuação do farmacêutico no ambiente hospitalar, sem mencionar cursos de dispensação, tecnologia farmacêutica, farmácia magistral etc. que podem ser aproveitados pelos profissionais que trabalham nesses ramos dentro de hospitais de alta complexidade, por exemplo.

No ano de 2005, foi criada uma nova forma de especialização para o profissional farmacêutico. A Lei n. 11.129, de 30 de junho de 2005, instituiu a residência multiprofissional em área profissional de saúde. Essas residências

> [...] são orientadas pelos princípios e diretrizes do Sistema Único de Saúde (SUS), a partir das necessidades e realidades locais e regionais, e abrangem as profissões da área da saúde, a saber: biomedicina, ciências biológicas, educação física, enfermagem, farmácia, fisioterapia, fonoaudiologia, medicina veterinária, nutrição, odontologia, psicologia, serviço social e terapia ocupacional.[11]

Os programas de residência multiprofissionais ocorrem em hospitais universitários do país, sendo avaliados e acreditados por uma coordenadoria conjunta do Ministério da Saúde e do Ministério da Educação.

A Portaria Interministerial n. 1.077, de 12 de novembro de 2009, no seu artigo primeiro, caracteriza a residência multiprofissional em saúde e a residência em área profissional da saúde como modalidades de ensino de pós-graduação *lato sensu* sob a forma de curso de especialização.[12] A portaria estipula que o curso deve conter 60 horas semanais e duração mínima de 2 anos. A formatação do curso prevê 80% da carga horária em atividades práticas e o restante como atividades teóricas ou teórico-práticas. Para a conclusão do curso, o profissional deverá apresentar uma monografia ou um artigo científico com aprovação de protocolo de envio à publicação.[13]

De certa forma, compreende-se esse processo como diferenciado de uma residência específica em farmácia hospitalar, pois o enfoque aqui enunciado é do trabalho multiprofissional. Junte-se a isso a política atual do Ministério da Saúde de incentivo ao trabalho em redes de atenção à saúde, o que evidencia a necessidade de modificações na forma e no conteúdo das ações realizadas em nível hospitalar. Em 2009, houve a publicação de um edital[14] que propunha a associação do mestrado profissional à residência multiprofissional, gerando outras portas de entrada para o farmacêutico que tivesse interesse em se especializar dentro da sua prática, para resolução de problemas específicos. O profissional que cursa o mestrado profissional associado à residência em saúde recebe o título de especialista (residência) e mestre.

CONSIDERAÇÕES FINAIS

Diante dessa realidade e da necessidade de profissionais cada vez mais capacitados e especializados, entende-se a importância do investimento em especializações *lato* e *stricto sensu*. Existe a incessante procura por acreditações em nível mundial e não apenas em nível nacional. A atuação da Joint Commission International nos hospitais brasileiros, públicos ou privados, tem contribuído para a busca de melhores padrões para a segurança do cuidado ao paciente por meio de acreditação e validação de seus serviços. Esse cenário tem gerado a necessidade da presença de farmacêuticos hospitalares não só no sistema de dispensação de medicamentos, mas também em outras unidades, incorporando-se à equipe multiprofissional para resolução de casos, prevenção de erros de prescrição, dispensação e administração de medicamentos.

Os profissionais, por sua vez, sentem-se desprovidos de capacitação e possibilidades de aperfeiçoamento para atuarem em novos ramos que vêm sendo exigidos da farmácia hospitalar. A graduação, recentemente, está incorporando disciplinas para contemplar essa mudança do perfil do profissional farmacêutico, que passou do paradigma de fornecedor de medicamentos para prestador de serviços a pessoa, família e comunidade.[15]

Assim, programas e cursos de pós-graduação devem auxiliar na produção de conhecimento para essa nova necessidade do sistema de saúde e do próprio controle social existente na forma do sistema de acreditação. Por outro lado, há a necessidade de oferta de programas de educação continuada e permanente de qualidade, com corpo docente capacitado e qualificado, para atingir esses objetivos. Cinco cursos de farmácia hospitalar *lato sensu*, somados a cerca de dez cursos em áreas afins, são insuficientes para a capacitação e o aperfeiçoamento da gama de farmacêuticos hospitalares titulados pela Sociedade Brasileira de Farmácia Hospitalar e Serviços de Saúde (Sbrafh) a cada ano. Por mais que programas de residência multiprofissionais também possibilitem essa formação específica, a carência ainda é muito grande. Em complementação, os farmacêuticos hospitalares devem ser estimulados a gerarem uma maior divulgação de seus achados científicos, contribuindo para o aumento da qualificação e da produção científica.

REFERÊNCIAS BIBLIOGRÁFICAS

1. Gomes MJVM, Reis AMM. Farmácia hospitalar: histórico, objetivos e funções. In: Ciências farmacêuticas: uma abordagem em farmácia hospitalar. São Paulo: Atheneu; 2006. p.275-86.

16 FARMACÊUTICO HOSPITALAR: CONHECIMENTOS, HABILIDADES E ATITUDES | PARTE I

2. Brasil. Ministério da Educação. Qual a diferença entre pós-graduação *lato sensu* e *stricto sensu*? [acesso em 9 ago 2012]. Disponível em: http://portal.mec.gov.br/index.php?catid=127:educacao--superior&id=13072:qual-a-diferenca-entre-pos-graduacao-lato-sensu-e-stricto--sensu&option=com_content&view=article.

3. Brasil. Lei n. 9.394, de 20 de dezembro de 1996. Estabelece as diretrizes e bases da educação nacional [acesso em 9 ago 2012]. Diário Oficial da União, 21 dez 1996, 134(248). p.27833. Disponível em: http://www.planalto.gov.br/ccivil_03/leis/l9394.htm.

4. Brasil. Ministério da Educação. Coordenação de Aperfeiçoamento de Pessoal de Nível Superior. Avaliação da pós-gradução [acesso em 17 set 2012]. Disponível em: http://www.capes.gov.br/avaliacao/avaliacao-da-pos-graduacao.

5. De Castro MS, Correr CJ. Pharmaceutical care in community pharmacies: practice and research in Brazil. Ann Pharmacother. 2007;41:1486-93.

6. Schenkel EP, Medeiros IA, Abdalla DSP, Lopes JLC, Galdino SL, Giannini MJSM, et al. Educação farmacêutica em nível de pós-graduação no Brasil. Rev Bras Pós-Graduação. 2006;3(6):175-92.

7. Brasil. Ministério da Educação. Coordenação de Aperfeiçoamento de Pessoal de Nível Superior. Cursos recomendados [acesso em 9 ago 2012]. Disponível em: http://www.capes.gov.br/cursos--recomendados.

8. Brasil. Ministério da Saúde. Portaria n. 4.283, de 30 dezembro de 2010. Aprova as diretrizes e estratégias para organização, fortalecimento e aprimoramento das ações e serviços de farmácia no âmbito dos hospitais [acesso em 17 set 2012]. Diário Oficial da União, 31 dez 2010. Disponível em: http://portal.saude.gov.br/portal/arquivos/pdf/Portaria_MS_4283_30_12_2010.pdf.

9. Brasil. Ministério da Educação. Portaria Normativa n. 7, de 22 de junho de 2009. Dispõe sobre o mestrado profissional no âmbito da Fundação Coordeação de Aperfeiçoamento de Pessoal da Nível Superior – Capes [acesso em 12 ago 2012]. Diário Oficial da União, 23 jun 1996, Seção I. Disponível em: http://www.in.gov.br/imprensa/visualiza/index.jsp?jornal=1&pagina=31&data=23/06/2009.

10. Brasil. Conselho Federal de Farmácia. Relação de cursos aprovados pelo CFF [acesso em 12 ago 2012]. Disponível em: http://www.cff.org.br/userfiles/cursos_aprovados_pelo_cff.pdf.

11. Brasil. Lei n. 11.129, de 30 de junho de 2005. Institui a residência em área profissional de saúde e cria a Comissão Nacional de Residência Multiprofissional em Saúde – CNRMS [acesso em 12 ago 2012]. Disponível em: http://portal.mec.gov.br/index.php?option=com_content&view=art icle&id=12500%3Alegislacao-especifica&catid=247%3Aresidencia-medica&Itemid=813.

12. Brasil. Ministério da Educação; Ministério da Saúde. Portaria Interministerial n. 1.077, de 12 de novembro de 2009. Dispõe sobre a residência multiprofissional em saúde e a residência em área profissional da saúde, e institui o Programa Nacional de Bolsas para Residências Multiprofissionais e em Área Profissional da Saúde e a Comissão Nacional de Residência Multiprofissional em Saúde [acesso em 12 ago 2012]. Diário Oficial da União, 13 nov 2009, Seção I. Disponível em: http://www.in.gov.br/imprensa/visualiza/index.jsp?data=13/11/2009&jornal=1&pagina=7&tot alArquivos=192.

13. Brasil. Comissão Nacional de Residência Multiprofissional em Saúde. Resolução n. 3, de 4 de maio de 2010. Dispõe sobre a duração e a carga horária dos programas de Residência Multiprofissional em Saúde e de Residência em Área Profissional da Saúde e sobre a avaliação e a frequência dos profissionais da saúde residentes [acesso em 12 ago 2012]. Diário Oficial da União, 5 mai 2010. Disponível em: http://www.in.gov.br/imprensa/visualiza/index.jsp?data=05/05/2010&jornal=1&pagi na=15&totalArquivos=104.

14. Brasil. Ministério da Educação. Coordenação de Aperfeiçoamento de Pessoal de Nível Superior. Edital n. 2, de 3 de novembro de 2009 Mestrado profissional associado a programas de residência em saúde [acesso em 17 set 2012]. Disponível em: http://www.capes.gov.br/images/stories/download/bolsas/Edital_MPRM2009.pdf.

15. Organização Mundial da Saúde. El papel del farmacéutico em el sistema de atención de salud. Informe de la reunión de la OMS [acesso em 12 ago 2012]. Tóquio; 1993. Disponível em: http://www.opas.org.br/medicamentos/site/UploadArq/ops-hss-hse-95-01.pdf.

CAPÍTULO **3**

Ensino e capacitação em serviço

Ana Paula de Almeida Queiroz
Elisangela da Costa Lima-Dellamora
Elenice Ferrarez da Silva

As Diretrizes Curriculares Nacionais (DCN) dos cursos de graduação em farmácia foram estabelecidas pela Resolução CNE/CES n. 2/2002 do Ministério da Educação. Definem que a formação do farmacêutico deve dotar o profissional dos conhecimentos requeridos para o exercício de competências e habilidades gerais e específicas.

São estabelecidas como competências e habilidades gerais: atenção à saúde; tomada de decisões; comunicação; administração e gerenciamento; liderança; e educação permanente. No que tange às competências e habilidades específicas, o documento refere-se àquelas relacionadas a fármacos e medicamentos, às análises clínicas e toxicológicas e ao controle, à produção e à análise de alimentos.

No âmbito da atenção à saúde, as DCN lembram que os farmacêuticos devem estar aptos a desenvolver ações de prevenção, promoção, proteção e reabilitação da saúde, tanto em nível individual quanto coletivo. Sua prática precisa ser realizada de forma integrada e contínua com as demais instâncias do sistema de saúde. Os profissionais devem ser capazes de decidir racionalmente e de forma ponderada, analisando problemas da sociedade e procurando soluções. Os serviços farmacêuticos precisam ter como referência altos padrões de qualidade e necessitam ser pautados na bioética, tendo em mente que a responsabilidade da atenção à saúde não se encerra com o ato técnico, mas, sim, com a resolução do problema de saúde.

O processo saúde-doença é um fenômeno complexo e não restrito ao campo biológico, de forma que somente ao ser tratado de maneira integral poderá ser adequadamente abordado. Por esse motivo, problemas relativos à formação e ao desenvolvimento de competências dos profissionais de saúde podem interferir na operacionalização dos princípios e das diretrizes do sistema e na qualidade do cuidado em saúde.[1]

Segundo Voltaire, na área da educação, habilidade é o saber-fazer. É a capacidade do indivíduo para realizar algo, como ler, observar e interpretar. A capacidade da pessoa de mobilizar suas habilidades (saber fazer), seus conhecimentos (saber) e suas atitudes (saber ser) para solucionar determinada situação-problema é chamada por alguns educadores de competência.[2]

A capacidade de tomar decisões e a experiência estão inter-relacionadas com a execução de uma competência. Tomar uma decisão, muitas vezes, implica improvisos, porém guiados pela experiência e bom senso. Segundo Mertens,[3] competência é a capacidade de resolver problemas e alcançar resultados, baseada na capacidade técnica e no discernimento. Para tal, deve-se combinar conhecimentos gerais e específicos com experiências de trabalho. De acordo com o Parecer CNE/CEB n. 16/1999 do Ministério da Educação, competência profissional é a "capacidade de articular, mobilizar e colocar em ação valores, conhecimentos e habilidades necessários para o desempenho eficiente e eficaz de atividades requeridas pela natureza do trabalho". Como qualificação, entende-se o "conjunto de conhecimentos e habilidades que os indivíduos adquirem durante os processos de socialização e educação/formação".

Nesse sentido, a proposta e a execução de atividades de ensino devem ser feitas de maneira sistemática de forma que a transmissão de conhecimentos instrua e eduque os membros da equipe. Em farmácia hospitalar, são desafiadoras e imprescindíveis para o desenvolvimento da práxis farmacêutica e prestação de serviços clínicos, analíticos e tecnológicos.[4,5]

As atividades de assistência farmacêutica requerem profissionais com múltiplos saberes e capacidade de transformar o investimento com medicamentos em incremento de saúde e de qualidade de vida. O caráter multiprofissional e intersetorial dessas ações contribui para sua complexidade. O farmacêutico abrange uma grande diversidade de responsabilidades. Além das atividades específicas que caracterizam o núcleo de suas atividades profissionais, o profissional, como membro da equipe de saúde, assume funções variadas e necessárias ao seu pleno exercício.

Diante dessa realidade, foi introduzido pela Organização Mundial da Saúde (OMS) e atualizado pela Federação Internacional de Farmacêuticos (FIP) o *De-*

veloping pharmacy practice: a focus on patient care. A publicação, que existe desde 2006, procurou definir o perfil do farmacêutico e descrever as sete principais competências necessárias neste novo contexto. A combinação dos conhecimentos, das habilidades e das atitudes ganhou a denominação "farmacêutico sete estrelas".[6] Esse tipo de profissional deve ser:

- prestador de serviços: deve integrar a equipe de saúde e com seu conhecimento, habilidades e atitudes prestar serviços farmacêuticos de alta qualidade;
- capaz de tomar decisões: deve ter habilidades para avaliar, sintetizar e sistematizar informações para decidir qual a melhor e mais apropriada direção a seguir, visando ao uso correto, à eficácia e à custo-efetividade de colaboradores, medicamentos, equipamentos, procedimentos e práticas baseadas em evidências científicas;
- comunicador: deve ser acessível e manter a confidencialidade das informações na interação com outros profissionais de saúde e o paciente. A comunicação envolve comunicação verbal, não verbal e habilidades de escrita e leitura;
- líder: deve assumir a responsabilidade pelo bem-estar da equipe e do paciente. A liderança envolve compromisso, responsabilidade, empatia, habilidade para tomada de decisões, comunicação e gerenciamento de forma efetiva e eficaz. No entanto, um líder não tem a governabilidade sobre estes valores. Se a equipe confiar em seu líder, ela o seguirá;
- gerente: deve saber gerenciar o sistema de informação, as tecnologias, os recursos humanos, físicos e financeiros, garantindo a qualidade e segurança no gerenciamento do uso dos medicamentos;
- atualizado permanentemente (pesquisador): eterno aprendiz, deve assumir o compromisso com a aprendizagem constante ao longo da carreira, compartilhando experiências para contribuir com uma melhor assistência farmacêutica. Enquanto pesquisador, deverá fornecer informações científicas e inovadoras à equipe e ao paciente, gerando novos conhecimentos e corroborando ou refutando algum conhecimento preexistente;
- educador: deve ter a responsabilidade de fornecer educação e treinamento para garantir e disseminar as boas práticas farmacêuticas à equipe e ao paciente. A participação como professor envolve não apenas a transmissão de conhecimento, mas também a oportunidade de dividir experiências e habilidades.

Para tal, deve-se buscar o atendimento das demandas da sociedade e a formação de profissionais com perfil e competências compatíveis. Além dos programas de educação permanente, a qualificação profissional poderá se dar por meio de visitas técnicas para *benchmarking* de melhores práticas.

PERFIL DA FARMÁCIA HOSPITALAR – ALGUMAS REFLEXÕES

A estruturação de um conjunto de saberes, necessário ao indivíduo ou grupamento humano, que promova uma melhora no desempenho de suas funções tem sido discutida como desenvolvimento de competências.[7] De acordo com L'Abbate,[8] os trabalhadores em saúde são sujeitos capazes de aderir a projetos de transformação e de desenvolver-se constantemente em busca da autonomia.

As atividades de ensino após a graduação, com a finalidade de atualização e aquisição de novas informações, são constantemente debatidas no âmbito da saúde, principalmente pela enfermagem. Ao longo dos anos, diversos autores têm definido os termos "educação permanente", "educação continuada" e "educação em serviço", relacionando-os ao processo de aprendizagem subsequente à formação inicial do profissional.

Novaes e Néri,[5] considerando que a educação continuada "engloba atividades de ensino após a graduação com finalidades mais restritas de atualização", apontam que o aumento ou atualização de conhecimentos *per se* não se traduz, necessariamente, em modificação dos processos de trabalho.

Os programas educacionais em farmácia hospitalar devem focar, além da equipe interna de farmacêuticos e de apoio, acadêmicos de farmácia, membros da equipe de saúde e o paciente. Para definição do treinamento interno, é necessário conhecer o perfil da farmácia hospitalar: ambiente de trabalho, recursos, características de cada grupo, fase atual da carreira de cada integrante, motivação e expectativas da equipe e eventuais resistências dos profissionais quanto ao treinamento.

Por outro lado, a educação permanente baseia-se na aprendizagem no trabalho e, por ocorrer no cotidiano das pessoas e das organizações, busca a discussão de problemas enfrentados na realidade, privilegiando os conhecimentos e as experiências que os profissionais carregam e promovendo a reestruturação dos serviços.[5,9] Um resumo quanto às principais diferenças entre educação continuada e permanente foi organizado por Mancia et al.[9] e é apresentado na Tabela 1.

FORMAÇÃO PARA A EDUCAÇÃO PERMANENTE EM SAÚDE

O setor da saúde opera de modo fragmentado: saúde coletiva separada da clínica, qualidade da clínica independente da qualidade da gestão, gestão separada

Tabela 1 Distinção entre educação continuada e permanente

	Educação continuada	Educação permanente
Público-alvo	Um único profissional	Multiprofissional
Relação com a instituição	Prática autônoma	Prática institucionalizada
Enfoque	Temas e especialidades	Situações vivenciadas
Principal objetivo	Atualização técnico-científica	Transformação das práticas e técnicas
Periodicidade	Esporádica	Contínua
Metodologia	Transmissão de conhecimentos	Apresentação, discussão e resolução de situação-problema
Resultados	Apropriação individual	Mudança

Adaptada de Mancia et al., 2004.[9]

da atenção, atenção separada da vigilância e esta separada da proteção aos agravos externos – e cada um desses fragmentos divididos em tantas áreas técnicas quantos sejam os campos de saber especializado.[10] Essa fragmentação também tem gerado especialistas, intelectuais e consultores (*expertises*) com uma noção de concentração de saberes que termina por se impor sobre os profissionais, os serviços e a sociedade. O resultado é a expropriação dos demais saberes e a anulação das realidades locais em nome do conhecimento/da *expertise*.[10]

A educação permanente pode e deve ser orientadora de atitudes proativas e inovadoras para o desenvolvimento da equipe e das estratégias para mudança das práticas em saúde. Segundo Ceccim,[11] para se integrar todos os segmentos da formação, bem como estabelecer uma aprendizagem efetiva, a qual significa uma mudança no comportamento da pessoa (sob a forma da incorporação de novos hábitos, atitudes e conhecimentos), com capacidade crítica, deve-se aprender a pensar/providenciar a educação permanente em saúde, dividida em quatro elementos analisadores que compõem o quadrilátero da formação:

1. análise da educação dos profissionais de saúde: deve-se quebrar paradigmas de formação tecnicista, por exemplo, treinamentos teóricos sobre os tipos de sistemas de distribuição para uma formação baseada no pensamento crítico e na resolução de problemas do cotidiano (p. ex., como garantir o processo de devolução de medicamentos não dispensados ao paciente), priorizando sempre a produção de conhecimentos pertinentes ao serviço;

2. análise das práticas de atenção à saúde: após a ruptura da formação tradicional se faz necessário construir novas práticas de saúde, tendo como foco os desafios da integralidade e da humanização associados à participação dos usuários;

3. análise da gestão setorial: buscar de modo criativo e inovador a rede de serviço, integrando e assegurando a continuidade do cuidado e atenção às necessidades em saúde baseadas na avaliação, satisfação e na segurança dos usuários;

4. análise da organização social: o treinamento, além das informações sobre organização, políticas e procedimentos, também deve inserir movimentos sociais, ampliando a visão do Sistema Único de Saúde (SUS) no tocante à construção do atendimento às necessidades sociais por saúde.

O treinamento é um processo contínuo, constante e ininterrupto que pode ser resumido e dividido em quatro partes:

1. diagnóstico: consiste no levantamento das necessidades de treinamento e desenvolvimento (LNTD). É realizado sob a forma de pesquisas internas, as quais nem sempre são capazes de traduzir de forma clara, sendo caracterizadas por carências no desempenho de profissionais;

2. desenho do programa de treinamento: após o diagnóstico, deve-se elaborar o programa do treinamento, que basicamente deve descrever quem deve ser treinado, como deve ser treinado, em que local, por quem e quando. Tem por finalidade atingir os objetivos do treinamento obtidos no LNTD. O programa deve incluir todo o ciclo da assistência farmacêutica hospitalar desde suas funções básicas até funções clínicas, treinamento para pesquisa bibliográfica, treino para o relato e discussão de casos, semiologia e propedêutica para aprendizado da linguagem técnica utilizada pela equipe clínica e interpretação de exames laboratoriais. De forma geral, para um programa de treinamento global, é importante incorporar habilidades de comportamentos interpessoais e técnicas de trabalho, compartilhamento de informações sobre o serviço, princípios de gestão pela qualidade e ferramentas de qualidade e controle de processo;

3. implementação do programa: existem várias técnicas de treinamento, como a leitura de procedimentos, casos clínicos e artigos. Depois, são realizadas a problematização, as dinâmicas de grupo e até mesmo *quizzes* com auxílio de uma mídia mais estruturada. Como modelos de capacitação, pode-se utilizar o envio semanal de *e-mail* por intermédio de um sistema informatizado, repassar a informação por meio de boletins informativos em murais e estabelecer sessões clínicas periódicas para discussões e debates sobre casos clínicos, envolvendo a especialidade tratada no hospital onde a farmácia hospitalar está situada. A uniformização e divulgação da informação, do cuidado com a segurança e dos protocolos estabelecidos é de suma importância para que o profissional farmacêutico possa garantir a qualidade no atendimento ao paciente;

4. avaliação do programa: finalmente, é fundamental estabelecer um sistema de avaliação dos alunos e verificar se o treinamento atendeu às expectativas dos colaboradores, à organização e aos clientes dos serviços que podem ser internos, por exemplo, a equipe de enfermagem, ou externos, como pacientes e gestores. A avaliação pode ser formativa ou certificativa. A primeira é realizada durante o curso e tem como objetivo aferir o desempenho do aluno, contudo, sem atribuição de nota. A segunda, contrariamente, é realizada no final de uma unidade ou no final do curso e tem por objetivo aprovar ou não o aluno.[10] A avaliação pode ser feita mediante pré e pós-teste, durante o serviço, mensurando os indicadores de resultados e de qualidade do serviço, por exemplo, o índice de erros em uma determinada etapa na validação de prescrição pelo farmacêutico ou separação de medicamentos pelo auxiliar de farmácia. Para avaliar os resultados de um determinado treinamento, é preciso identificar pelo menos um indicador no tema proposto. Para mensurar esse indicador, é necessário o uso de formulários de desempenho do treinamento (Figura 1). O indicador deve ser avaliado periodicamente para garantir a eficácia do processo.

A velocidade com que os conhecimentos e saberes técnicos se renovam e ampliam na área da assistência farmacêutica, a distribuição irregular de profissionais, a crescente especialização e dependências tecnológicas e, consequentemente, seus custos fazem com que se torne complexa a atualização permanente dos profissionais. Torna-se crucial o desenvolvimento de recursos tecnológicos na execução do trabalho com os seguintes objetivos principais: aprender a aprender, pensar crítico, trabalhar em equipe, ampliar a capacidade de resolução de problemas com base no cotidiano tendo como objetivo uma aprendizagem individual, coletiva e organizacional.

Avaliação de treinamento
Educação permanente

Data: / /	Carga horária:

Instrutor:

Tema:

Treinando:	Área:

Critérios

( ) Novo colaborador   ( ) Qualificação   ( ) Implantação de documentos

( ) Revisão de documentos   ( ) Reciclagem   ( ) Outros:

Necessidades de competência

( ) Educação	Envolve o treinamento teórico para adequação do desempenho, bem como conceitos e informações necessárias à compreensão e ao domínio teórico de assuntos pertinentes às suas atribuições. Saber o que e como funciona
( ) Treinamento	Consiste em saber fazer, aplicar conhecimentos, ou seja, colocar em prática a teoria
( ) Habilidade	Adquirir habilidades comportamentais, ou necessidade de desenvolvimento, como liderança, relacionamento, negociação, comunicação etc.

Pontue o nível de conhecimento

1 – Excelente   2 – Muito bom   3 – Bom   4 – Regular   5 – Ruim

Conhecimento antes do treinamento   ( )

Conhecimento obtido depois do treinamento   ( )

Melhorias apresentadas

Parecer final da chefia:

Situação anterior:	Situação atual:

O treinamento foi eficaz: Sim ( ) Não ( )	
Data: / /	Assinatura do responsável:

Dados dos participantes

Matrícula	Nome	Função	Setor	Assinatura

Assinatura do instrutor:	Data: / /

Figura 1   Modelo de formulário para avaliação do treinamento.

REFERÊNCIAS BIBLIOGRÁFICAS

1. Ceccim RB. Educação permanente em saúde: desafio ambicioso e necessário. Interface. 2005;9(16):161-77.
2. Perrenoud P. Construir as competências desde a escola. Porto Alegre: Artes Médicas Sul; 1999.
3. Mertens L. Formación por competencias, surgimiento y modelos. Disponível em: http://www.cinterfor.org.uy
4. Gomes MJVM, Reis AMM. Ciências farmacêuticas: uma abordagem em farmácia hospitalar. São Paulo: Atheneu; 2003.
5. Sociedade Brasileira de Farmácia Hospitalar e Serviços de Saúde. Guia de boas práticas em farmácia hospitalar e serviços de saúde. São Paulo: Ateliê Vide o Verso; 2009. p.356
6. Organização Mundial da Saúde; Federação Internacional de Farmacêuticos. Developing pharmacy practice: a focus on patient care. Amsterdam: OMS/PSM/PAR; 2006. p.15-7.
7. Araujo LC. Tecnologias de gestão organizacional. São Paulo: Atlas; 2001.
8. L'Abbate S. Educação e serviços de saúde: avaliando a capacitação dos profissionais. Cad Saúde Pública. 1999;15(Sup. 2):15-27.
9. Mancia JR, Cabral LC, Koerich MS. Educação permanente no contexto da enfermagem e na saúde. Rev Bras Enf. 2004;57(5):605-10.
10. Ministério da Saúde. Educação permanente. Caderno 3 – Saúde da família. Brasília: Ministério da Saúde; 2000.
11. Ceccim RB, Feuerwerker LCM. Mudança na graduação das profissões de saúde sob o eixo da integralidade. Cad Saúde Pública. 2004;20(5):1400-10.

BIBLIOGRAFIA SUGERIDA

▪ Brasil. Ministério da Saúde. Portaria n. 4.283, de 30 dezembro de 2010. Aprova as diretrizes e estratégias para organização, fortalecimento e aprimoramento das ações e serviços de farmácia no âmbito dos hospitais [acesso em 17 set 2012]. Diário Oficial da União, 31 dez 2010. Disponível em: http://portal.saude.gov.br/portal/arquivos/pdf/Portaria_MS_4283_30_12_2010.pdf.

LEGISLAÇÃO RELACIONADA

▪ Brasil. Ministério da Educação. Conselho Nacional de Educação. Câmara de Educação Básica. Parecer CNE/CEB n. 16, de 5 outubro de 1999. Diretrizes Curriculares Nacionais para a educação profissional de nível técnico [acesso em 10 ago 2013]. Diário Oficial da União, 26 nov 1999. Disponível em: http://portal.mec.gov.br/cne/arquivos/pdf/1999/pceb16_99.pdf.

▪ Brasil. Ministério da Educação. Conselho Nacional de Educação. Câmara de Educação Superior. Resolução CNE/CES n. 2, de 19 de fevereiro de 2002. Institui Diretrizes Curriculares Nacionais do curso de graduação em farmácia [acesso em 10 ago 2013]. Diário Oficial da União, 4 mar 2002. Disponível em: http://portal.mec.gov.br/cne/arquivos/pdf/CES022002.pdf.

CAPÍTULO **4**

Importância da aproximação entre academia e serviços de saúde e o desafio de conciliar ensino, pesquisa e assistência

Selma Rodrigues de Castilho
Sabrina Calil Elias

A implantação do Sistema Único de Saúde (SUS) pela Constituição Federal de 1988,[1] regulamentada pela Lei n. 8.080,[2] de 19 de setembro de 1990, é um marco importante tanto para o trabalho quanto para a educação em saúde, inclusive pela atribuição legal ao SUS da gestão e do ordenamento da formação de recursos humanos nesta área.[2] Ao adotar princípios como a universalidade e integralidade da atenção, a humanização do cuidado e a promoção da saúde como princípios fundamentais, o SUS demandou um processo de revisão tanto das práticas quanto da formação em saúde.[3-5]

Embora vários segmentos das instituições de ensino superior (IES) tenham participado intensamente do processo de discussão e construção do SUS, a formação em saúde permaneceu focada em um modelo curativo, caracterizado por privilegiar a vivência em hospitais universitários.[3,4] Assim, a rediscussão do processo de formação em saúde se tornou mandatória, de forma a adequá-la a um sistema que tem na atenção primária e no trabalho em equipe dois de seus pilares.

Esse processo ocorreu em tempo e intensidade diferente entre as várias profissões da saúde, mas, de forma geral, ainda há muitos desafios para que se consiga, de fato, aproximar os paradigmas adotados para a formação, as propostas de estruturação do SUS e a prática profissional.

Na década de 1980, o distanciamento entre as IES e as instituições de saúde já era apontado como um dos grandes desafios para a formação de recursos humanos nessa área.[5] Várias iniciativas buscaram promover essa aproximação e fomentar a procura de novos modelos de formação, fundamentados em um conceito ampliado de saúde, nas necessidades da sociedade brasileira e de seu sistema de saúde.[3] Dois importantes exemplos de movimentos em busca de mudanças na formação de profissionais de nível superior em saúde são a Rede IDA-Brasil e os projetos UNI. O movimento IDA, com origem na década de 1970, buscava a inserção dos estudantes de saúde no serviço realizando atividades de extensão. Alguns anos mais tarde, com o apoio da Fundação Kellogg, surgem os projetos UNI.[3] Em 1997, apareceu um novo movimento: a Rede Unida, que almejava, por meio do trabalho em rede, potencializar a produção de mudanças na formação em saúde de forma coletiva.[3] Desde sua criação, a Rede Unida tem participado ativamente dos processos de discussão da formação em saúde no Brasil.

Outro momento importante para o processo de aproximação entre as IES e o SUS foi a discussão das diretrizes curriculares nacionais para os cursos de graduação da área da saúde, homologadas pelo Ministério da Educação, em 2001. Fruto da articulação entre os setores federais da saúde e da educação, as diretrizes reforçam a necessidade de que as instituições formadoras se tornem parceiras do SUS e orientem mudanças na graduação dos profissionais de saúde, permitindo a vivência dos estudantes em todos os níveis de atenção à saúde, incorporando conceitos como a integralidade da atenção e a humanização dos serviços.

A partir da criação da Secretaria de Gestão do Trabalho e da Educação na Saúde (SGTES), em 2003, intensificaram-se as iniciativas do Ministério da Saúde envolvendo a educação em serviço no Brasil. Várias estratégias foram adotadas para a aproximação das práticas formativas com o cuidado propriamente dito, visando tornar a atenção e a gestão em saúde objetos concretos de trabalho durante o processo de formação dos profissionais de saúde. A implantação dos polos de educação permanente em saúde, o processo de certificação dos hospitais de ensino e o AprenderSUS são exemplos dessas estratégias.

Programas como TeleSaúde, Projeto de Profissionalização dos Trabalhadores da Área de Enfermagem (Profae), Programa de Incentivo às Mudanças Curriculares dos Cursos de Medicina (Promed), Programa Nacional de Reorientação da Formação Profissional em Saúde (Pró-Saúde), Programa de Educação pelo Trabalho para a Saúde (PET-Saúde), entre outros, vêm contribuindo com o objetivo de fomentar a integração entre as IES e o SUS.

Igualmente importante foi a criação e o fortalecimento das residências multiprofissionais na área da saúde e a criação da Comissão Nacional de Residência Multiprofissional em Saúde (CNRMS). Entre as contribuições desses cursos, destacam-

-se a inserção de jovens profissionais no SUS e o fortalecimento do envolvimento das IES nas discussões e pesquisas tendo a prática em saúde como foco principal.

A implementação de todas essas iniciativas fortaleceu as mudanças no processo de formação em saúde, contribuindo para que a problematização do processo de trabalho nas unidades de saúde fosse base para o aprendizado. No entanto, ainda há dificuldades a serem enfrentadas, tanto dentro das IES, quanto nas próprias unidades de saúde.

CONCILIAR ENSINO, PESQUISA E ASSISTÊNCIA – DESAFIOS

A indissociabilidade entre as ações de ensino, pesquisa e extensão está clara na Constituição Brasileira,[1] no artigo 207:

> As universidades [...] obedecerão ao princípio da indissociabilidade entre ensino, pesquisa e extensão. Equiparadas, essas funções básicas merecem igualdade em tratamento por parte das instituições de ensino superior, que, do contrário, violarão o preceito legal.

No entanto, na prática, essa interação não ocorre de forma tão fácil e, de fato, enfrenta muitos obstáculos. Uma barreira importante é a própria forma de valoração do trabalho docente, pois os critérios de avaliação estão cada vez mais centrados no volume de publicações em revistas científicas de alto impacto, fazendo com que muitos docentes vejam na extensão uma atividade menos atraente que a pesquisa. Por outro lado, muitos docentes, a despeito da sólida formação em pesquisa, têm pouco contato com a prática profissional, o que dificulta muitas vezes sua compreensão da problemática e do funcionamento do SUS. A aproximação destes docentes do contexto do SUS exige deles um esforço maior e uma disponibilidade para incorporar aos seus campos de trabalho e pesquisa, novos objetos demandados pelo dia a dia da assistência em saúde.

Se considerarmos que a formação para a área da saúde tem entre seus objetivos a transformação das práticas profissionais e da própria organização do SUS, fica clara a importância de se reconhecer a prática em saúde como um campo legítimo de pesquisa. No entanto, muitas vezes, os artigos científicos oriundos da pesquisa fundamentada na prática em saúde, embora socialmente referenciados e relevantes para o país, fogem ao escopo das principais revistas classificadas como "Qualis A" pela Coordenação de Aperfeiçoamento de Pessoal de Nível Superior

(Capes), dificultando a compatibilização entre as metas de publicação impostas aos docentes e a intenção de fazer do SUS seu objeto de pesquisa.

Por outro lado, parcerias entre o Departamento de Ciência e Tecnologia (Decit), do Ministério da Saúde, e várias instituições de fomento e secretarias de saúde têm incentivado ações de fomento à pesquisa que respondam às demandas do sistema de saúde.[6] Ações de extensão também têm sido objeto de financiamento por agências de fomento à pesquisa, como a Fundação de Amparo à Pesquisa do Estado do Rio de Janeiro (Faperj), nos últimos anos.

Um aspecto importante é que a real integração entre ensino, pesquisa e extensão requer uma postura diferente tanto dos docentes quanto dos discentes. No caso dos primeiros, é preciso deixar de lado a posição de repassador de conhecimento (instrutor), para assumir a posição de mediador do processo de construção de conhecimento. Ao aluno, por outro lado, cabe assumir uma postura mais ativa na sua própria formação, buscando integrar experiências no campo da pesquisa e da prática em saúde como elementos que lhe permitam, a partir de uma análise crítica, reconstruir o conhecimento e sua prática profissional.

Assim, a problematização do processo de trabalho; a aproximação entre as IES e os serviços; a conscientização da necessidade de que a formação capacite o futuro profissional para o acolhimento e a abordagem dos sujeitos em toda a sua complexidade biopsicossocial; o cuidado às várias dimensões e características locorregionais em saúde e o olhar cuidadoso sobre as necessidades das pessoas e das comunidades são vitais para que a noção de integralidade, quer no campo da atenção em saúde quer na gestão do SUS se traduza em novas práticas profissionais. Nesse sentido, o Pró-Saúde e o PET-Saúde são ações indutoras extremamente importantes. Ao permitirem a valorização do trabalho dos preceptores em atuação na rede de atenção à saúde e possibilitar uma ação extensionista multidisciplinar para docentes e discentes, estas iniciativas possibilitam também a construção de pontes sólidas entre o ensino, a extensão e a pesquisa.

Por outro lado, cada vez se torna mais incontestável que o cuidado em saúde é uma atividade complexa, que implica a interação de diversos profissionais e, em consequência, no trabalho em equipe. No entanto, não é incomum encontrar ainda na prática do cuidado em saúde situações em que os profissionais da equipe multidisciplinar não trabalhem bem juntos. A experiência das equipes do PET-Saúde, bem como as residências uni e multiprofissionais em saúde, têm demonstrado que este trabalho interprofissional é possível e incorpora grandes benefícios para o cuidado em saúde. Da mesma forma, essas residências têm efetivamente contribuído para uma maior integração entre as IES e os serviços de saúde, na medida em que ambos passam a se comprometer com o processo de formação e que a prática cotidiana nas unidades de saúde passa a alimentar o processo de formação e a pesquisa.

Um desafio importante a ser vencido no caso das residências é a dificuldade de incorporação das atividades de preceptoria na carga horária semanal dos profissionais do serviço, bem como a ausência de remuneração específica para essa atividade. Muitas vezes, a preceptoria fica na dependência de uma motivação individual do profissional e de sua habilidade em conciliar o volume regular de trabalho com a prática da supervisão das atividades dos residentes. Por outro lado, muitas vezes, a tutoria também fica dificultada pela sobrecarga horária dos docentes ou mesmo por seu afastamento físico das unidades assistenciais.

Outro aspecto a ser considerado como uma barreira a ser enfrentada é a estrutura física e de recursos humanos das unidades de saúde que recebem os estudantes de graduação ou mesmo os seus residentes. Não é invulgar que as unidades de saúde tenham na relação alunos/supervisores ou residentes/preceptores um dos principais fatores limitantes da ampliação de vagas para o recebimento destes estudantes nas unidades de saúde. Também a estrutura física dessas unidades com frequência não se mostra favorável à atuação dos acadêmicos e seus preceptores e tutores. Normalmente, não há um local adequado para que se estabeleçam ações, como a discussão coletiva de procedimentos ou os momentos de discussão interdisciplinar. Além disso, a sobrecarga gerada pelo volume de atendimentos demandados pela população também reduz a possibilidade de construção de momentos de discussão que incorporem tanto a equipe de saúde quanto os acadêmicos, preferencialmente, de forma interdisciplinar.

Nesta última década, embora ainda haja muitos desafios para a aproximação entre ensino, pesquisa e extensão, já se observa a construção de um cenário mais propício para a formação de profissionais que venham a atender às demandas do SUS e que se comprometam com a garantia da integralidade e a humanização do cuidado. Residências, Pró-Saúde e PET-Saúde, bem como os demais programas coordenados pela SGTES, têm se mostrado importantes ações indutoras das mudanças necessárias tanto na academia quanto na atenção à saúde, para que se alcance a indissociabilidade que se deseja.

UM OLHAR SOBRE A FARMÁCIA

No caso específico da farmácia, em função de vários fatores oriundos da evolução histórica da profissão, soma-se aos desafios da integração entre ensino e serviço o afastamento dos farmacêuticos do cuidado direto aos usuários de medicamentos e do próprio SUS.[7,8] Apesar de avanços importantes, ainda é bastante marcante a falta de farmacêuticos atuando em unidades de saúde do SUS, ou mesmo a existência de municípios com um quantitativo irrisório desses profissionais para atender a todas as demandas do campo.[7]

Esse afastamento vem sendo revertido nas últimas décadas a partir de marcos importantes como a aprovação da Política Nacional de Medicamentos, em 1998; da Política Nacional de Assistência Farmacêutica, em 2004; bem como do novo perfil profissional proposto pelas Diretrizes Curriculares Nacionais para os cursos de graduação em farmácia, em 2002. Mais recentemente, a Portaria n. 4.279 do Ministério da Saúde,[9] de 30 de dezembro de 2010, estabeleceu as diretrizes para a organização das redes de atenção à saúde, reafirmando o papel do sistema de assistência farmacêutica na prestação de serviços comuns a todos os pontos da rede e abrindo novas possibilidades de cooperação entre serviços e academia para a discussão dos modelos de prática e gestão necessários para o atendimento desta função.

Assim como nas demais áreas profissionais da saúde, a aproximação entre a academia e os serviços de assistência farmacêutica tem trazido bons frutos. Desde 2005, o Departamento de Assistência Farmacêutica (DAF) iniciou um processo de investimento na formação profissional em assistência farmacêutica, tendo promovido vários cursos, incluindo um mestrado profissional na Universidade Federal do Rio Grande do Sul (UFRGS) e um curso de especialização em gestão pública da assistência farmacêutica na Universidade de Brasília (UnB).[10] Em 2009, novamente, o DAF viabilizou o oferecimento de treze cursos presenciais de especialização em gestão da assistência farmacêutica para o SUS. Esses cursos foram desenhados para atender a uma demanda específica dos serviços, qualificando mais de trezentos profissionais que estão atuando na assistência farmacêutica em vários municípios do Brasil. Na sequência, o DAF, juntamente com a Universidade Aberta do Brasil (UAB) e em parceria com a Universidade Federal de Santa Catarina (UFSC), desenhou e implementou um curso de especialização em gestão da assistência farmacêutica na modalidade a distância, com o objetivo de atender a milhares de farmacêuticos em todo o Brasil. Em todas essas iniciativas, as diversas IES que participaram do processo puderam construir vínculos importantes com os farmacêuticos em exercício nos serviços de saúde.

O reconhecimento formal da assistência farmacêutica como campo legítimo de pesquisa é procurado há bastante tempo. Em 2005, o Conselho Nacional de Desenvolvimento Científico e Tecnológico (CNPq) aprovou o Edital n. 54, cujo

CAPÍTULO 4 | IMPORTÂNCIA DA APROXIMAÇÃO ENTRE ACADEMIA E SERVIÇOS DE SAÚDE

objetivo específico era contribuir com a produção de conhecimento na área de assistência farmacêutica.[10] Esse edital foi um marco importante, pois representou a primeira iniciativa de fomento à pesquisa nessa área, tendo contemplado onze projetos de várias regiões do país. Desde essa época, já se buscava a inserção da área de assistência farmacêutica como subárea do conhecimento da farmácia.[10] Essa antiga demanda foi recentemente encaminhada ao CNPq pelo comitê de área da farmácia na Capes. Esse é, sem dúvida, um marco importantíssimo que reflete o fortalecimento da pesquisa em assistência farmacêutica e sua prática nas últimas décadas. Da mesma forma, a criação de três mestrados especificamente na área de assistência farmacêutica, em 2012, também amplia as possibilidades de que a pesquisa promova a releitura e o crescimento da prática profissional, bem como uma maior aproximação entre as ações de pesquisa, ensino e extensão.

A profissão farmacêutica recebeu 7% (35) das bolsas de residência concedidas pelo Ministério da Educação por meio do Edital n. 24/2009.[10] Além disso, a residência em farmácia hospitalar da Universidade Federal Fluminense (UFF) já tem oferecido regularmente vinte bolsas pelo Ministério da Saúde e oito bolsas pela Secretaria Municipal de Saúde do Rio de Janeiro há mais de uma década. Vários outros cursos, distribuídos pelo país, também têm oferecido vagas para a farmácia, alguns no formato uniprofissional e outros no formato multiprofissional, seja em saúde da família, seja em atividades hospitalares.

No ensino de graduação, tem sido importante a participação de cursos de farmácia nas ações indutoras de aproximação entre as IES e o SUS. Vale ressaltar que a farmácia representou 9% dos cursos que participaram do Pró-Saúde II e 9,56 % e 8,5% dos cursos que participaram do PET-Saúde/Saúde da Família em 2009 e 2010/2011, respectivamente.[11] Algumas experiências bastante interessantes dos projetos PET-Saúde de todas as regiões do Brasil foram apresentadas no IV Fórum de Educação Farmacêutica, promovido pela Associação Brasileira de Ensino Farmacêutico (Abenfar), em 2011. Essa associação desenvolveu também um projeto de avaliação do impacto do Pró-Saúde para os cursos de graduação em farmácia, evidenciando importantes contribuições de integração entre ensino e serviço.

Aliam-se a todo esse processo de reengenharia da prática farmacêutica as mudanças de perfil da profissão que, mundialmente, nas últimas décadas, vêm construindo uma atuação mais próxima da equipe de saúde e dos usuários de medicamentos, em todos os níveis de atenção à saúde.[12] Essa mudança também tem estimulado o estabelecimento de novas perspectivas já na graduação em farmácia.[7]

REFERÊNCIAS BIBLIOGRÁFICAS

1. Brasil. Constituição (1988). Constituição da República Federativa do Brasil. Brasília: Senado Federal; 1988.
2. Brasil. Lei n. 8.080, de 19 de setembro de 1990. Dispõe sobre as condições para a promoção, proteção e recuperação da saúde, a organização e o funcionamento dos serviços correspondentes e dá outras providências [acesso em 16 ago 2013]. Disponível em: http://planalto.gov.br/ccivil_03/leis/l8080.htm.
3. González AD, Almeida MJ. Movimentos de mudança na formação em saúde: da medicina comunitária às diretrizes curriculares. Rev Saúde Coletiva. 2010;20(2):551-70.
4. Brasil. Ministério da Saúde. Secretaria de Gestão do Trabalho e da Educação na Saúde. Departamento de Gestão da Educação na Saúde. AprenderSUS: o SUS e os cursos de graduação da área da saúde. Brasília: Ministério da Saúde; 2004.
5. Buchan J, Fronteira I, Dussault G. Continuity and change in human resources policies for health: lessons from Brazil. Human Resourc Health. 2011;9:17.
6. Brasil. Ministério da Saúde. Departamento de Ciência e Tecnologia. Pesquisa Saúde: facilitando a apropriação do conhecimento científico na gestão de saúde. Rev Saúde Pública. 2010;44(5):975-8.
7. Saturnino LTM, Luz ZP, Perini E, Modena CM. Rural internship in the professional training of pharmacists to serve in the Brazilian Unified Health System. Ciência & Saúde Coletiva. 2011;16(4):2303-10.
8. Leite SN, Nascimento Jr JM, Costa LH, Barbano DA. O farmacêutico que o Brasil necessita [acesso em 16 nov 2012]. In: I Fórum Nacional de Educação Farmacêutica. Disponível em: http://www.scielo.br/scielo.php?script=sci_arttext&pid=S1414-32832008000200025&lng=en&nrm=iso. ISSN 1414-3283. http://dx.doi.org/10.1590/S1414-32832008000200025.
9. Brasil. Ministério da Saúde. Portaria n. 4.279, de 30 de dezembro de 2010. Estabelece diretrizes para a organização da Rede de Atenção à Saúde no âmbito do Sistema Único de Saúde (SUS). Disponível em: http://www.brasilsus.com.br/legislacoes/gm/107038-4279.html.
10. Secretaria de Ciência, Tecnologia e Insumos Estratégicos. Relatório do 1º Seminário internacional para implementação da atenção farmacêutica no SUS. Brasília: Ministério da Saúde; 2009.
11. Secretaria de Gestão do Trabalho e da Educação na Saúde: políticas e ações. Brasília: Ministério da Saúde; 2012.
12. Craig AP, Schneider PJ, Scheckelhoff DJ. ASHP national survey of pharmacy practice in hospital settings: monitoring and patient education – 2009. Am J Health-Syst Pharm. 2010;67(1):542-58.

PARTE **II**

DESENVOLVIMENTO DE COMPETÊNCIAS TÉCNICAS, GERENCIAIS, CLÍNICAS, HUMANÍSTICAS E POLÍTICAS

CAPÍTULO **5**

Produção e manipulação de medicamentos, cosméticos e saneantes em âmbito hospitalar

Cleuber Esteves Chaves
Vanusa Barbosa Pinto

A farmácia tem uma única disciplina científica – a farmacêutica –, ou seja, o estudo de formulações de fármacos e seu planejamento, confecção e liberação ao organismo. Em resumo, a ciência farmacêutica trata da conversão de substâncias (drogas ou fármacos) em medicamentos adequados para a administração aos pacientes.[4]

A produção e a manipulação de medicamentos, cosméticos e saneantes constituem um dos pilares do serviço de farmácia de qualquer hospital.[3] Sua atuação diária consiste na preparação de fórmulas não disponíveis no mercado e a manipulação de outras fornecidas pela indústria farmacêutica, em condições não adequadas às necessidades assistenciais dos pacientes atendidos pelo hospital. A produção e a manipulação preparam diariamente formulações adaptadas às necessidades concretas dos pacientes.[3]

Tomando como base os princípios e as diretrizes do Sistema Único de Saúde (SUS) e a Política Nacional de Assistência Farmacêutica, foram concebidas diretrizes e relacionadas estratégias, cujo objetivo consiste em organizar, fortalecer e aprimorar as ações da assistência farmacêutica em hospitais, tendo como eixos estruturais a segurança e a promoção do uso racional de medicamentos e de outras tecnologias em saúde,[2] incentivando a produção e a manipulação de medicamentos em hospitais.

Para assegurar o acesso da população a serviços farmacêuticos de qualidade em hospitais, o Ministério da Saúde estabeleceu as seguintes diretrizes, relacionadas à produção e manipulação de medicamentos:

- gestão, assumindo o setor de produção e manipulação de medicamentos como uma unidade de negócios;

- desenvolvimento de ações inseridas na atenção integral à saúde, de gerenciamento de tecnologias: distribuição, dispensação e controle de medicamentos e de outros produtos para a saúde. Nesse sentido, a produção/manipulação em ambiente hospitalar contribui para o desenvolvimento de novas tecnologias (medicamentos, formas farmacêuticas e apresentações) adequadas às necessidades dos pacientes e dos sistemas de distribuição de medicamentos, informatização e de automação disponíveis; manipulação magistral e oficinal; preparo de doses unitárias e unitarização de doses de medicamentos; manipulação de nutrição parenteral e manipulação de antineoplásicos e radiofármacos; cuidado ao paciente;

- infraestruturas física, tecnológica e de gestão da informação para laboratórios de manipulação e controle da qualidade;

- informação sobre medicamentos manipulados e outras tecnologias em saúde;

- pesquisa de novos produtos.[2]

PRODUÇÃO E MANIPULAÇÃO DE MEDICAMENTOS EM FARMÁCIA HOSPITALAR

De acordo com a Portaria n. 4.283/2010 do Ministério da Saúde, as atividades farmacêuticas relacionadas com a produção e a manipulação que podem ser desenvolvidas na farmácia hospitalar são:

- gerenciamento de tecnologias: a farmácia hospitalar deve participar do gerenciamento de tecnologias, englobando a qualificação de fornecedores, armazenamento, distribuição, dispensação e controle dos medicamentos, produtos de higiene e saneantes usados pelos pacientes, bem como pelo fracionamento e preparo de medicamentos;[2]

- distribuição e dispensação: a implantação de um sistema racional de distribuição de medicamentos deve ser priorizada pelo estabelecimento de saúde e pelo farmacêutico, de forma a buscar processos que garantam a segurança do paciente, assim como o uso racional do medicamento, sendo recomendada a adoção do sistema individual ou unitário de dispensação. No contexto da segurança, a avaliação farmacêutica das prescrições deve priorizar aquelas que contenham antimicrobianos e medicamentos potencialmente perigosos, observando concentração, viabilidade, compatibilidade físico-química e farmacológica dos componentes, dose, dosagem, forma farmacêutica, via e horários de administra-

CAPÍTULO 5 | PRODUÇÃO E MANIPULAÇÃO DE MEDICAMENTOS, COSMÉTICOS E SANEANTES **39**

ção, devendo ser realizada antes do início da dispensação e manipulação. Com base nos dados da prescrição, devem ser registrados os cálculos necessários ao atendimento da mesma, ou à manipulação da formulação prescrita, observando a aplicação dos fatores de conversão, correção e equivalência, quando aplicável, sendo apostos e assinado pelo farmacêutico;[2]

- manipulação:
  - manipulação magistral e oficinal: a manipulação magistral e oficinal permitem a personalização da terapêutica, utilização de sistemas seguros de dispensação de medicamentos (individual ou unitário), a racionalização de custos, sendo recomendada, sempre que necessária a sua utilização em hospitais, em sintonia com os dispositivos legais que regulam a matéria;[2]
  - preparo de doses unitárias e unitarização de doses de medicamentos: a unitarização de doses e o preparo de doses unitárias de medicamentos compreendem o fracionamento, a subdivisão e a transformação de formas farmacêuticas. O preparo de doses unitárias e a unitarização de doses contribui para a redução de custos, devendo ser garantida a rastreabilidade por meio de procedimentos definidos e registros. Deve existir plano de prevenção de trocas ou misturas de medicamentos em atendimento à legislação vigente;[2]
  - manipulação de nutrição parenteral: a manipulação de nutrição parenteral realizada em hospitais compreende operações inerentes a preparação (avaliação farmacêutica, manipulação, controle de qualidade, conservação e orientações para o transporte);[2]
  - manipulação de antineoplásicos e radiofármacos: a manipulação de antineoplásicos e radiofármacos realizada em hospitais requer a análise das prescrições previamente à manipulação, a verificação do disposto nos protocolos clínicos, e a observação das doses máximas diárias e cumulativas, com foco na biossegurança e o uso seguro pelo paciente.[2]

Para o exercício dessas atividades, a formação do farmacêutico, segundo o Conselho Nacional de Educação, deverá abranger os seguintes conhecimentos:

- pesquisa, desenvolvimento, seleção, manipulação, produção, armazenamento e controle da qualidade de insumos, fármacos sintéticos, recombinantes e naturais, medicamentos, cosméticos, saneantes e domissaneantes e correlatos;[1]
- planejamento, administração e gestão de serviços farmacêuticos, incluindo registro, autorização de produção, distribuição de medicamentos, cosméticos, saneantes, domissaneantes e correlatos;

- formulação e produção de medicamentos e cosméticos em qualquer escala;
- desenvolvimento de atividades de garantia da qualidade de medicamentos, cosméticos, processos e serviços onde atue o farmacêutico;
- pesquisa e desenvolvimento, seleção, produção e controle de qualidade de produtos obtidos por biotecnologia.[1]

Os conteúdos essenciais do curso de graduação em farmácia, relacionados com produção e manipulação hospitalar, devem contemplar:[1]

- ciências exatas: processos, métodos e abordagens físicos, químicos, matemáticos e estatísticos como suporte às ciências farmacêuticas.[1] Portanto as disciplinas de matemática, estatística, física, química geral, orgânica e analítica constituem a base para correlação e aplicação com as demais disciplinas específicas da farmácia;
- ciências biológicas e da saúde: bases moleculares e celulares dos processos normais e alterados; estrutura e função dos tecidos, órgãos, sistemas e aparelhos; processos bioquímicos, microbiológicos, imunológicos, genética molecular e bioinformática, inerentes aos serviços farmacêuticos.[1] As disciplinas de anatomia, fisiologia, patologia, microbiologia e imunologia são importantes para desenvolvimento de medicamento como base para entendimento das disciplinas de farmacotécnica, farmacodinâmica e farmacocinética;
- ciências farmacêuticas: pesquisa e desenvolvimento, produção e garantia da qualidade de matérias-primas, insumos e produtos farmacêuticos; legislação sanitária e profissional; estudo dos medicamentos no referente a farmacodinâmica, biodisponibilidade, farmacocinética, emprego terapêutico, farmacoepidimiologia, incluindo-se a farmacovigilância, visando garantir as boas práticas de dispensação e a utilização racional;[1]
- ciências humanas e sociais: economia e gestão administrativa como suporte à atividade farmacêutica,[1] principalmente considerando o setor de produção e manipulação como uma unidade de negócios.

Não se podem delinear formulações sem um conhecimento amplo da química dos componentes, nem estudar como os medicamentos atuam no laboratório ou nos pacientes sem uma boa metodologia analítica. A compreensão da farmacologia é crucial não somente para o planejamento de um sistema ótimo de administração, mas também para a prática farmacêutica.[4]

Apenas os conhecimentos técnicos citados não garantem a produção e a manipulação de medicamentos com qualidade e sustentabilidade, portanto, o profissional que decidir atuar nessa área deve desenvolver habilidades e atitudes para: manter a atenção e concentração; realizar técnicas manuais assim como cálculos; organizar e sistematizar o trabalho; cumprir detalhadamente métodos e procedimentos; trabalhar em equipe; tomar iniciativas com agilidade; ser criativo e resolutivo; realizar tarefas com responsabilidade e comprometimento; ser empreendedor e aprimorar constantemente o seu conhecimento.

O profissional farmacêutico, para atuar na produção e manipulação de medicamentos, cosméticos e saneantes em âmbito hospitalar, deve buscar capacitação em aspectos técnicos, assistências e gerenciais, que podem ser por meio de cursos de atualização, pós-graduação e *master of business administration* (MBA), como: manipulação magistral; boas práticas de fabricação; garantia e controle da qualidade; gestão e tecnologia industrial farmacêutica – engenharia farmacêutica; farmácia hospitalar; administração hospitalar; apropriação de custos; administração da produção; gestão de processos; gestão da qualidade e produtividade; gestão de negócios; economia da saúde; empreendedorismo.

Outras fontes para desenvolvimento das competências, necessárias ao profissional da produção de medicamentos, são a participação em congressos e feiras de farmácia hospitalar, de manipulação e da indústria farmacêutica, possibilitando atualização de técnicas, produtos, novas tecnologias e fornecedores. A participação nesses eventos propicia o estabelecimento e a ampliação de contatos com profissionais de referência e troca de experiências.

Estágios e visitas de *benchmarking* em farmácias de manipulação, indústrias farmacêuticas e farmácias hospitalares de referência aprimoram o conhecimento e consolidam a competência do profissional com aprendizado contínuo, por meio da identificação das melhores práticas.

Toda competência adquirida tem que estar embasada em conceitos farmacotécnicos, sem esquecer que o medicamento produzido, manipulado, fracionado e unitarizado deve atender às necessidades do paciente e da equipe da saúde. Portanto, o farmacêutico deve estar sempre em contato com esses clientes.

REFERÊNCIAS BIBLIOGRÁFICAS

1. Brasil. Conselho Nacional de Educação. Câmara de Educação Superior. Resolução n. 2, de 19 de fevereiro de 2002. Institui diretrizes curriculares nacionais do curso de graduação em farmácia. Diário Oficial da União, 2002; Seção 1.

42 FARMACÊUTICO HOSPITALAR: CONHECIMENTOS, HABILIDADES E ATITUDES | PARTE II

2. Brasil. Ministério da Saúde. Portaria n. 4.283, de 30 dezembro de 2010. Aprova as diretrizes e estratégias para organização, fortalecimento e aprimoramento das ações e serviços de farmácia no âmbito dos hospitais [acesso em 17 set 2012]. Diário Oficial da União, 31 dez 2010. Disponível em: http://portal.saude.gov.br/portal/arquivos/pdf/Portaria_MS_4283_30_12_2010.pdf.
3. Corrales GP (coord.). Aspectos prácticos de la farmacotecnia en un servicio de farmacia: situación actual. Madrid: Master Line & Prodigio SL; 2011.
4. Florence AT, Attwood D. Princípios físico-químicos em farmácia. 2.ed. São Paulo: Pharmabooks; 2011.

BIBLIOGRAFIA SUGERIDA

- Referências bibliográficas 3 e 4.
- Agência Nacional de Vigilância Sanitária. Farmacopeia brasileira. 5.ed. Brasília: Anvisa; 2010.
- Agência Nacional de Vigilância Sanitária. Formulário nacional da Farmacopeia brasileira. 2.ed. Brasília: Anvisa; 2011.
- Desselle SP, Zgarrick DP. Pharmacy management: essentials for all practice settings. Nova York: McGraw-Hill; 2005.
- Ferreira AO. Guia prático da farmácia magistral. 4.ed. São Paulo: Pharmabooks; 2011.
- Gennaro AR (org.). Remington: a ciência e a prática da farmácia. 20.ed. Rio de Janeiro: Guanabara Koogan; 2012.
- Gil ES (org.). Controle físico-químico da qualidade de medicamentos. 3.ed. São Paulo: Pharmabooks; 2010.
- Howard AC, Stoklosa MJ. Cálculos farmacêuticos. 12.ed. Porto Alegre: Artmed; 2008.
- Marin ML. Modelagem e implantação de sistema de informações para monitorar custo de produção dos produtos fabricados pela farmácia hospitalar do Hospital das Clínicas da Faculdade de Medicina da Universidade de São Paulo. [Tese – Doutorado]. Faculdade de Ciências Farmacêuticas da USP; 2004.
- Marin ML, Chaves CE, Zanini AC, Faintuch J, Faintuch D, Cipriano SL. Cost of drugs manufactured by the university hospital: role of the central pharmacy. Rev Hosp Clin Fac Med Sao Paulo. 2001;56(2):41-6.
- Martins E. Contabilidade de custos. 10.ed. São Paulo: Atlas; 2010.
- Matos AJ. Gestão de custos hospitalares: técnicas, análise e tomada de decisão. São Paulo: STS; 2002.
- Nieto AR, Alonso AH (coords.). Nuevas tecnologías en la elaboración de medicamentos. Murcia: Áglaya; 2011.
- Pinto TJA (coord.); Kaneko TM, Ohara MT. Controle biológico de qualidade de produtos farmacêuticos, correlatos e cosméticos. São Paulo: Atheneu; 2000.
- Rosa CA. Como elaborar um plano de negócio. Brasília: Sebrae; 2007.
- Rowe RC, Sheskey PJ, Cook WG. Handbook of pharmaceutical excipients. 7.ed. London: Pharmaceutical Press; 2012.
- Sociedade Brasileira de Farmácia Hospitalar e Serviços de Saúde. Guia de boas práticas em farmácia hospitalar e serviços de saúde. São Paulo: Ateliê Vide o Verso; 2009.
- Souza GB. Manipulação farmacêutica: estabilidade de formulações de uso hospitalar. Rio de Janeiro: Becton Dickinson Indústrias Cirúrgicas; 2000.
- The United States Pharmacopeial Convention. United States pharmacopeia: national formulary. 36. ed. Rockville: United States Pharmacopeial Convention; 2013.
- Trissel LA. Handbook on injectable drugs. 17.ed. Bethesda: ASHP; 2012.
- Trissel LA. Trissel's stability of compounded formulations. 4.ed. Washington: American Pharmacists Association; 2009.

CAPÍTULO 5 | PRODUÇÃO E MANIPULAÇÃO DE MEDICAMENTOS, COSMÉTICOS E SANEANTES **43**

- Villnova JCO, Vania ASR. Excipientes: guia prático para padronização. 2.ed. São Paulo: Pharmabooks; 2009.
- White R, Bradnam V. Handbook of drug administration via enteral feeding tubes. 2.ed. London: Pharmaceutical Press; 2011.

LEGISLAÇÃO RELACIONADA

- Brasil. Agência Nacional de Vigilância Sanitária. RDC n. 8, de 2 de janeiro de 2001. Aprovar o regulamento técnico que institui as boas práticas de fabricação do concentrado polieletrolítico para hemodiálise – CPHD. Diário Oficial da União, 10 jan 2001.
- Brasil. Agência Nacional de Vigilância Sanitária. RDC n. 38, de 4 de junho de 2008. Dispõe sobre a instalação e o funcionamento de Serviços de Medicina Nuclear in vivo. Diário Oficial da União, 5 jun 2008; Seção 1:55.
- Brasil. Agência Nacional de Vigilância Sanitária. RDC n. 63, de 18 dezembro de 2009. Dispõe sobre as boas práticas de fabricação de radiofármacos. Diário Oficial da União, 2009; Seção 1.
- Brasil. Agência Nacional de Vigilância Sanitária. RDC n. 67, de 8 de outubro de 2007. Dispõe sobre boas práticas de manipulação de preparações magistrais e oficinais para uso humano em farmácias. Diário Oficial da União, 9 out 2007; Seção 1:29.
- Brasil. Agência Nacional de Vigilância Sanitária. RDC n. 79, de 11 de abril de 2003. Na ausência de monografia oficial de matéria-prima, formas farmacêuticas, correlatos e métodos gerais inscritos na Farmacopeia Brasileira. Diário Oficial da União, 14 abr 2003.
- Brasil. Agência Nacional de Vigilância Sanitária. RDC n. 87, de 21 de novembro de 2008. Altera o regulamento técnico sobre boas práticas de manipulação em farmácias. Diário Oficial da União, 24 nov 2008; Seção 1:58.
- Brasil. Agência Nacional de Vigilância Sanitária. RDC n. 169, de 21 de agosto de 2006. Inclui a Farmacopeia Portuguesa na relação de compêndios de que trata o art.1º da RDC n. 79, de 11 de abril de 2003. Diário Oficial da União, 4 set 2006; Seção 1:96.
- Brasil. Agência Nacional de Vigilância Sanitária. RDC n. 186, de 27 de julho de 2004. Dispõe sobre a notificação de drogas ou insumos farmacêuticos com desvios de qualidade comprovados pelas empresas fabricantes de medicamentos, importadoras, fracionadoras, distribuidoras e farmácias. Diário Oficial da União, 28 jul 2004.
- Brasil. Agência Nacional de Vigilância Sanitária. RDC n. 220, de 21 de setembro de 2004. Aprova o regulamento técnico de funcionamento dos serviços de terapia antineoplásica. Diário Oficial da União, 23 set 2004.
- Brasil. Conselho Federal de Farmácia. Resolução n. 288, de 21 de março de 1996. Dispõe sobre a competência legal para o exercício da manipulação de drogas antineoplásicas pelo farmacêutico. Diário Oficial da União, 17 mai 1996; Seção 1:8618.
- Brasil. Conselho Federal de Farmácia. Resolução n. 292, de 24 de maio de 1996. Ratifica competência legal para o exercício da atividade de nutrição parenteral e enteral, pelo farmacêutico. Diário Oficial da União, 21 jun 1996; Seção 1:11123.
- Brasil. Conselho Federal de Farmácia. Resolução n. 437, de 28 de julho de 2005. Regulamenta a atividade profissional do farmacêutico no fracionamento de medicamentos. Diário Oficial da União, 2 ago 2005; Seção 1:41.
- Brasil. Conselho Federal de Farmácia. Resolução n. 467, de 28 de novembro de 2007. Define, regulamenta e estabelece as atribuições e competências do farmacêutico na manipulação de medicamentos e de outros produtos farmacêuticos. Diário Oficial da União, 19 dez 2007; Seção 1:76.
- Brasil. Conselho Federal de Farmácia. Resolução n. 479, de 26 de junho de 2008. Dispõe sobre a manipulação de medicamentos. Diário Oficial da União, 30 jun 2008; Seção 1:126.

- Brasil. Conselho Federal de Farmácia. Resolução n. 486, de 23 de setembro de 2008. Dispõe sobre as atribuições do farmacêutico na área de radiofarmácia e dá outras providências. Diário Oficial da União, 3 out 2008; Seção 1:133.
- Brasil. Conselho Federal de Farmácia. Resolução n. 492, de 26 de novembro de 2008. Regulamenta o exercício profissional nos serviços de atendimento pré-hospitalar, na farmácia hospitalar e em outros serviços de saúde, de natureza pública ou privada. Diário Oficial da União, 5 dez 2008; Seção 1:151.
- Brasil. Ministério da Saúde. Secretaria de Vigilância Sanitária. Portaria n. 272, de 8 de abril de 1998 (versão republicada em 15 de abril de 1999). Aprova o regulamento técnico para fixar os requisitos mínimos exigidos para a terapia de nutrição parenteral. Diário Oficial da União, 15 abr 1999; Seção 1:78.

CAPÍTULO **6**

Terapia nutricional enteral e parenteral

Mario Jorge Sobreira da Silva
Gisele Resque Vieira Auad

A terapia nutricional (TN) é um procedimento de suporte fundamental para a recuperação dos pacientes que estejam em tratamento hospitalar, ambulatorial ou domiciliar e que apresentem algum nível de desnutrição ou tenham requerimentos calóricos aumentados.[1]

Entre as diversas vantagens do uso da TN, destacam-se a melhor resposta à terapêutica medicamentosa, a diminuição da morbimortalidade, a diminuição das complicações e a melhora da resposta imunológica. Para tanto, é importante que esse procedimento seja adequadamente executado, baseando-se em um planejamento objetivo das etapas da TN,[1] que são:

- a seleção de pacientes e a definição do suporte nutricional a ser instituído;
- a definição das necessidades calóricas;
- o emprego da TN;
- o monitoramento da TN;
- a adaptação da TN, se necessário.

Em cada uma dessas etapas, uma série de atividades deve ser desenvolvida pelos profissionais de saúde, o que inclui o farmacêutico.[1]

A TN é definida como um "conjunto de procedimentos terapêuticos para manutenção ou recuperação do estado nutricional do paciente, por meio da nutrição parenteral e/ou enteral".[2,3]

45

No Brasil, a nutrição parenteral (NP) foi legalmente definida pela Portaria n. 272 do Ministério da Saúde, de 8 de abril de 1998, como uma

> [...] solução ou emulsão, composta basicamente de carboidratos, aminoácidos, lipídios, vitaminas e minerais, estéril e apirogênica, acondicionada em recipiente de vidro ou plástico, destinada à administração endovenosa em pacientes desnutridos ou não, em regime hospitalar, ambulatorial ou domiciliar, visando à síntese ou à manutenção dos tecidos, órgãos ou sistemas.[2]

Já a nutrição enteral (NE) foi definida pela Agência Nacional de Vigilância Sanitária (Anvisa) por meio da Resolução RDC n. 63, de 6 de julho de 2000, como

> [...] alimento para fins especiais, com ingestão controlada de nutrientes, na forma isolada ou combinada, de composição definida ou estimada, especialmente formulada e elaborada para uso por sondas ou via oral, industrializado ou não, utilizada exclusiva ou parcialmente para substituir ou complementar a alimentação oral em pacientes desnutridos ou não, conforme suas necessidades nutricionais, em regime hospitalar, ambulatorial ou domiciliar, visando a síntese ou manutenção dos tecidos, órgãos ou sistemas.[3]

De acordo com as normas vigentes, todas as atividades relacionadas à terapia nutricional parenteral (TNP) e à terapia nutricional enteral (TNE) devem ser desempenhadas por uma equipe multiprofissional de terapia nutricional (EMTN) que corresponde a um

> [...] grupo formal e obrigatoriamente constituído de, pelo menos, um profissional de cada categoria, com treinamento específico para esta atividade, a saber: médico, nutricionista, enfermeiro e farmacêutico, podendo ainda incluir profissionais de outras categorias a critério das unidades hospitalares (UH) e/ou das empresas prestadoras de bens e serviços (EPBS).[2,3]

Além da Portaria n. 272/1998, que aprova o regulamento técnico para fixar os requisitos mínimos exigidos para a TNP, e da RDC n. 63/2000, que aprova o regulamento técnico para fixar os requisitos mínimos exigidos para a TNE, a TN é regulamentada e reconhecida como um procedimento de alta complexidade estabelecido pela Portaria n. 343 do Ministério da Saúde, de 7 de março de 2005, que institui no âmbito do SUS mecanismos para a implantação da assistência de alta complexidade em TN.[4]

A Portaria n. 131 do Ministério da Saúde, de 8 de março de 2005, define critérios e normas para o credenciamento e/ou habilitação de unidades de assistência de alta complexidade em TN por intermédio de seus serviços de assistência de alta complexidade em TNE e serviços de assistência de alta complexidade em TNE/TNP e centros de referência de alta complexidade em TN.[5] Por fim, a Portaria n. 135 do Ministério da Saúde, de 8 de março de 2005, define conceitos, apresenta a Classificação Brasileira de Ocupação (CBO) para os profissionais que atuam na TN, bem como as normas para controle e avaliação da TN.[6]

Desde a publicação da Portaria n. 272/1998, tem-se observado uma crescente demanda sobre conhecimentos na área de TN para farmacêuticos, além da publicação e reedição atualizada de literatura especializada na área de TN, algumas delas com capítulo dedicado à área farmacêutica.[1,7,8] Em paralelo, artigos, guias de recomendação, práticas seguras e compêndios com capítulos atualizados também têm sido publicados.[9-11]

O farmacêutico hospitalar atuante em TN deve, portanto, desenvolver competências clínicas, técnicas, humanísticas e gerenciais que favoreçam uma excelente atuação profissional. Desse modo, esse profissional deve adquirir conhecimentos, desenvolver habilidades e demonstrar atitudes adequadas em áreas como farmácia clínica, atenção farmacêutica, farmacoeconomia, farmacovigilância, desenvolvimento de formulações, pesquisa clínica, farmacotécnica, farmacologia, gestão de materiais, logística, automação hospitalar, tecnologia da informação e educação em saúde.

A preparação farmacêutica para atuar na área de TN tem início na graduação, com uma diversidade de conteúdos ministrados em disciplinas como anatomia, atenção farmacêutica, bioquímica básica e clínica, cálculos farmacêuticos, farmacologia, fisiologia, fisiopatologia, fundamentos de farmácia clínica e patologia geral. Elas fornecem subsídios importantes para a avaliação farmacêutica da prescrição segura e para o acompanhamento clínico dos pacientes.

No que diz respeito ao preparo adequado da NP, que envolve a manipulação, a conservação, o transporte e o controle de qualidade, disciplinas como farmacotécnica, biossegurança e descartes de produtos químicos e biológicos, controle de qualidade, microbiologia básica e clínica, química inorgânica, química orgânica e tecnologia de alimentos podem subsidiar adequadamente o futuro profissional atuante nessa atividade.

As disciplinas de assistência farmacêutica, administração de empresas farmacêuticas, deontologia e legislação farmacêutica, e farmacoeconomia são úteis para a excelência na gestão dos produtos, serviços e processos em TN.

Para atuar na área da pesquisa em TN, as disciplinas de alimentos e nutrição, ensaios clínicos no desenvolvimento de novos fármacos, epidemiologia geral, informação científica e nutrigenômica podem trazer grandes contribuições para o desempenho do futuro farmacêutico.

Outras disciplinas que podem ser cursadas, como aluno especial nos cursos de graduação em nutrição, medicina ou enfermagem, podem envolver: avaliação clínica nutricional, cálculo e análise de dieta para o indivíduo, distúrbios metabólicos e desnutrição, epidemiologia nutricional, fisiopatologia da nutrição, interação de nutrientes e fármacos, patologia nutricional, seleção e preparo de formulações para TN, semiologia e suporte nutricional na prática clínica. Disciplinas relacionadas a automação e projeto e construção de áreas limpas, geralmente ministradas nos cursos de graduação em engenharia, também podem trazer grandes contribuições para o graduando em farmácia que deseje atuar na área da TN.

Durante a graduação, a realização de estágio em UH, empresas de atenção domiciliar e EPBS, que realizem práticas em TN, é uma importante ferramenta para o desenvolvimento de habilidades para a atuação nesse campo do saber. Além disso, a participação em monitorias, iniciação científica e atividades de pesquisa clínica na área de nutrição humana, nutrigenômica e desenvolvimento de novas formulações de NP e/ou NE auxiliam potencialmente na construção de habilidades e na consolidação de atitudes adequadas para a atuação em TN.

Para os profissionais já graduados que pretendam habilitar-se para a atuação na área da TN, os cursos de especialização ou aperfeiçoamento em TN e/ou em nutrição clínica são excelentes opções. A participação em cursos ou eventos de atualização para aqueles devidamente capacitados também é uma estratégia importante, considerando as constantes inovações que surgem nesta área do conhecimento. Os cursos de mestrado, doutorado ou pós-doutorado em nutrição humana ou áreas correlatas correspondem a ótimas oportunidades para os profissionais que pretendem se aperfeiçoar para atuar na TN.

A TN é um campo do saber que exige atualização constante por parte dos profissionais atuantes na área. Sendo assim, a participação em congressos, jornadas, seminários, *workshops*, reuniões científicas, cursos de curta duração presenciais ou a distância e a realização de visitas técnicas são estratégias que devem ser sempre empregadas para que o farmacêutico mantenha seu conhecimento atualizado e aprimore suas habilidades e atitudes.

A manutenção de uma rede de relacionamento com outros profissionais que atuam na TN, a manutenção de um programa de educação continuada e o acesso às fontes de informação disponíveis auxiliam a troca de saberes e um constante processo de atualização do farmacêutico e dos demais profissionais que compõem a EMTN.

Cabe ressaltar que o conhecimento sobre as atribuições e o reconhecimento da importância dos demais membros da EMTN é fundamental para a atuação adequada do farmacêutico nesta equipe. Portanto, o êxito das ações nessa área está condicionado à capacidade de realizar as atividades de forma interdisciplinar.

Destaca-se que, como membros de equipes de saúde, os farmacêuticos devidamente capacitados para atuação na TN devem garantir a adequação da prescrição da TN, sua preparação e dispensação, administração e monitoramento, como etapas eficazes e seguras no processo de tratamento e restabelecimento do indivíduo. Além disso, deve ser reconhecido que o suporte nutricional necessário a alguns indivíduos pode modificar o objetivo terapêutico de um determinado tratamento assim como seus resultados finais.[12,13]

Sendo assim, o farmacêutico devidamente capacitado deve assegurar que as formulações de NP cumpram com os mais rigorosos critérios de qualidade e segurança, que se apliquem os conhecimentos para o ótimo manejo da farmacoterapia concomitante ao tratamento nutricional e que se mantenham sua qualidade e eficiência terapêutica.[12] Para uma boa análise farmacêutica de prescrição, é necessária criteriosa atenção na leitura da prescrição de forma minuciosa, a fim de verificar se todos os componentes estão devidamente descritos e identificados.[2,14] As formas em que a prescrição pode vir descrita podem ser diversas, todavia a presença de alguns elementos fundamentais bem como unidades de medida devem ser adequados.

Inúmeros medicamentos contribuem para alterações do estado nutricional de indivíduos. O farmacêutico, detentor desse conhecimento, pode contribuir na identificação de indivíduos candidatos para uma possível intervenção farmacêutica e minimizar, assim, o impacto potencial no seu estado nutricional. Esses indivíduos, polimedicados em sua maioria, são suscetíveis a sofrer problemas relacionados aos medicamentos que recebem, o que ocasiona desde ineficácia terapêutica até toxicidade. A intervenção farmacêutica pode ser decisiva na detecção e no manejo das possíveis interações entre fármacos e nutrientes. Ressalta-se ainda, a importância das alterações nutricionais que exercem influência sobre a farmacocinética de determinados medicamentos, requerendo, nessas situações, ajustes posológicos individualizados. Do ponto de vista farmacológico, é responsabilidade do farmacêutico garantir a segurança e a racionalidade dos medicamentos utilizados.[11,12]

Além disso, quando da necessidade da intervenção nutricional enteral ou parenteral, o farmacêutico pode auxiliar na individualização dos requerimentos nutricionais, em função da situação clínica dos indivíduos e da farmacoterapia utilizada, permitindo a otimização do tratamento.[1,12]

O farmacêutico com habilidades, conhecimentos científicos e experiência em análises econômicas pode contribuir eficazmente na provisão de um suporte nutricional custo-efetivo. Intervenções possíveis e úteis podem ser demonstradas na seleção objetiva e ideal de produtos a utilizar, na redução de complicações mecânicas, infecciosas e metabólicas, na prevenção de interações ou na utilização da via de administração mais adequada. A elaboração de protocolos com critérios de segurança e eficiência garante um suporte nutricional adequado aos indivíduos que os requerem.[2,12]

A informação para os demais membros da equipe de saúde sobre novos substratos utilizados na NP e NE, sobre os aspectos relacionados à administração de nutrientes juntamente com medicamentos, ou ainda sobre possíveis interações, também é uma atividade que deve ser desenvolvida pelo farmacêutico. Este também pode contribuir de forma valiosa na orientação de pacientes em TN ambulatorial ou domiciliar, bem como de seus cuidadores, no que diz respeito à conservação e à administração da formulação de NP e especialmente quanto à administração de medicamentos através de cateteres enterais.[12,13]

A pesquisa farmacêutica na área de TN é um campo a ser desenvolvido a fim de subsidiar a comunidade científica com informações essenciais para o desenvolvimento da TN de forma segura e eficiente. Portanto, o farmacêutico pode colaborar de maneira ampla para a melhora da saúde global de indivíduos em TN, aplicando seus conhecimentos e experiências, o que permitirá obter um melhor resultado terapêutico em situações de desnutrição.[12,13]

Em conclusão, podemos observar que vasto é o possível campo de atuação do profissional farmacêutico na TN. Porém, muitas vezes, o caminho para a conquista do saber necessário para atuação em área específica pode ser árido e provido de muitos desafios, que devem vivenciados com rigor e cautela. Nunca se deve desistir. Sempre é tempo de começar. Cada desafio deve ser compreendido como um obstáculo necessário e certamente seguido de uma vitória recompensante.

REFERÊNCIAS BIBLIOGRÁFICAS

1. Waitzberg DL. Nutrição oral, enteral e parenteral na prática clínica. 4.ed. Rio de Janeiro: Atheneu; 2009.

CAPÍTULO 6 | TERAPIA NUTRICIONAL ENTERAL E PARENTERAL **51**

2. Brasil. Ministério da Saúde. Secretaria de Vigilância Sanitária. Portaria n. 272, de 8 de abril de 1998. Aprova o regulamento técnico para fixar os requisitos mínimos exigidos para a terapia de nutrição parenteral [acesso em 17 jul 2012]. Diário Oficial da União, 23 abr 1998. Disponível em: http://www.anvisa.gov.br/legis/portarias/272_98.htm.

3. Brasil. Agência Nacional de Vigilância Sanitária. Resolução RDC n. 63, de 6 de julho de 2000. Aprova o regulamento técnico para fixar os requisitos mínimos exigidos para a terapia de nutrição enteral [acesso em 17 jul 2012]. Diário Oficial da União, 7 jul 2000. Disponível em: http://www.anvisa.gov.br/legis/resol/2000/63_00rdc.htm.

4. Brasil. Ministério da Saúde. Portaria n. 343, de 7 de março de 2005. Institui, no âmbito do SUS, mecanismos para implantação da assistência de alta complexidade em terapia nutricional [acesso em 17 jul 2012]. Diário Oficial da União, 8 mar 2005. Disponível em: http://bvsms.saude.gov.br/bvs/saudelegis/gm/2005/prt0343_07_03_2005.html.

5. Brasil. Ministério da Saúde. Secretaria de Assistência a Saúde. Portaria n. 131, de 8 de março de 2005. Define unidades de assistência de alta complexidade em terapia nutricional e centros de referência de alta complexidade em terapia nutricional e suas aptidões e qualidades [acesso em 17 jul 2012]. Diário Oficial da União, 11 mar 2005. Disponível em: http://dtr2001.saude.gov.br/sas/PORTARIAS/Port2005/PT-131.htm.

6. Brasil. Ministério da Saúde. Secretaria de Assistência a Saúde. Portaria n. 135, de 8 de março de 2005. Altera a tabela de serviço/classificações dos sistemas de informação [acesso em 17 jul 2012]. Diário Oficial da União, 11 mar 2005. Disponível em: http:// dtr2001.saude.gov.br/sas/PORTARIAS/Port2005/PT-136.htm.

7. Rombeau JL, Rolandelli RH. Nutrição clínica: nutrição parenteral. 3.ed. São Paulo: Roca; 2005.

8. Calixto-Lima L, Abrahão V, Auad GRV, Coelho SC, Gonzales MC, Silva RLS. Manual de nutrição parenteral. Rio de Janeiro: Rubio; 2010.

9. Associação Médica Brasileira; Conselho Federal de Medicina. Projeto diretrizes, vol. IX. São Paulo: Associação Médica Brasileira; 2011.

10. Sobotka L. Bases da nutrição clínica. 3.ed. Rio de Janeiro: Rubio; 2008.

11. American Society for Parenteral and Enteral Nutrition. Board of Directors. Standars of pratice: standars for nutrition support pharmacists. Nutr Clin Pract. 1999;14:275-81.

12. Sobreira MJ. O papel do farmacêutico na terapia nutricional [acesso em 17 jul 2012]. Disponível em: http://www.sbnperj.com.br/boletimTxt.aspx?Id=56.

13. Calvo MV, Garcia-Rodício S, Inaraja MT, Martinez-Vazquez MJ, Sirvent M. Estándares de práctica del farmacéutico de hospital en el soporte nutricional especializado. Farm Hosp. 2007;31(3):177-91.

14. Mirtallo J, Todd C, Johnson D, Kumpf V, Petersen C, Sacks G, et al. Safe practices for parenteral nutrition. J Parenter Enteral Nutr. 2004;28(6):S39-70.

BIBLIOGRAFIA SUGERIDA

- Referências bibliográficas 1, 7, 8, 9 e 10.
- Akamine D, Filho MF. Terapia nutricional parenteral. 2.ed. São Paulo: Atheneu; 2005.
- Calixto-Lima L, Auad GRV, Silva RLS, Coelho SC, Abrahão V, Gonzales MC. Componentes e cálculo da nutrição parenteral. Rio de Janeiro: Rubio; 2011.
- Ferracini FT, Filho WMB. Prática farmacêutica no ambiente hospitalar: do planejamento à realização. 2.ed. São Paulo: Atheneu; 2010.
- Lameu E. Clínica nutricional. Rio de Janeiro: Revinter; 2005.
- Sociedade Brasileira de Farmácia Hospitalar e Serviços de Saúde. Guia de boas práticas em farmácia hospitalar e serviços de saúde. São Paulo: Ateliê Vide o Verso; 2009.

- Storpirtis S, Mori ALPM, Yochiy A, Ribeiro E, Porta V. Farmácia clínica e atenção farmacêutica. Rio de Janeiro: Guanabara Koogan; 2008.

LEGISLAÇÃO RELACIONADA

- Referências bibliográficas 2, 3, 4, 5 e 6.
- Brasil. Agência Nacional de Vigilância Sanitária. Resolução RDC n. 67, de 8 de outubro de 2007. Dispõe sobre as boas práticas de manipulação de preparações magistrais e oficinais para uso humano em farmácias [acesso em 17 jul 2012]. Diário Oficial da União, 9 out 2007. Disponível em: http://www.anvisa.gov.br/legis/resol/2007/rdc/67_081007rdc.htm.
- Brasil. Conselho Federal de Farmácia. Resolução n. 292, de 24 de maio de 1996. Ratifica competência legal para o exercício da atividade de nutrição parenteral e enteral pelo farmacêutico [acesso em: 17 jul 2012]. Diário Oficial da União, 21 jun 1996. Disponível em: http://www.cff.org.br/userfiles/file/resolucoes/292.pdf.

CAPÍTULO **7**

Farmacoterapia antineoplásica

Pablicio Nobre Gonçalves
Cinthia Scatena Gama

BREVE HISTÓRICO DO FARMACÊUTICO NA ONCOLOGIA

A história do farmacêutico na oncologia começou a ter mais consistência a partir da década de 1990 com as normativas internacionais divulgadas pelas Occupational Safety and Health Administration (Osha), The National Institute for Occupational Safety and Health (Niosh) e American Society of Health-System Pharmacists (ASHP).

Vários centros hospitalares publicavam trabalhos sobre: possibilidade de riscos ocupacionais e ambientais; técnicas corretas de manipulação de medicamentos tóxicos; o profissional capacitado para essa prática. Nessa época, o Conselho Federal de Farmácia (CFF) publicou a Resolução n. 288, de 21 de março de 1996, que descrevia o farmacêutico como profissional responsável pela manipulação de drogas antineoplásicas.

Havia muitas dúvidas por parte dos profissionais que atuavam nessa área sobre como executar os principais passos da manipulação dessas drogas. Farmacêuticos juntavam-se para debater as melhores práticas, trocar informações técnicas, estrutura física, segurança ocupacional e ambiental, e o resultado destas discussões foi a criação de uma sociedade formal em 2001 denominada Sociedade Brasileira de Farmacêuticos em Oncologia (Sobrafo).

Em 2004, a Agência Nacional de Vigilância Sanitária (Anvisa) pediu a colaboração da Sobrafo para elaborar a RDC n. 220, de 21 de setembro, que aprova o regulamento técnico de funcionamento dos serviços de terapia antineoplásica. Atualmente, essa RDC é associada a outras normativas e resoluções para tornar a prática de manipulação dos medicamentos antineoplásicos cada vez mais segura.

COMPETÊNCIAS DOS PROFISSIONAIS FARMACÊUTICOS

No ambiente de farmácia em oncologia, destacam-se três tipos de profissionais de igual importância:

- farmacêutico administrativo: função relacionada ao recebimento dos medicamentos, o adequado armazenamento, controle logístico e de qualidade, zelando pela dispensação correta para o paciente certo, na dose prescrita e no horário determinado;[1]
- farmacêutico especialista em oncologia: tem o conhecimento da manipulação e dos riscos potenciais de cada droga. Responsável pela melhor prática de manipulação, garantindo assim um medicamento seguro e a ausência de contaminação do ambiente de trabalho e exposição a agentes tóxicos;[2,3]
- farmacêutico clínico: atua em conjunto com a equipe multiprofissional em prol de, por um lado, maximizar os efeitos da terapêutica e, por outro, minimizar os riscos e custos do tratamento do paciente.

Muitas vezes, o farmacêutico tem diversas tarefas burocráticas e administrativas que o afastam da assistência. Tal situação se verifica principalmente em ambiente hospitalar com baixa incorporação de tecnologia, como a automatização dos processos, em que o farmacêutico exerce cargos de gerência e é responsável por diversas atividades. Nessas circunstâncias, deve-se contratar outros farmacêuticos para trabalharem na área da atenção farmacêutica, com conhecimentos e habilidades necessárias para fornecer essa atenção/cuidado ao paciente e equipe multidisciplinar.[4]

Farmacêutico especialista

Qualificação profissional para o preparo de antineoplásicos

O farmacêutico especialista em oncologia é um profissional com conhecimentos aprofundados na farmacologia, bem como na gestão de unidades de terapia antineoplásica. A qualificação profissional, feita por meio de cursos e programas de formação inicial, é considerada como complemento da educação formal. A carga horária depende da necessidade de aprendizagem. A Sobrafo recomenda no mínimo 360 horas para um curso de especialização, tendo como objetivo principal a incorporação de conhecimentos teóricos e técnicos, além de habilidades operacionais necessárias para desenvolver competências em oncologia.

O profissional deve buscar um conhecimento detalhado das operações de uma unidade de terapia antineoplásica, tanto em âmbito hospitalar como ambulatorial, tendo como pontos fundamentais:

- requisitos físico-estruturais;
- condições de preparo de medicamentos, avaliando características físico-químicas e riscos de contaminação de produtos estéreis;
- critérios de qualificação de fornecedores de medicamentos e materiais;
- garantia e controle de qualidade dos medicamentos estéreis;
- segurança ocupacional e ambiental em relação a substâncias de risco.[3]

Os principais pontos a serem estudados sob uma visão assistencial são:

- conhecimento dos principais tumores sólidos e hematológicos;
- familiaridade com medicamentos em fase de investigação e avaliação de literatura científica;
- abordagem integral do paciente oncológico e acompanhamento multiprofissional;
- orientação ao paciente sobre o uso adequado, garantindo a segurança e a efetividade do tratamento;
- acompanhamento ambulatorial, transplante de medula óssea, oncologia pediátrica, doenças infecciosas e cuidados paliativos;
- participar de estudos de farmacovigilância.

Os profissionais que optarem pela obtenção do título de especialista pela Sobrafo, além da aprovação na prova escrita, devem atender aos requisitos de tempo de atuação e participação em atividades didáticas na área de oncologia. Todos os requisitos são detalhados no edital para obtenção do título de farmacêutico especialista em oncologia, divulgado no *site* da entidade (http://www.sobrafo.org.br).

Avaliação da prescrição médica

É importante saber que existem dois tipos de tratamento: quimioterapia curativa e quimioterapia sem intenção curativa.

Quimioterapia curativa

A quimioterapia curativa pode ser:

- adjuvante: utilizada após cirurgia, para prevenir e/ou erradicar metástases em torno da área do tumor ou prolongar a sobrevida;
- neoadjuvante: visa a redução parcial do tumor, preparando para o tratamento cirúrgico e/ou radioterápico.

Quimioterapia sem intenção curativa

No caso da quimioterapia sem intenção curativa, é utilizada como paliativa e aplicada para melhorar a qualidade da sobrevida do paciente.

O que avaliar na prescrição médica?

O farmacêutico deve avaliar as prescrições antes que o medicamento seja manipulado e dispensado ao paciente, com o objetivo de garantir a dose correta de todos os itens prescritos. No caso de identificar irregularidades, deve intervir por meio de contato com os médicos e equipe assistencial.

Na prescrição médica, deve-se avaliar dados em relação com:

- paciente: nome, registro de prontuário, sexo, leito ou quarto, peso, idade, altura, superfície corporal, diagnóstico, tratamentos anteriores, exames laboratoriais, protocolo prescrito, dia do ciclo;
- medicamento: posologia (cálculos), via de administração, tempo de infusão, diluição, compatibilidade, cuidados na administração, interações medicamentosas e toxicidade;
- doença: diagnóstico, estadiamento, evolução, protocolo escolhido, alterações personalizadas e medicamentos de apoio ou suporte;
- equipe multiprofissional: conferência da prescrição médica garantindo segurança ao processo e paciente.[5-8]

Cálculos para avaliação da prescrição médica

Os cálculos da dose de medicamento antineoplásico têm origem na fase pré-clínica, altura em que as doses eram calculadas pela superfície corporal. Existe uma relação entre a superfície corporal, a função renal, o volume sanguíneo e o débito cardíaco.

Sabe-se também que o cálculo da superfície corporal se dá por conta da janela terapêutica estreita (área entre a dose mínima eficaz e a dose máxima permitida).

Cálculo de superfície corporal ou *body surface area* (BSA)

O cálculo mais comum e fácil é a equação de Mosteller,[9,10] expressa em m²:

$$BSA = \sqrt{\frac{peso\ (kg) \times altura\ (cm)}{3.600}}$$

Há outro tipo de cálculo, não tão utilizado, que é a equação de DuBois:

$$BSA = 0,007184 \times altura\ (cm)^{0,725} \times peso\ (kg)^{0,425}$$

Também se pode ver o valor de superfície corporal por intermédio de um normograma (Figura 1), apesar de este não ter uma boa precisão.

Há também a fórmula de Calvert[12] para calcular a dose de carboplatina:

$$Dose\ de\ carboplatina\ (mg) = AUC \times [GFR + 25]$$

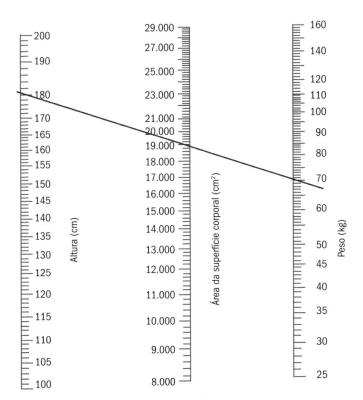

Figura 1 Normograma para estimativa da área da superfície corporal a partir do peso e da altura.[11]

Para este cálculo, o AUC é dado no protocolo quimioterápico e o GFR é o valor da depuração de creatinina ou valor estimado de depuração de cretinina calculado através da equação de Cockcroft-Gault:[13]

$$Homens\ (mL/min) = \frac{(140 - idade) \times peso\ (kg)}{72 \times creatinina\ sérica}$$

$$Mulheres\ (mL/min) = \frac{0,85 \times (140 - idade) \times peso\ (kg)}{72 \times creatinina\ sérica}$$

Conhecer a farmacologia utilizada nos tratamentos quimioterápicos

A seguir, explicam-se os tipos de drogas utilizadas nos tratamentos quimioterápicos.[14-16]

- Agentes alquilantes: substâncias altamente reativas que se ligam a grupos fosfato, amino, hidroxila e imidazólicos, que são encontrados nos ácidos nucleicos. São agentes não seletivos ou inespecíficos de fase, capazes de destruir as células durante todas as fases do ciclo celular: mostarda nitrogenada (mecloretamina, ciclofosfamida, ifosfamida, melfalano e clorambucil); nitrosureias (carmustina, lomustina, fotemustina e estreptozocina); triazenos (dacarbazina, procarbazina e temozolomida); etileniminas (tiotepa); sulfonatos de alquila ou alquilsulfonatos (bussulfano).
- Compostos de platina (metais pesados): agentes que produzem seu efeito citotóxico por ação direta no DNA da célula como nos alquilantes. São inespecíficos de fase: cisplatina, carboplatina e oxaliplatina.
- Antimetabólitos: exercem seus efeitos devido às semelhanças estruturais e funcionais que apresentam com metabólitos envolvidos na síntese dos ácidos nucleicos. São específicos de fase. Atuam na fase S do ciclo celular: análogos do ácido fólico (metotrexato e raltitrexato); análogos das pirimidinas (fluorouracila, citarabina, azacitidina, capecitabina e gencitabina); análogos das purinas (mercaptopurina, tioguanina, cladribina e fludarabina).
- Inibidores mitóticos: grupo heterogêneo de substâncias que têm sua ação focada na inibição da mitose, que é a última fase da divisão celular:
  - alcaloides da vinca (naturais – vincristina e vimblastina; semissintéticos – vinorelbina e vindesina);

- taxanos (naturais – paclitaxel; semissintéticos – docetaxel).

▪ Inibidores de topoisomerase interativos: as topoisomerases I e II são enzimas responsáveis pelo controle da estrutura tridimensional do DNA durante sua replicação e transcrição. São sensíveis às fases S e G2 do ciclo celular: inibidores da topoisomerase I; análogos da camptotecina (topotecano e irinotecano); inibidores da topoisomerase II; epipodofilotoxinas (etoposido e teniposido).

▪ Antibióticos: são os agentes mais utilizados na clínica. Possuem grande atividade frente a tumores sólidos ou hematológicos: antraciclinas (daunorrubicina, doxorrubicina, idarrubicina, farmorrubicina, dactinomicina, mitomicina e mitoxantrona).

▪ Agentes hormonais: estrogênios (dietilbestrol e estramustina); antiestrogênicos (tamoxifeno e fulvestranto); antiandrogênicos (bicalutamida, ciproterona, nilutamida e flutamida); progestogênios (medoxiprogesterona e megestrol); análogos da LHRH (goserelina, leuprolida e buserelina); inibidores da aromatase (examestano, letrozol e anastrozol).

▪ Miscelânea: bortezomibe, asparaginase, hidroxiureia, mitotano, trióxido de arsênio, ácido retinoicos e derivados, amifostina, interferon-alfa, interleucina e talidomida.

▪ Inibidores da tirosinaquinase: agentes que inibem a atividade da tirosinaquinase e consequentemente controlam a profileração celular e a angiogênese, como imatinibe, gefitinibe, sunitinibe, sorafenibe, nilotinibe, dasatinibe, lapatinibe, erlotinibe, tensirolimus e everolimus.

▪ Anticorpos monoclonais: os anticorpos ligam-se a antígenos específicos (EGFR, VEGF, HER2, CD20, CD52, CD33 etc.). Entre eles, citam-se rituximabe, cetuximabe, trastuzumabe, nimotuzumabe, alentuzumabe, gentuzumabe, bevacizumabe e panitumumabe.

Manipulação segura

A formação do profissional farmacêutico em oncologia ainda é precária no referente à prática de manipulação de medicamentos antineoplásicos.

Há uma intensa exigência que não é transmitida durante a fase acadêmica. O aprendizado acontece na rotina do estudante que busca estágio voltado a essa área ou do profissional que vai ao mercado disposto a ter o conhecimento, que nem sempre é passado do modo correto.

A Sobrafo, durante todos esses anos, percebeu as inconsistências no ato de manipular e desde então tem buscado um consenso para ajudar todos os profissionais que buscam as melhores práticas:

- entendimento e identificação dos fármacos de risco;
- conhecimento dos cuidados necessários na aquisição, transporte, armazenamento, manipulação e descartes de resíduos;
- criação de procedimentos operacionais-padrão e/ou método seguro para a manipulação;
- aplicação das técnicas de biossegurança associada à técnica asséptica;
- avaliação e definição da infraestrutura da farmácia e promover por meio de treinamentos os ajustes necessários à adequação de instalações, equipamentos e serviços;
- trabalho em equipe multidisciplinar.

CUIDADOS FARMACÊUTICOS COM O PACIENTE ONCOLÓGICO

Os cuidados farmacêuticos têm como finalidade melhorar a qualidade de vida dos doentes, que pode ser traduzida pela cura ou diminuição do progresso da doença, pela eliminação ou redução de uma sintomatologia, ou ainda pela prevenção de uma doença ou de uma sintomatologia.

Os problemas relacionados a medicamentos mais comuns resultam de situações diversas, como indicações de medicamentos sem tratamento, seleção inadequada do medicamento, subdosagem terapêutica, superdosagem, reações adversas a medicamentos (RAM) e interações medicamentosas.[17]

Muitas vezes, o farmacêutico tem diversas tarefas burocráticas administrativas que o afastam da assistência. Tal situação se verifica principalmente em ambiente hospitalar com baixa incorporação de tecnologia, como a automatização dos processos, em que o farmacêutico exerce cargos de gerência e é responsável por diversas atividades. Nessas circunstâncias, deve-se contratar outros farmacêuticos, com conhecimentos e habilidades necessários para trabalharem na área da atenção farmacêutica.[4]

O profissional deve priorizar o doente como foco da sua atividade. Para isso, deve ter conhecimentos das doenças, de farmacoterapia, de terapia não medicamentosa e/ou suporte, de análises clínicas, e deve possuir habilidades no que concerne à monitoração de doentes, na informação sobre medicamentos e no planejamento terapêutico.[18]

As tarefas burocráticas afastam o farmacêutico do doente. Contudo, a atenção farmacêutica deve ter sempre como principal objetivo a saúde e o bem-estar dos portadores oncológicos. Nesse sentido, o farmacêutico não se deve limitar ao ato de dispensa, mas deve também acompanhar o uso de medicamentos, avaliando regularmente o seu desempenho, melhorando assim a segurança e a efetividade da farmacoterapia e, consequentemente, a qualidade de vida do doente.

FARMACÊUTICO EM PESQUISA CLÍNICA

Cada vez mais, a indústria farmacêutica e as universidades têm buscado moléculas para aumentar a sobrevida de um paciente com câncer ou erradicar a doença.

O farmacêutico tem papel importante na manipulação e monitoração de todas as investigações de fármaco, em virtude da especialidade, estoque, dispensação de todas as drogas em uma instituição de saúde. Esse profissional especialista também assegura o registro de responsabilidade das drogas de investigação, fornece informações ao paciente e a outros profissionais envolvidos no protocolo de pesquisa clínica.

É importante salientar que, para assumir a responsabilidade do controle da investigação de uma droga, a instituição deve estar disposta a dar suporte e recursos à equipe, facilitando a promoção do estudo.[5,19]

EM BUSCA DA FORMAÇÃO

Na formação acadêmica, os graduandos recebem muitas informações de várias disciplinas que, por falta de visão prática e de maturidade, não são valorizadas da forma correta, porém na vida profissional serão de grande importância e determinantes para a assunção das responsabilidades.

A noção e o entendimento das disciplinas de deontologia, farmácia hospitalar, biossegurança em laboratórios, farmacologia clínica, química farmacêutica, farmacotécnica, fisiopatologia, hematologia aplicada à farmácia, administração de empresas farmacêuticas, bioestatística, farmácia oncológica e outras ajudarão a instruir melhor o farmacêutico especialista em oncologia para atuar de forma competente, segura e com grande habilidade, utilizando todos os conhecimentos adquiridos.

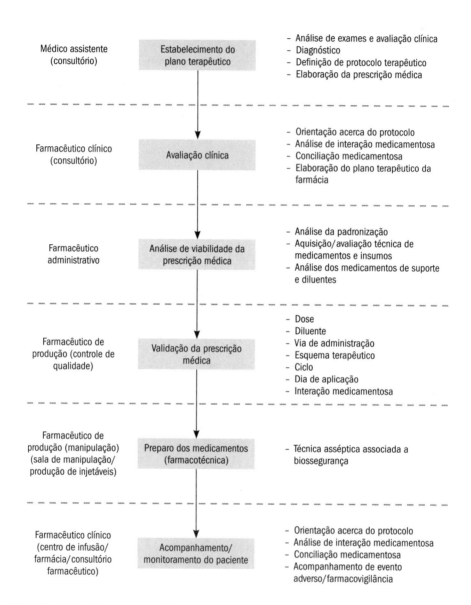

Figura 2 Proposta de plano terapêutico.

REFERÊNCIAS BIBLIOGRÁFICAS

1. Brasil. Conselho Federal de Farmácia. Resolução n. 47, de 28 de maio de 2008. Dispõe sobre as atribuições do farmacêutico em manipulação de medicamentos fitoterápicos e outros [acesso em 18 mai 2013]. Disponível em: http://portal.saude.gov.br/portal/arquivos/pdf/CFF_RE_N_477.pdf.

2. American Society of Health-System Pharmacists. Technical assistance bulletin on handling cytotoxic drugs in hospital. Am J Hosp Pharm. 1985;42:1-7.

3. Brasil. Ministério da Saúde. Secretaria de Vigilância Sanitária. Portaria n. 220, de 21 de setembro de 2004. Aprova o regulamento técnico de funcionamento dos serviços de terapia antineoplásica. Diário Oficial da União, 23 set 2004.

4. Wiedenmayer K, Summers RS, Mackie CA, Gous AGS, Everard M. Developing pharmacy practice: a focus on patient care [acesso em 18 mai 2013]. Disponível em: http://www.fip.org/files/fip/publications/DevelopingPharmacyPractice/DevelopingPharmacyPracticeEN.pdf.

5. Ferracini FT, Filho WMB. Prática farmacêutica no ambiente hospitalar: do planejamento à realização. 2.ed. São Paulo: Atheneu; 2010.

6. Skledar SJ. Training and recruiting future pharmacists through a hospital-based student internship program. Am J Health-Syst Pharm. 2009;66(17):1560-4.

7. Clark SJ. Developing the future of pharmacy through health-system pharmacy internship programs. Am J Health-Syst Pharm. 2007;64(9):952-4.

8. Stull DM, Ianucci A, Bertin RJ. Board-certified oncology pharmacists: partners in the multidisciplinary care of cancer patients. Commun Oncol. 2006;3:284-6.

9. Barpe DR. Estudo preliminar de farmacocinética da doxorrubicina e avaliação de ajuste de dose em mulheres com câncer de mama. [Dissertação – Mestrado]. Faculdade de Farmácia da UFRGS; 2009.

10. Mosteller RD. Simplified calculation of body-surface area. N Engl J Med. 1987;317(17):1098.

11. DuBois D, DuBois EF. A formula to estimate the approximate surface area if height and weight be known. Arch Intern Med. 1916;17:863-71.

12. Calvert AH, Newell DR, Gumbrell LA, O'Reilly S, Burnell M, Boxall FE, et al. Carboplatin dosage: prospective evaluation of a simple formula based on renal function. J Clin Oncol. 1989;7:1748-56.

13. Teruel JL, Sabater J, Galeano C, Rivera M, Merino JL, Fernández-Lucas M, et al. The Cockcroft-Gault equation is better than MDRD equation to estimate the glomerular filtration rate in patients with advanced chronic renal failure. Nefrologia. 2007;27:313-9.

14. Klasco RK (ed.). Drug-reax® system. Colorado: Thomson Micromedex; 2013.

15. Organização Mundial da Saúde. Classificação ATC/DDD [acesso em mai 2013]. Disponível em: http://www.whocc.no/atc_ddd_index.

16. Salmon SE, Sartorelli AC. Cancer chemotherapy, in basic and clinical pharmacology. Disponível em: http://www.pharmacology2000.com/Anticancer/classes1.htm.

17. Rovers JP, Currie JD. A pratical guide to pharmaceutical care: a clinical skill primer. 3.ed. Washington: American Pharmacists Association; 2007.

18. Cipolle R, Strand LM, Morley P. Pharmaceutical care practice: the clinician's guide. 2.ed. New York: McGraw-Hill; 2004.

19. Gama CS. Saúde baseada em evidências: farmacêutico clínico. Educ Contin Saúde. 2010;8(4):169-71.

BIBLIOGRAFIA SUGERIDA

- Almeida VL, Leitão A, Reina LCB, Montanari CA, Donnici CL, Lopes MTP. Câncer e agentes antineoplásicos ciclo-celular específicos e ciclo-celular não específicos que interagem com o DNA: uma introdução. Quím Nova. 2005;28(1).
- Devita VT, Hellmen S, Rosenberg SA. Cancer principles and practice of oncology. Philadelphia: Lippincott Williams & Wilkins; 2009.
- Lacy CF, Armstrong LL, Goldman LP, Lance LL. Drug information handbook. 18.ed. Hudson: Lexi-Comp; 2009-2010.
- Organização Mundial da Saúde. The role of the pharmacist in the health care system. Genebra: OMS; 1994.
- Sociedade Brasileira de Farmácia Hospitalar e Serviços de Saúde. Guia de boas práticas em farmácia hospitalar e serviços de saúde. São Paulo: Ateliê Vide o Verso; 2009.
- Solimando DA. Drug information handbook for oncology. 8.ed. Hudson: Lexi-Comp; 2009-2010.

LEGISLAÇÃO RELACIONADA

- Brasil. Agência Nacional de Vigilância Sanitária. RDC n. 45, de 12 de março de 2003. Dispõe sobre o regulamento técnico sobre boas práticas de utilização de soluções parenterais em serviços de saúde. Diário Oficial da União, 13 mar 2003.
- Brasil. Agência Nacional de Vigilância Sanitária. RDC n. 67, de 8 de outubro de 2007. Dispõe sobre boas práticas de manipulação de preparações magistrais e oficinais para uso em humanos em farmácias. Diário Oficial da União, 9 out 2007.
- Brasil. Agência Nacional de Vigilância Sanitária. RDC n. 189, de 18 de julho de 2003. Dispõe sobre o regulamento técnico para projetos físicos em estabelecimentos assistenciais de saúde. Diário Oficial da União, 19 jul 2003.
- Brasil. Agência Nacional de Vigilância Sanitária. RDC n. 220, de 21 de setembro de 2004. Aprova o regulamento técnico de funcionamento dos serviços de terapia antineoplásica. Diário Oficial da União, 22 set 2004.
- Brasil. Agência Nacional de Vigilância Sanitária. RDC n. 306, de 7 de dezembro de 2004. Dispõe sobre o regulamento técnico para o gerenciamento de resíduos dos serviços de saúde. Diário Oficial da União, 8 dez 2004.
- Brasil. Conselho Federal de Farmácia. Resolução n. 288, de 21 de março de 1996. Manipulação de drogas antineoplásicas pelo farmacêutico. Diário Oficial da União, 22 mar 1996.
- Brasil. Ministério da Saúde. Portaria n. 3.535, de 2 de setembro de 1998. Estabelece critérios para cadastramento de centros de alta complexidade em oncologia. Diário Oficial da União, 3 set 1998.
- Brasil. Ministério do Trabalho. Norma Regulamentadora n. 32, de 16 de novembro de 2005. Segurança e saúde no trabalho em serviços de saúde. Diário Oficial da União, 17 nov 2005.

SITES DE INTERESSE

- http://www.ashp.org.
- http://www.osha.gov.
- http://www.sobrafo.org.
- http://www.cdc.gov/NIOSH.

CAPÍTULO **8**

Avaliação de tecnologias em saúde e seleção de medicamentos e produtos para a saúde

Luciane Cruz Lopes
Marcus Tolentino Silva
Maria Inês de Toledo

AVALIAÇÃO DE TECNOLOGIAS EM SAÚDE NO CONTEXTO HOSPITALAR

A busca por otimização na alocação de recursos tem ocupado um importante papel na pauta das discussões de políticas públicas como consequência do crescimento dos gastos em saúde,[1] principalmente por causa da dinâmica exponencial de incorporação tecnológica na área da saúde.[2,3]

No sistema público de saúde, cujo cenário apresenta recursos finitos, convivem avanços tecnológicos, que aumentam a possibilidade da assistência, e interesses empresariais, que se movem pela lógica econômica do lucro e não pelo atendimento das necessidades sanitárias.[4-6] Esse é um dos motivos pelos quais o uso racional de tecnologias implica cuidadosa seleção daquelas a serem incorporadas e financiadas, além da identificação das condições ou dos subgrupos populacionais em que deverão ser utilizadas, no sentido de tornar o sistema de saúde mais eficiente na proteção da população, em sua recuperação[7] e na busca de maior equidade no acesso a serviços e intervenções.

Entende-se como tecnologias em saúde todos os elementos por meio dos quais a atenção e os cuidados com a saúde são prestados à população,[8] como medicamentos; produtos para a saúde; equipamentos e procedimentos técnicos; sistemas organizacionais, informacionais, educacionais e de suporte; e os programas e protocolos assistenciais.

A vigência do paradigma biotecnocientífico (que incentiva a incorporação tecnológica) e da cultura dos limites (que seleciona as tecnologias) constitui um grande desafio aos sistemas sanitários, suscitando debates éticos e políticos sobre as escolhas a serem feitas.[9] Se, por um lado, essas escolhas podem ter implicações negativas na qualidade da assistência prestada, por outro, a promoção de fóruns de discussão hospitalares que atendam às recomendações da Organização Mundial da Saúde (OMS) constitui uma importante estratégia de otimização dos recursos.

Dessa forma, os hospitais compõem o elemento central da assistência à saúde, mediante a concentração de recursos e competências específicas de atendimento.[10] Uma unidade hospitalar, usualmente, é a estrutura com maior concentração de tecnologias, com variadas estratégias de restrição ou facilitação da sua entrada.[3]

A avaliação de tecnologias em saúde (ATS) é um processo abrangente, por meio do qual são avaliados os impactos clínicos, sociais e econômicos das tecnologias em saúde, levando em consideração aspectos como eficácia, efetividade, segurança, custo-efetividade, entre outros. O objetivo principal da ATS é auxiliar os gestores em saúde na tomada de decisões coerentes e racionais quanto à incorporação de tecnologias.[11]

Tradicionalmente, as atividades em ATS são realizadas em nível central para auxiliar a formulação de políticas de atenção à saúde. Considerando esse cenário, os métodos e as ferramentas da ATS foram desenvolvidos para avaliar as tecnologias em saúde e seu impacto na plenitude de um sistema. Atualmente, tem sido pautada uma perspectiva organizacional para aplicação dos princípios da ATS em serviços de saúde.[12]

A descentralização da abordagem da ATS em nível hospitalar é considerada um fenômeno emergente.[12] A primeira experiência registrada ocorreu na França, em 1982. Esta e outras agências de ATS ativas em hospitais são responsáveis por informar os gestores de saúde quanto à oportunidade, à extensão e ao caminho de difusão das inovações tecnológicas em serviços que integram o sistema de saúde.[13]

A literatura internacional relata alguns exemplos sobre como os métodos em ATS têm sido experimentados como uma ferramenta para tomada de decisões em nível local.[14] Nos últimos anos, a necessidade de organizar esses métodos em nível hospitalar revelou-se crescente, incorporando o plano estratégico de serviços de atenção à saúde.[15]

Tal procedimento está relacionado com um aumento da percepção de que as tecnologias em saúde precisam ser avaliadas em conexão com um contexto organizacional específico. A difusão da lógica da ATS em hospitais e outros serviços de saúde pode ser vista como o caminho seguido por gestores hospitalares para responder a três diferentes necessidades de tomadas de decisão:

- a primeira reflete a pressão exercida pelos gestores de saúde no que diz respeito a aprimorar a efetividade e a eficiência dos serviços locais como chave para melhorar o desempenho do sistema como um todo. A criação de uma cultura de eficiência aumenta a independência e a responsabilidade dos serviços de saúde. Além dos hospitais funcionarem com limites orçamentários, alguns sistemas delinearam um mecanismo de pagamento por desempenho, baseado em caso clínico resolvido.[16] Essa evolução transferiu a competência, antes exclusivamente central, ao nível periférico. Dessa forma, as decisões relacionadas a tecnologias em saúde (adoção, investimento e retirada) são cada vez mais exercidas nos serviços de saúde;
- a segunda está relacionada com o reconhecimento progressivo da importância do contexto local. As oportunidades e vantagens do uso de tecnologias em saúde variam conforme os recursos e competências disponíveis em cada serviço de saúde. Por essa razão, se as decisões devem ser tomadas em nível local, as evidências e os dados devem ser coletados e analisados considerando o contexto organizacional;
- a terceira necessidade relaciona-se com a difusão da cultura da medicina baseada em evidências. De modo crescente, os tomadores de decisão e os profissionais de saúde são pressionados a considerar a evidência científica na prática clínica e na operacionalização dos serviços. Alguns estudos de caso sugerem que a criação de uma unidade de ATS é útil para constituir um contexto organizacional positivo, facilitando o uso de evidências científicas capazes de apoiar a prática clínica e a tomada de decisão por gestores hospitalares.[17]

Como resultado dessa evolução, os gestores locais estão cada vez mais interessados em identificar algumas ferramentas e princípios metodológicos nos quais possam apoiar suas decisões a respeito da aquisição e alocação de recursos tecnológicos. A adoção dos princípios de ATS tem promovido o desenvolvimento de metodologias e ferramentas baseadas no contexto hospitalar. Tais instrumentos de trabalho podem variar da elaboração de pareceres técnicos e científicos por uma equipe fragmentada do serviço até a criação de uma unidade de ATS vinculada a uma estrutura organizacional.[13]

SELEÇÃO DE MEDICAMENTOS E PRODUTOS PARA A SAÚDE

No ambiente hospitalar, a ATS pode ser empregada para subsidiar seleção de medicamentos, produtos para a saúde, métodos diagnósticos e procedimentos cirúrgicos.

Assim, a seleção de medicamentos beneficia-se de análises e pareceres gerados pela ATS. O processo de seleção de medicamentos deve cumprir o objetivo de assegurar a terapêutica racional, ou seja, eficaz, segura e de baixo custo.[18] Selecionar medicamentos de maneira racional é sinônimo de proporcionar eficiência administrativa com adequada resolutividade terapêutica. A seleção de medicamentos deve ser dinâmica, contínua, multidisciplinar e participativa.[18] O envolvimento dos interessados gera compromisso com as decisões assumidas.

Os termos "padronização de medicamentos" e "medicamento-padrão", embora de uso corrente, não refletem o processo de seleção de medicamentos, que deve assegurar acesso aos mais requisitados e necessários, mediante a adoção de critérios de eficácia, segurança, qualidade e custo definidos pela OMS para a implementação da política de medicamentos essenciais.[19]

Medicamentos essenciais são os que satisfazem às necessidades prioritárias de saúde da população, selecionados de acordo com indicação para a saúde pública, existência de evidências sobre eficácia e segurança, sem esquecer de considerar a comparação entre eficácia e custos. Devem estar disponíveis nos sistemas de saúde, em quantidades suficientes, nas formas farmacêuticas apropriadas e com garantia de qualidade e informação adequadas ao preço que os pacientes e a comunidade podem pagar.[20]

O trabalho das comissões de farmácia e terapêutica (CFT) na elaboração de listas de medicamentos e produtos selecionados para a saúde é fundamental para a promoção do uso racional.[20] As CFT são classificadas como uma das doze intervenções fundamentais para a promoção do uso racional de medicamentos.[19]

Apesar dos benefícios da CFT (monitorar e promover a qualidade no uso de medicamentos e conter gastos em hospitais) terem sido reconhecidos em países desenvolvidos, um estudo realizado em 250 hospitais brasileiros, no ano de 2003, mostrou que o funcionamento da CFT era regular em apenas nove.[21] Esse cenário é preocupante se for considerada a existência de mais de 100 mil preparações farmacêuticas no mercado mundial, que permitem, além do tratamento e da prevenção de doenças, altos lucros empresariais.[19] Alguns hospitais ainda utilizam comissões de padronização para seleção de procedimentos e produtos para a saúde, papel que deveria ser exercido pela CFT, uma vez que esta se encarrega de análises e seleções baseadas em evidências, com a integração de tecnologia aos protocolos clínicos.

No Brasil, os critérios para seleção de medicamentos essenciais estão explicitados na Portaria n. 1.044, do Ministério da Saúde, de 5 de maio de 2010. A Relação Nacional de Medicamentos Essenciais (Rename) foi elaborada, até 2010, considerando princípios da essência e abrange um conjunto de medicamentos necessários ao tratamento e ao controle de enfermidades prioritárias na saúde pública em todas as instâncias de atenção do país.[22] Agregada a protocolos clínicos e ao Formulário Terapêutico Nacional, trata-se de um instrumento que norteia as listas de medicamentos de Estados, municípios e hospitais, além de ordenar as prescrições, principalmente no Sistema Único de Saúde (SUS).

Não obstante, a Portaria n. 533, de 28 de março de 2012, do Ministério da Saúde,[23] alterou o conceito de "medicamentos essenciais", considerando essenciais os financiados pelo SUS, incluindo na Rename 2012 fármacos selecionados não mais pela lógica desenvolvida em 1977 pela OMS, mas, sim, orientando-se de acordo com o tipo de financiamento, segundo o componente da assistência farmacêutica em que estão inseridos.

Os avanços dessa medida incluem rapidez, transparência e integração das incorporações das tecnologias aos protocolos clínicos. A grande desvantagem foi a eliminação da lista dos medicamentos realmente essenciais conforme os preceitos da OMS, cujo papel era nortear todo o ciclo da assistência farmacêutica, as pesquisas, a produção nacional, além de elaborar listas estaduais, municipais e hospitalares. As duas metodologias poderiam coexistir, cada uma com sua lógica de seleção, atuando de forma integrada para o fortalecimento do SUS.

Para selecionar medicamentos e produtos para a saúde em uma unidade hospitalar, é necessário considerar as listas de medicamentos essenciais, estabelecer análises por comparação e fundamentar cientificamente cada uma das escolhas. Devem ser considerados, entre outros quesitos, a efetividade, a segurança, o perfil nosológico dos casos atendidos, o nível assistencial e de infraestrutura de tratamento existente, a capacitação e habilidade da equipe assistente em saúde, os custos e a capacidade administrativa local.

Tornam-se essenciais a eleição e validação de métodos qualitativos e/ou quantitativos adequados ao hospital.[24,25] Os pareceres técnicos gerados pela ATS somam-se ao método elegido pela CFT na orientação das seleções, e devem ser disponibilizados para a comunidade médica e usuária como justificativa da tomada de decisão.

Os métodos quantitativos vêm ganhando mais destaque, principalmente quando os medicamentos e produtos para a saúde se equivalem quanto a efetividade ou segurança, mas diferem quanto a características farmacêuticas e farmacocinéticas, ou mesmo no que diz respeito a questões como disponibilidade no mercado, rapidez, custo, capacidade de incorporação pela equipe, necessidade de infraestrutura etc.[26,27] Quanto maiores as semelhanças entre as tecnologias comparadas, mais subjetiva se torna a análise e mais necessário será o uso de um método objetivo e quantitativo para considerar as variáveis que podem influenciar na seleção adequada.

A análise por decisão clínica ou multiatributos (que utiliza a teoria da utilidade multiatributo ou a avaliação por objetivos) é um método consagrado que permite avaliar de forma comparativa, ao mesmo tempo, distintos fatores envolvidos na tomada de decisão.[26,27] De qualquer forma, a CFT deve eleger previamente o método que pretende adotar, para fazer o treinamento de seus membros e divulgar seus critérios e métodos para a equipe assistente do hospital.

Para implementar efetivamente uma seleção de medicamentos e produtos pela CFT, é necessário elaborar um formulário terapêutico de protocolos clínicos e de procedimentos administrativos. A seleção não garante o uso racional e correto da tecnologia elegida. Falhas terapêuticas, erros, aumento de efeitos adversos e maiores despesas podem ocorrer se a seleção não vier acompanhada de um formulário terapêutico,[18,19] que deve disponibilizar informações fundamentais sobre cada um dos medicamentos ou produtos selecionados, para orientação do prescritor, em um esforço de definição crítica para a eleição do tratamento mais adequado. Além disso, o formulário terapêutico deve conter informações sobre modo de preparação, formas e esquemas de administração, armazenamento, interações medicamentosas e incompatibilidades químicas, entre outros apontamentos.

A relação dos medicamentos e produtos selecionados deve, periodicamente, ser revista e atualizada, com o propósito de respaldar os gestores hospitalares e minimizar as pressões exercidas por empresas farmacêuticas, prescritores e até pacientes quanto ao fornecimento de produtos para os quais as evidências não são suficientemente robustas para justificar sua incorporação à lista do hospital.

COMPETÊNCIAS E HABILIDADES PARA ATUAR EM ATS E NA SELEÇÃO DE MEDICAMENTOS E PRODUTOS

Para exercer atividades dentro de uma equipe responsável pela avaliação de tecnologia em saúde ou pela seleção de medicamentos e produtos, o farmacêutico utilizará conhecimentos das áreas de farmacologia, farmacoterapia, legislação, tecnologia farmacêutica, farmacovigilância e políticas públicas e também deverá buscar conhecimentos adicionais, não incluídos regularmente no currículo de graduação em farmácia.

Compreender a elaboração de protocolos clínicos, o fluxograma de tratamento e fisiopatologia de doenças, bem como recursos diagnósticos, são elementos iniciais para a execução de análises de tecnologia em saúde. Nem sempre o curso de graduação consegue garantir a apreensão desses conhecimentos com a profundidade necessária.

Além disso, a ATS exige do profissional habilidades para as seguintes atividades: realizar pesquisas em bases de dados bibliográficas ou bibliotecas *on-line* (como MEDLINE/PubMed, Embase, Trip Database, UpToDate, Clinical Evidence, BNF, DynaMed, Dare, Web of Science, Bireme, Cochrane Library), interpretar dados epidemiológicos e de farmacoeconomia (p. ex., análises de custo-efetividade), bioestatística e avaliação crítica da literatura científica.

Para auxiliar na elaboração de pareceres técnicos, é possível consultar a publicação do Ministério da Saúde *Diretrizes metodológicas: elaboração de pareceres técnico-científicos.*[28]

O profissional farmacêutico, para trabalhar na área, deve se capacitar, buscando cursos de pós-graduação, em nível *lato sensu* ou *stricto sensu.*

Os cursos de atualização, presenciais ou à distância, bem como a participação em *workshops*, podem ajudar o profissional que queira se especializar na área. Porém, será necessário haver dedicação e treinamento para atuar de forma plena. Além disso, para a elaboração dos pareceres técnicos, os farmacêuticos deverão dominar a redação de textos científicos, os idiomas inglês (necessário) e espanhol (desejável), a norma culta da língua portuguesa, e, ainda, primarem pelo aperfeiçoamento de aptidões como capacidade analítica e poder de síntese.

Para a seleção de medicamentos e produtos especificamente, o profissional farmacêutico deverá ter competência para compor a CFT ou liderá-la. Para a gestão do processo de seleção, o farmacêutico deverá ter habilidades para trabalhar em uma equipe multiprofissional, respeitando diferenças e aproveitando os distintos olhares sobre um mesmo tema. Para executar essa tarefa, também é necessário gerenciar conflitos de interesse, elaborando um estatuto que especifique a participação dos membros da equipe. Muitas dessas habilidades são pessoais, inerentes à personalidade do profissional, mas parte delas pode ser adquirida com maturidade profissional e cursos de gestão e recursos humanos.

REFERÊNCIAS BIBLIOGRÁFICAS

1. Vianna CMM, Caetano R. Avaliações econômicas como um instrumento no processo de incorporação tecnológica em saúde. Cad Saúde Coletiva. 2005;13(3):747-66.
2. Wannmacher L. Quanto é evidente a evidência em saúde? In: Organização Pan-Americana da Saúde. Uso racional de medicamentos: temas selecionados. Brasília: Opas; 2006. p.1-6.
3. Trindade E. A incorporação de novas tecnologias nos serviços de saúde: o desafio da análise dos fatores em jogo. Cad Saúde Pública. 2008;24(5):951-64.
4. Bodstein R. Atenção básica na agenda da saúde. Ciênc Saúde Coletiva. 2002;7(3):401-12.
5. Kligerman J. Assistência oncológica e incorporação tecnológica. Rev Bras Cancerol. 2001;47(3):239-43.
6. Gadelha CAG. Desenvolvimento, complexo industrial da saúde e política industrial. Rev Saúde Pública. 2006;40:11-23.
7. Krauss-Silva L. Avaliação tecnológica e análise de custo-efetividade em saúde: a incorporação de tecnologias e a produção de diretrizes clínicas para o SUS. Ciênc Saúde Coletiva. 2003;8(2):501-20.
8. Ministério da Saúde. Avaliação de tecnologias em saúde: ferramentas para a gestão do SUS. Brasília: Ministério da Saúde; 2009.
9. Schramm FR, Escosteguy CC. Bioética e avaliação tecnológica em saúde. Cad Saúde Pública. 2000;16(4):951-61.
10. Queiroz ACS, Barbosa AP. Racionalidade e incorporação de tecnologia em saúde: a experiência de um hospital de alta complexidade em São Paulo. Rev Adm Empresas Eletrônica. 2003;2(1):1-12.
11. Hunink MGM, Glasziou PP. Decision making in health and medicine: integrating evidence and values. Cambridge: Cambridge University Press; 2001.
12. Battista RN. Expanding the scientific basis of health technology assessment: a research agenda for the next decade. Int J Technol Assess Health Care. 2006;22(3):275-80; discussion 280-2.
13. Cicchetti A, Marchetti M, Di Bidino R, Corio M. Hospital based health technology assessment world-wide survey. Edmonton: Health Technology Assessment International; 2008.
14. Mitchell MD, Williams K, Brennan PJ, Umscheid CA. Integrating local data into hospital-based healthcare technology assessment: two case studies. Int J Technol Assess Health Care. 2010;26(3):294-300.
15. Andradas E, Blasco JA, Valentín B, López-Pedraza MJ, Gracia FJ. Defining products for a new health technology assessment agency in Madrid, Spain: a survey of decision makers. Int J Technol Assess Health Care. 2008;24(1):60-9.
16. O'Reilly J, Serdén L, Talbäck M, McCarthy B; EuroDRG group. Performance of 10 European drug systems in explaining variation in resource utilisation in inguinal hernia repair. Health Econ. 2012;21 Suppl 2:89-101.
17. McGregor M, Brophy JM. End-user involvement in health technology assessment (HTA) development: a way to increase impact. Int J Technol Assess Health Care. 2005;21(2):263-7.
18. Laing R, Waning B, Gray A, Ford N, 't Hoen E. 25 years of the WHO essential medicines lists: progress and challenges. Lancet. 2003;361:1723-9.
19. Organização Mundial da Saúde. Drug and therapeutics committees: a practical guide Department of Essential Drugs and Medicines policy. Genebra: OMS; 2003.
20. Organização Mundial da Saúde. Promoción del uso racional de medicamentos: componentes centrales (perspectivas políticas sobre medicamentos de la OMS). Genebra: OMS; 2002.
21. Osório de Castro CGS, Castilho SR (orgs.). Diagnóstico da farmácia hospitalar no Brasil. Rio de Janeiro: ENSP/FIOCRUZ; 2004.
22. Ministério da Saúde. Relação Nacional de Medicamentos Essenciais (série B – textos básicos de saúde). 7.ed. Brasília: Ministério da Saúde; 2010.

23. Brasil. Ministério da Saúde. Portaria n. 533, de 28 de março de 2012. Estabelece o elenco de medicamentos e insumos da Relação Nacional de Medicamentos Essenciais (Rename) no âmbito do Sistema Único de Saúde (SUS) [acesso em 10 ago 2013]. Disponível em: http://bvsmssaude-govbr/bvs/saudelegis/gm/2012/prt0533_28_03_2012.html.
24. Ouachi Z, Allenet B, Chouchane N, Calop J. Organisation of the formulary decision making process at the hospital level: review of the international literature. Pharmac Hosp Clin. 2011;46:263-72.
25. Tyler LS, Cole SW, May JR, Millares M, Valentino MA, Vermeulen LC Jr, et al. ASHP guidelines on the pharmacy and therapeutics committee and the formulary system. Am J Health Syst Pharm. 2008;65:1272-83.
26. Van Wijk BL, Klungel OH, Heerdink ER, de Boer A. A comparison of two multiple-characteristic decision-making models for the comparison of antihypertensive drug classes: simple additive weighting (SAW) and technique for order preference by similarity to an ideal solution (TOPSIS). Am J Cardiovasc Drugs. 2006;6(4):251-8.
27. Chung S, Kim S, Kim J, Sohn K. Use of multiattribute utility theory for formulary management in a health system. Am J Health Syst Pharm. 2010;67(2):128-35.
28. Ministério da Saúde. Secretaria de Ciência, Tecnologia e Insumos Estratégicos. Departamento de Ciência e Tecnologia. Diretrizes metodológicas: elaboração de pareceres técnico-científicos. 3.ed. Brasília: Ministério da Saúde; 2011.

BIBLIOGRAFIA SUGERIDA

- Referências bibliográficas 8, 19, 22 e 28.
- Gomes MJM. Ciências farmacêuticas: uma abordagem em farmácia hospitalar. In: Reis AMM. Seleção de medicamentos. São Paulo: Atheneu; 2001.
- Marin N (org.). Assistência farmacêutica para gerentes municipais. Rio de Janeiro: Opas/OMS; 2003.
- Storpirtis S, Mori ALPM, Yochiy A. Farmácia clínica e atenção farmacêutica. In: Ribeiro E, Takagi CA. Seleção de medicamentos. Rio de Janeiro: Guanabara Koogan; 2008.

LEGISLAÇÃO RELACIONADA

- Brasil. Lei n. 12.401, de 28 de abril de 2011. Altera a Lei n. 8.080, de 19 de setembro de 1990, para dispor sobre a assistência terapêutica e a incorporação de tecnologia em saúde no âmbito do Sistema Único de Saúde – SUS. Diário Oficial da União, 29 abr 2011 [acesso em 20 ago 2012]. Disponível em: http://www.planalto.gov.br/ccivil_03/_Ato2011-2014/2011/Lei/L12401.htm.
- Brasil. Ministério da Saúde. Decreto n. 7.646, de 21 de dezembro de 2011. Dispõe sobre a Comissão Nacional de Incorporação de Tecnologias no Sistema Único de Saúde e sobre o processo administrativo para incorporação, exclusão e alteração de tecnologias em saúde pelo Sistema Único de Saúde – SUS, e dá outras providências [acesso em 11 jul 2012]. Disponível em: http://www.planalto.gov.br/ccivil_03/_Ato2011-2014/2011/Decreto/D7646.htm.
- Brasil. Ministério da Saúde. Portaria n. 1.044, de 5 de maio de 2010. Aprova a 7ª edição da Relação Nacional de Medicamentos Essenciais – Rename. Diário Oficial da União, 6 mai 2010 [acesso em 13 set 2013]. Disponível em: http://www.brasilsus.com.br/legislacoes/gm/103966-1044.html.
- Brasil. Ministério da Saúde. Portaria n. 1.254, de 29 de julho de 2005. Constitui a Comissão Técnica e Multidisciplinar de Atualização da Relação Nacional de Medicamentos Essenciais – Comare, a ser coordenada pelo Departamento de Assistência Farmacêutica e Insumos Estratégicos, da

Secretaria de Ciência, Tecnologia e Insumos Estratégicos. Diário Oficial da União, 30 jul 2005 [acesso em 20 ago 2012]. Disponível em: <http://portal.saude.gov.br/portal/arquivos/pdf/portaria1254_29jul05.pdf.

BASES DE DADOS ELETRÔNICAS
(ACESSO A PERIÓDICOS DE INTERESSE)

- http://www.thecochranelibrary.com.
- http://www.bireme.br.
- http://www.tripdatabase.com.
- http://clinicalevidence.bmj.com.
- http://www.york.ac.uk/inst/crd.
- http://www.pubmed.com.
- http://www.bnf.org/bnf/index.htm.
- http://portal.saude.gov.br/portal/arquivos/pdf/FTN_2010.pdf.
- http://ebm.mcmaster.ca.
- http://www.uptodate.com.

CAPÍTULO **9**

Programação, aquisição, armazenamento e controle de estoques de medicamentos e materiais médico-hospitalares

Simone Dalla Pozza Mahmud

Este capítulo abrange uma etapa do ciclo da assistência farmacêutica relacionada diretamente com o desempenho financeiro e sanitário da organização. Toda a programação, a forma de aquisição, o armazenamento e o controle dos estoques colocam o farmacêutico em uma condição desafiadora de responsabilidade que alia a técnica com a característica empreendedora deste profissional.

Para atuar nesta área, o farmacêutico deve aprimorar seus conhecimentos em gestão, iniciados nas disciplinas de administração e organização de empresas farmacêuticas, bem como a deontologia e a legislação farmacêutica.

Para Maximiano[1] o conceito de administrar envolve o processo de dirigir ações que utilizam recursos para atingir determinados objetivos. A principal razão para o estudo da administração é seu impacto sobre o desempenho das organizações. É a forma como são administradas que torna as organizações mais ou menos capazes de utilizar corretamente seus recursos para atingir os objetivos certos.[1]

Um dos objetivos das organizações hospitalares é proporcionar aos pacientes o medicamento a tempo de resolver seu problema de saúde e em condições sanitárias que o permitam ser efetivo. Nesse contexto, a farmácia hospitalar requer uma logística consistente para garantir o abastecimento do medicamento de maneira eficaz. A otimização no fluxo de medicamentos é de vital importância para a organização, pois os medicamentos representam grande parte dos custos logísticos das instituições de saúde. Para Martins et al.,[2] a gestão de estoques constitui uma série de ações que permitem ao gestor verificar se os estoques estão sendo bem utilizados, bem manuseados e bem controlados.[2] No entanto, um fator complicador para o gestor da farmácia hospitalar é o fato de os estoques serem caracterizados por ciclos de demandas e de ressuprimentos com flutuações significativas e altos graus de incerteza, fatores críticos diante da necessidade de manter medicamentos em disponibilidade na mesma proporção de sua utilização.[3]

Um cenário adicional é o crescente custo do setor saúde. Essa situação talvez seja explicada pela autêntica revolução tecnológica na área de atenção e suporte à saúde humana. O medicamento, aqui entendido como uma tecnologia em saúde, faz parte de um processo terapêutico complexo, cada vez mais específico, representado pelas inovações que envolvem nanotecnologias e drogas-alvo controladas, capazes de proporcionar desfechos mais favoráveis aos pacientes e menores efeitos colaterais.[4] Diante desse cenário e para viabilizar os controles exigidos na gestão dos estoques de medicamentos, o farmacêutico deve buscar ferramentas que lhe proporcionem informações para a tomada de decisão com precisão. Não existe gestão de estoques sem ferramentas que envolvam a tecnologia da informação. Devem-se buscar *softwares* existentes no mercado para essa finalidade no intuito de proporcionar informações para a tomada de decisão.

PROGRAMAÇÃO E AQUISIÇÃO DE INSUMOS FARMACÊUTICOS

Para realizar a etapa de programação de estoques, é importante contextualizar o tipo de instituição em que o profissional está inserido. Deve-se considerar a natureza, se de carater público ou privado, a facilidade de acesso aos fornecedores, o perfil epidemiológico da população atendida e os recursos financeiros disponíveis para alocar em estoques.

A maioria dos hospitais utiliza para aquisição de insumos farmacêuticos dados de consumo histórico. Para todos os métodos de programação (por perfil epidemiológico, oferta de serviços, consumo histórico ou ajustado), existem vantagens e desvantagens. Recomenda-se uma combinação de métodos para se obter uma programação mais adequada.[5]

Uma instituição de caráter privado possui mais autonomia para definir sua programação de estoque e geralmente está baseada na classificação ABC dos medicamentos. A classificação ABC possibilita ao farmacêutico gestor de estoques individualizar a atenção para cada grupo de medicamentos. É um procedimento que visa a separar os produtos em grupos com características semelhantes, em função de valores e consumos, a fim de proceder a um processo de gestão apropriado a cada grupo. Assim, insumos classificados como pertencentes à curva A devem receber uma atenção especial da gestão, correspondendo a um pequeno número de medicamentos e representando cerca de 80% do valor total do estoque. Esses itens devem receber do gestor um controle mais rigoroso, sendo responsáveis pelo maior faturamento organizacional.[6] Os insumos de classificação B, como estão em situação intermediária, podem ter um controle menos rigoroso que os itens de classe A. E os itens da curva C, que são de pouca relevância, necessitam de menor atenção. A etapa de programação dos estoques geralmente está alinhada com a etapa seguinte, a qual diz respeito à aquisição.

Para definir o que comprar, é aplicável o método 5 "W" e 2 "H":

- *Who*: quem compra?
- *Why*: por que compra?
- *What*: o que compra?
- *When*: quando compra?
- *Where*: onde compra?
- *How many*: quanto compra?
- *How*: como compra – considerando a modalidade de compra?[7,8]

Um bom sistema de busca de informações sobre preços de medicamentos pode ser obtido no Banco de Preços em Saúde (BPS) do Ministério da Saúde.

O BPS tem como objetivo atuar como mecanismo de acompanhamento dos preços no mercado, de modo a auxiliar as instituições na redução dos dispêndios com compra dos produtos de saúde. Nessa base de dados, o farmacêutico encontra de forma transparente os preços praticados pelas organizações públicas, bem como os fornecedores. Além disso, é possível acessar relatórios com exibição de gráficos, bem como exportar os dados para Excel® com propósito de facilitar análises.[9]

Se o profissional quiser ampliar a busca de dados pode acessar também o Banco de Preços de Medicamentos do Mercosul e dos Estados Associados (BPMM-EA). Essa base objetiva ser uma ferramenta para estabelecer negociações de preços e compras conjuntas, possibilitando comparações internacionais de preços praticados pelos Estados-membro.[10]

Uma prática que tem sido utilizada pelas equipes de suprimentos para aumentar a competitividade durante uma negociação é o leilão reverso ou as compras coletivas entre instituições. Essas modalidades promovem uma redução dos custos e agregam transparência ao processo de compra.

Caso o profissional venha a atuar em uma organização pública, é preciso maior aprofundamento nos aspectos legais caraterísticos desse tipo de organização.

A Administração Pública faz aquisições por meio de licitação, garantindo a observância do princípio constitucional da isonomia e a seleção da proposta mais vantajosa para a administração. As regras são impostas pela Lei n. 8.666/1993, que institui as normas para licitação, e pela Lei n. 10.520/2002, que institui a modalidade pregão.

O que diferencia as modalidades de licitação é o valor estimado da compra. Para cada modalidade de licitação, há valores-limite estabelecidos, exigências específicas de procedimentos, formalização do processo e prazos. Uma opção de leitura para conhecer melhor as modalidades de compras por intermédio de processos licitatórios é a publicação *Aquisição de medicamentos para assistência farmacêutica no Sistema Único de Saúde (SUS) – orientações básicas*, disponível na página do Departamento de Assistência Farmacêutica (DAF) do Ministério da Saúde.[5]

O aprimoramento profissional para o farmacêutico que deseja atuar nessas etapas do ciclo da assistência farmacêutica deve ir além das disciplinas de graduação. É desejável conhecimento em gestão, mais especificamente gestão da cadeia de suprimentos, gestão estratégica, gestão de processos, podendo incluir a gestão pública. Cursos em outras áreas, como ferramentas da qualidade; processos de certificação; técnicas de negociação e *marketing* também podem auxiliar. Os cursos estão disponíveis nas modalidades *lato sensu* ou *stricto sensu*, habilitando o profissional para, por exemplo, legislação sanitária aplicada à logística farmacêutica; gestão de transportes; armazenamento, distribuição e logística reversa; compras eletrônicas; processo decisório nas compras.

Além dos conhecimentos técnicos, o farmacêutico deve desempenhar as seguintes competências:

- decisão: deve utilizar de forma apropriada, eficaz e racional os meios, sejam estes humanos, medicamentosos, de equipamentos, de procedimentos ou de práticas. É essencial a capacidade de avaliação, de síntese e de decisão;
- comunicação: deve desenvolver sua capacidade de comunicação escrita, verbal e não verbal;
- liderança: deve assumir liderança nas áreas de competência profissional, realizando uma gestão eficaz dos recursos;
- gestão: deve executar a gestão eficaz de meios, sejam eles humanos, físicos e fiscais, e da informação disponível;

- formação contínua: deve desenvolver, ao longo de sua carreira, o esforço da formação continuada;
- atuação como formador: deve participar da formação e do treinamento de outros farmacêuticos.[13]

Uma vez capacitado para atuar nessa etapa do ciclo da assistência farmacêutica, o profissional que realizará programação e aquisição de insumos farmacêuticos deve ser competente para:

- capacitacitar e treinar a equipe, pois a definição de um fluxo operacional para o processo de compras, com atribuições e responsabilidades agiliza o processo;
- elaborar um manual com normas e procedimentos operacionais-padrão (POP) das etapas de programação e aquisição dos medicamentos e produtos para saúde;
- elaborar um manual com as especificações técnicas dos medicamentos selecionados no hospital com critérios de qualidade estabelecidos;
- definir a documentação técnica a ser exigida no processo de compra, considerando registro dos medicamentos e produtos para saúde na Agência Nacional de Vigilância Sanitária (Anvisa), certificado de boas práticas de fabricação, laudos de equivalência, entre outros;
- realizar um estudo de demandas de utilização dos insumos;
- estabelecer um sistema de gestão de estoques eficiente com parâmetros de estoque mínimo e máximo, incluindo estoque de segurança;
- definir e divulgar as normas de aquisição em situações emergenciais;
- realizar seleção e qualificação de fornecedores, estabelecendo um cadastro dos fornecedores aprovados na instituição;
- verificar a qualidade empregada pelos fornecedores, realizando visitas técnicas norteadas por instrumentos de verificação que considerem a legislação vigente;
- garantir a competitividade na compra;
- evitar o desabastecimento que impacte no processo de atenção ao paciente;
- atuar no controle sanitário denunciando para os órgãos competentes sobre suspeitas de falsificação de medicamentos.

ARMAZENAMENTO E CONTROLE DE ESTOQUES DE MEDICAMENTOS E MATERIAIS MÉDICO-HOSPITALARES

Dependendo da complexidade do hospital, o armazenamento dos medicamentos e produtos para a saúde ocorrerá de forma centralizada ou descentralizada.

O importante é que a gestão desses estoques seja de competência do farmacêutico, garantindo a manutenção das boas práticas de armazenamento.

Armazenamento é definido como um conjunto de procedimentos técnicos e administrativos que envolvem as atividades de recebimento, estocagem e guarda, conservação, segurança e controle de estoque. O papel do farmacêutico no âmbito da etapa de armazenamento e controle de estoques é garantir a manutenção das características físico-químicas dos medicamentos, assegurando qualidade e eficácia nesta etapa do ciclo da assistência farmacêutica. Normalmente, o local destinado para tal objetivo recebe o nome de central de abastecimento farmacêutico (CAF).[14]

O planejamento da área física da CAF deve considerar o perfil de atendimento do hospital e a política de gestão de materiais. No entanto, a RDC n. 50/2002 da Anvisa, que regulamenta o planejamento, a programação, a elaboração e a avaliação de projetos físicos de estabelecimentos assistenciais de saúde estabelece que a área de armazenamento deve ter dimensionamento de 0,6 m^2 para cada leito hospitalar.[14,16]

Uma forma de otimizar o espaço de armazenamento é por meio da implantação de sistemas automatizados. Esses equipamentos possuem alta capacidade de armazenamento e são capazes de realizar a separação do pedido com precisão e rapidez. No entanto, o custo dessa tecnologia ainda não é acessível à realidade da maioria das instituições hospitalares.

A recepção dos medicamentos e produtos para saúde na CAF deve considerar uma análise detalhada das especificações técnicas dos produtos, considerando também as especificações administrativas, como emissão de nota fiscal e conformidade com o pedido. As condições de transporte devem ser avaliadas observando as condições de higiene dos veículos, a conformidade da temperatura dentro dos parâmetros recomendados e a existência de outros produtos no transporte de medicamentos e produtos para saúde. O farmacêutico deve garantir, além dos requisitos clássicos, como conformidade no quantitativo recebido, concentração, prazos de validade, uma adequada inspeção das embalagens, observando indícios de violação.

Nas áreas de estocagem, é importante observar se há condições especiais de armazenamento para os produtos termolábeis, medicamentos controlados pela Portaria n. 344/1998 da Anvisa, inflamáveis e gases medicinais.

O armazenamento deve ser orientado por regras que considerem:

- armazenar os produtos por forma farmacêutica;
- armazenar os produtos pelo nome do princípio ativo em ordem alfabética rigorosa;

CAPÍTULO 9 | PROGRAMAÇÃO, AQUISIÇÃO, ARMAZENAMENTO E CONTROLE DE ESTOQUES

- armazenar os produtos por prazo de validade – os que vão vencer primeiro devem ser armazenados na frente;
- observar o empilhamento máximo permitido para cada produto;
- observar a temperatura ideal de armazenamento dos produtos;
- garantir que temperatura e umidade dos locais de armazenamento sejam registradas sistematicamente e com plano de contingência definido;
- definir uma área segregada para medicamentos rejeitados, vendidos ou devolvidos;
- definir um plano de gerenciamento de resíduos de produtos para a saúde.[8,18]

O profissional deve definir procedimentos operacionais para o correto manuseio dos medicamentos e produtos para a saúde, atualizando-os sempre que necessário ou de acordo com a legislação vigente e garantindo o treinamento permanente de todos colaboradores envolvidos no processo.

Outro processo de relevância nesta etapa é a verificação dos estoques por meio de inventários sistemáticos. O inventário poderá fornecer informações importantes e detectar problemas. Recomendam-se inventários periódicos, principalmente nos medicamentos de curva A.

Outra sugestão são os processos de autoinspeção, úteis na detecção de problemas de ordem técnica e administrativa. O farmacêutico interessado em atuar nessa etapa do ciclo da assistência farmacêutica deve buscar aprimoramento nas disciplinas de estatística, deontologia e administração. Cursos de gestão da cadeia de suprimentos, gestão da cadeia de frio, logística reversa, gestão de resíduos em saúde também são úteis. Cabe salientar que a tecnologia da informação sustenta todas as ações do farmacêutico que atua no processo de armazenamento e gestão de estoques. *Softwares* voltados para controle de estoque e de temperatura devem ser utilizados e o farmacêutico deve buscar de forma incansável o auxílio dessas ferramentas para auxiliá-lo na gestão.

O código de barras, linear ou bidemensional, é uma ferramenta de apoio e, dependendo da estrutura do hospital, é impossível realizar uma gestão de estoques eficaz sem a sua utilização. O farmacêutico deve estar atento à Lei n. 11.903/2009, que aprimora continuamente os mecanismos de rastreabilidade e autenticidade de medicamentos no país, criando o Sistema Nacional de Controle de Medicamentos. Deve manter a rastreabilidade dos medicamentos dentro das organizações hospitalares, garantindo o controle lote a lote do recebimento, da distribuição e da dispensação de todos os medicamentos.

Por fim, todo o gerenciamento de um negócio ou um processo deve ser medido quanto ao efeito das ações tomadas. Para que o farmacêutico possa redirecionar o trabalho realizado, é necessário medi-lo por meio de indicadores, os quais devem ter a capacidade de mensurar aquilo que realmente é importante, devem ser simples de serem coletados, abrangentes e passíveis de serem comparáveis.

REFERÊNCIAS BIBLIOGRÁFICAS

1. Maximiano ACA. Introdução à administração. 5.ed. São Paulo: Atlas; 2000.
2. Martins PG, Alt PRC. Administração de materiais e recursos patrimoniais. São Paulo: Saraiva; 2003.
3. Novaes MLO, Gonçalves AA, Simonetti VMM. Gestão das farmácias hospitalares através da padronização de medicamentos e utilização da curva ABC. In: XIII SIMPEP. São Paulo; 2006. p.3-8.
4. Allgayer CJ, Silva AA. Gestão e saúde: temas contemporâneos abordados por especialistas do setor. Porto Alegre: IAHCS; 2011.
5. Brasil. Ministério da Saúde. Secretaria de Ciências, Tecnologia e Insumos Estratégicos. Departamento de Assistência Farmacêutica e Insumos Estratégicos. Aquisição de medicamentos para assistência farmacêutica no SUS, 2006 [acesso em 12 ago 2012]. Disponível em: http://www.saude. gov.br/bvs.
6. Sociedade Brasileira de Farmácia Hospitalar e Serviços de Saúde. Guia de boas práticas em farmácia hospitalar e serviços de saúde. São Paulo: Ateliê Vide o Verso; 2009.
7. Estado do Paraná. Conselho Regional de Farmácia do Paraná. Guia de orientação do exercício profissional em farmácia hospitalar [acesso em 12 ago 2012]. Disponível em: http://www.crfpr. org.br/uploads/comissao/6964/guia_de_orientecao_do_exercicio_profissional_em_farmacia_ hospitalar.pdf.
8. Ministério da Saúde. Secretaria Executiva. Departamento de Economia da Saúde e Desenvolvimento. Glossário temático: Banco de Preços em Saúde. Brasília: Ministério da Saúde; 2011.
9. Mercosul. Acordo de Ministros da Saúde do Mercosul/RMS n. 13, de 30 de novembro de 2007. Punta del Este, Uruguai [acesso em 12 ago 2012]. Disponível em: http://www.mercosulsaude.org.
10. Brasil. Lei n. 8.666, de 21 de junho de 1993. Regulamenta o art. 37, inciso XXI, da Constituição Federal, institui normas para licitações e contratos da Administração Pública e dá outras providências. Diário Oficial da União, 6 jul 1994.
11. Brasil. Lei n. 10.520, de 17 de julho de 2002. Institui a modalidade de licitação denominada pregão, para aquisição de bens e serviços comuns, e dá outras providências. Diário Oficial da União, 2002.
12. Estado do Rio de Janeiro. Conselho Regional de Farmácia do Estado do Rio de Janeiro. Serviços farmacêuticos: guia básico para implementação na farmácia comunitária. Rio de Janeiro: Conselho Regional de Farmácia do Estado do Rio de Janeiro; 2011.
13. Storpirtis S, Mori ALPM, Yochiy A, Ribeiro E, Porta V. Farmácia clínica e atenção farmacêutica. Rio de Janeiro: Guanabara Koogan; 2008.
14. Brasil. Ministério da Saúde. Resolução RDC n. 50, de 21 de fevereiro de 2002. Dispõe sobre o regulamento técnico para planejamento, programação, elaboração e avaliação de projetos físicos de estabelecimentos assistenciais de saúde. Diário Oficial da União, 2002.
15. Gomes MJVM. Ciências farmacêuticas: uma abordagem em farmácia hospitalar. São Paulo: Atheneu; 2000.

16. Brasil. Ministério da Saúde. Portaria n. 344, de 12 de maio de 1998. Aprova o regulamento técnico sobre substâncias e medicamentos sujeitos a controle especial. Diário Oficial da União, 1998.
17. Ferracini FT, Filho WMB. Prática farmacêutica no ambiente hospitalar: do planejamento à realização. 2.ed. São Paulo: Atheneu; 2010.
18. Vecina Neto G. Gestão de recursos materiais e de medicamentos, v.12. São Paulo: Faculdade de Saúde Pública da Universidade de São Paulo; 1998.
19. Brasil. Lei n. 11.903, de 14 de janeiro de 2009. Dispõe sobre o rastreamento da produção e do consumo de medicamentos por meio de tecnologia de captura, armazenamento e transmissão eletrônica de dados. Diário Oficial da União, 2009.

BIBLIOGRAFIA SUGERIDA

- Brasil. Conselho Federal de Farmácia. Gestão de compras em farmácia hospitalar. Pharm Bras. 2012;85 [acesso em 12 ago 2012]. Disponível em: http://www.cff.org.br/sistemas/geral/revista/pdf/137/encarte_farmAcia_hospitalar_85.pdf.
- Brasil. Conselho Federal de Farmácia. Rastreabilidade de medicamentos na farmácia hospitalar. Pharm Bras. 2010/2011;79 [acesso em 12 ago 2012]. Disponível em: http://www.cff.org.br/sistemas/geral/revista/pdf/129/pb79_encarte_farmacia_hospitalar.pdf.
- Cipriano SL, Pinto VB, Chaves CE. Gestão estratégica em farmácia hospitalar: aplicação prática de um modelo de gestão para qualidade. São Paulo: Atheneu; 2009.

LEGISLAÇÃO RELACIONADA

- Brasil. Agência Nacional de Vigilância Sanitária. Portaria n. 802, de 8 de outubro de 1998. Institui o Sistema de Controle e Fiscalização em toda a cadeia dos produtos farmacêuticos. Diário Oficial da União, 7 abr 1999.
- Brasil. Agência Nacional de Vigilância Sanitária. Portaria n. 2.814, de 29 de maio de 1998. Estabelece procedimentos a serem observados pelas empresas produtoras, importadoras, distribuidoras e do comércio farmacêutico, objetivando a identidade e qualidade de medicamento. Diário Oficial da União, 1 jun 1998, republicada em 18 nov 1998.
- Brasil. Agência Nacional de Vigilância Sanitária. Resolução RDC n. 45, de 12 de março de 2003. Dispõe sobre o regulamento técnico de boas práticas de utilização das soluções parenterais (SP) em serviços de saúde. Diário Oficial da União, 13 mar 2003.

CAPÍTULO **10**

Dispensação e distribuição de medicamentos e materiais médico-hospitalares

Felipe Dias Carvalho
José Ferreira Marcos

Os processos de dispensação e distribuição de medicamentos e materiais médico-hospitalares (MED/MAT) são dois dos principais processos relativos à assistência farmacêutica em âmbito hospitalar.[1]

É a partir da dispensação e da distribuição que os MED/MAT chegam até os pacientes, seja para utilização em domicílio, quando o hospital possui uma farmácia ambulatorial, ou para serem utilizados pelos profissionais de saúde na prestação de cuidados a pacientes que estejam internados ou passando por alguma intervenção em unidades assistenciais.[2]

Cada um desses processos é composto por uma série de atividades inter-relacionadas e possuem grande importância financeira, operacional e assistencial.[2] Assim, cada atividade relativa à dispensação e à distribuição deve ser controlável, rápida, econômica e segura, pois falhas nessas atividades podem ocasionar danos aos pacientes e perdas financeiras para o hospital, afetando o desempenho e a imagem da instituição.[3,4]

Legalmente, a dispensação foi definida pela Lei n. 5.991, de 17 de dezembro de 1973, que "dispõe sobre o controle sanitário do comércio de drogas, medicamentos, insumos farmacêuticos e correlatos" no Brasil, como o "ato de fornecimento ao consumidor de drogas, medicamentos, insumos farmacêuticos e correlatos, a título remunerado ou não".[5]

Outra legislação que também definiu dispensação, especificamente dispensação de medicamentos, foi a Portaria n. 3.916 do Ministério da Saúde, de 30 de outubro de 1998, que aprova a Política Nacional de Medicamentos. Nesta Portaria, a dispensação foi definida como

> [...] o ato profissional farmacêutico de proporcionar um ou mais medicamentos a um paciente, geralmente como resposta a apresentação de uma receita elaborada por um profissional autorizado. Neste ato o farmacêutico informa e orienta o paciente sobre o uso adequado do medicamento. Sendo elementos importantes da orientação, entre outros, a ênfase no cumprimento da dosagem, a influência dos alimentos, a interação com outros medicamentos, o reconhecimento de reações adversas potenciais e as condições de conservação dos produtos.[6]

Apesar da Lei n. 5.991/1973 e da Portaria n. 3.916/1998 definirem a dispensação como um ato, na farmácia hospitalar a dispensação é caracterizada como um processo, composto pelas atividades de análise da prescrição, separação dos MED/MAT, baixa no estoque, anotação da entrega ou envio para determinado paciente, acondicionamento para transporte e encaminhamento para distribuição ou entrega direta dos MED/MAT ao paciente, cuidador ou profissional de saúde.

Comparando as legislações citadas, ainda que a definição contida na Portaria n. 3.916/1998 considere a dispensação como um único ato e não contemple os correlatos (categoria de produtos em que se enquadram os materiais médico-hospitalares), observa-se que esta definição é mais adequada do que a constante na Lei n. 5.991/1973, pois ressalta a importância do fornecimento de informações e orientações ao usuário, por parte do farmacêutico, no momento da entrega do medicamento.[7]

Em relação à distribuição, a definição legal é encontrada na Resolução RDC n. 35 da Agência Nacional de Vigilância Sanitária, de 25 de fevereiro de 2003, que "dispõe sobre boas práticas de distribuição e fracionamento de insumos farmacêuticos". Na RDC n. 35/2003, a distribuição é definida como "qualquer atividade de armazenamento, fornecimento e expedição dos insumos farmacêuticos, excluída a de fornecimento ao público",[8] deixando claro que a distribuição e a dispensação são processos distintos, sendo este último caracterizado, principalmente, pela entrega do produto ao consumidor final, seja o próprio paciente, um representante deste ou um cuidador.

Em face da importância da dispensação e da distribuição de MED/MAT, o farmacêutico hospitalar deverá preparar-se para atuar com excelência nesses processos, desenvolvendo competências técnicas, gerenciais, clínicas e humanísticas. Para isso, esse profissional terá que adquirir conhecimentos, desenvolver habilidades e demonstrar atitudes adequadas em áreas como logística, farmácia clínica, atenção farmacêutica, faturamento, farmacoeconomia, farmacotécnica, farmacologia, farmacovigilância, gestão da qualidade, tecnologia da informação, automação hospitalar e gestão de estoques.

A preparação citada pode começar ainda na graduação, caso o aluno de farmácia já pretenda atuar na área de farmácia hospitalar. Disciplinas como as de assistência farmacêutica, farmácia hospitalar, atenção farmacêutica, farmacologia, deontologia e legislação farmacêutica, farmacoepidemiologia, são de grande relevância na formação de um futuro profissional dessa área.

Cursar disciplinas de outros cursos de graduação como aluno especial, também pode ser muito útil ao aluno de farmácia em uma futura carreira na área hospitalar. No que tange aos processos de dispensação e distribuição de MED/MAT, as disciplinas de logística, economia da saúde, gestão de estoques, faturamento, tecnologia da informação, automação, segurança do paciente e gestão de pessoas são disciplinas interessantes de serem cursadas, caso a universidade, faculdade ou centro universitário em que o aluno estude possua cursos nas áreas de administração, economia, engenharia de produção, medicina, enfermagem, contabilidade.

Ainda na graduação, uma ótima forma de colocar os conhecimentos em prática, desenvolver habilidades e exercitar a tomada de atitudes adequadas é a realização de estágios em farmácias hospitalares sejam eles obrigatórios ou voluntários. Estagiar na central de abastecimento farmacêutico (CAF), na farmácia central e em farmácias-satélite de unidades assistenciais como centro cirúrgico, unidade de terapia intensiva (UTI) e pronto-atendimento faz com que o aluno tenha contato direto com atividades relacionadas aos processos de dispensação e distribuição.

Para o farmacêutico já formado que pretenda habilitar-se para atuar na área hospitalar ou que já atue e queira aprimorar suas competências, há diversas opções como cursos de pós-graduação, participação em congressos, simpósios, seminários, feiras, *workshops*, cursos de curta duração, realização de visitas técnicas em hospitais. A opção mais adequada dependerá das competências, habilidades e atitudes que cada profissional precise desenvolver ou aprimorar.

Quanto aos cursos de pós-graduação, o farmacêutico poderá optar por um curso de pós-graduação *lato sensu* (atualização, especialização, *master of business administration* – MBA) que lhe dará embasamento teórico para desempenhar as atividades do dia a dia da farmácia hospitalar, ou por um curso *stricto sensu* (mestrado, doutorado, pós-doutorado) que o preparará para desenvolver atividades docentes e de pesquisa de forma aprofundada.

Dentre os cursos de atualização, especialização e MBA relacionados à dispensação e à distribuição de MED/MAT, destacam-se os cursos de farmácia hospitalar, logística farmacêutica, gestão da assistência farmacêutica, administração hospitalar, gerenciamento de riscos sanitários, segurança do paciente, MBA em gestão em saúde, MBA em administração de organizações, MBA em *supply chain management*, que em português significa gestão da cadeia de suprimentos, dentre vários outros disponíveis no mercado.

Em relação aos cursos *stricto sensu*, muitos são os programas que permitem a realização de pesquisas afins com as atividades de dispensação e distribuição de MED/MAT. Além dos programas ligados aos cursos de farmácia, há programas interessantes ligados a cursos de medicina, como na área de saúde coletiva ou gestão hospitalar; a cursos de enfermagem, como na área de segurança do paciente; a cursos de administração de empresas, como na área de gestão de estoques, logística e administração de serviços de saúde, além de programas ligados a cursos de economia.

A atualização e a busca por novos conhecimentos devem ser uma constante na vida do farmacêutico hospitalar. Portanto, além da realização de cursos, participação em eventos, realização de visitas técnicas, é de suma importância a realização de educação continuada em serviço para que o farmacêutico desenvolva competências relativas à dispensação e distribuição.

Um programa de educação continuada deve ter atividades periódicas e os métodos educativos devem ser escolhidos de acordo com a conveniência. Aulas e palestras são métodos úteis para a aquisição de conhecimentos, *workshops* podem ser utilizados para o desenvolvimento de habilidades, e dinâmicas de grupo para estimular a tomada de atitudes.

Também é de grande utilidade que o farmacêutico conheça as fontes de informações disponíveis como livros, revistas, bases de dados eletrônicas, *sites* da internet para que ele se mantenha atualizado e para que saiba onde buscar por informações específicas quando necessitar. Ao final deste capítulo, estão listadas algumas das principais fontes que contém informações relativas aos processos de dispensação e distribuição de MED/MAT.

Uma vez capacitado para atuar na dispensação e distribuição de MED/MAT, o farmacêutico hospitalar deverá ser competente para:

- escolher, implantar e utilizar softwares de controle de estoques, prescrição eletrônica, prontuário eletrônico do paciente, sistemas *enterprise resourcing planning* (ERP), *data warehouse* (DW), *electronic data interchange* (EDI), dentre outros recursos de tecnologia da informação úteis à dispensação e à distribuição de MED/MAT;

- escolher, implantar e utilizar recursos de automação como equipamentos para fracionamento, unitarização, reembalagem e mistura de medicamentos, equipamentos para separação e distribuição de medicamentos (robôs, esteiras, elevadores monta-carga, tubos pneumáticos, carrinhos automatizados), armários automatizados para manutenção de estoques avançados nas unidades assistenciais, etiquetas que possibilitem a rastreabilidade dos MED/MAT tais quais as de código de barras (lineares – EAN13 e GS1-128, bidimensionais – DataBar e DataMatrix), as magnéticas e as etiquetas *radio frequency identification* (RFID);

- avaliar qual sistema de distribuição de medicamentos (doses coletiva, individualizada, unitária ou sistema misto) é o mais adequado para o hospital, considerando disponibilidade de recursos materiais, humanos, financeiros, nível de aceitação e apoio da administração e das equipes médica e de enfermagem, tipo de construção preponderante no hospital (vertical, horizontal, monobloco, multibloco);

- implantar e desenvolver o sistema de distribuição de medicamentos escolhido, considerando a necessidade de haver farmácias satélites (distribuição descentralizada) e a pertinência de realizar dispensação casada de MED/MAT na forma de *kits*;

- determinar formas adequadas de acondicionar, identificar e diferenciar os MED/MAT para garantir a conservação dos produtos, evitar extravios e erros de medicação;

- realizar a logística reversa dos MED/MAT devolvidos das unidades assistenciais para a farmácia, dos resíduos de MED/MAT e dos produtos em *recall* (produtos cujos lotes foram interditados ou que tiveram suas marcas suspensas pelo serviço de farmacovigilância do hospital, pela vigilância sanitária do município, Estado ou União);

- participar dos processos de controle de estoques e de faturamento das contas hospitalares no que diz respeito aos MED/MAT dispensados, devolvidos e inutilizados;

- interpretar e aplicar adequadamente a legislação sanitária e profissional relacionada aos processos de dispensação e distribuição de MED/MAT;

- gerenciar riscos sanitários relativos à dispensação e distribuição, de modo a evitar erros de medicação e assim promover a segurança dos pacientes atendidos no hospital ("cinco certos": medicamento, paciente, dosagem, via de administração e horário corretos);

- eleger e aplicar ferramentas de gestão da qualidade na gestão dos processos de dispensação e distribuição de MED/MAT, como ciclo PDCA (do inglês *plan, do, check* e *act*, que significa planejar, fazer, verificar e agir), *failure mode and effects analysis* (FMEA), diagramas de Pareto e Ishikawa;

CAPÍTULO 10 | DISPENSAÇÃO E DISTRIBUIÇÃO DE MEDICAMENTOS E MATERIAIS MÉDICO-HOSPITALARES 89

- analisar as prescrições de medicamentos e requisições de materiais quanto a sua adequação aos padrões técnicos e legais e quanto sua obediência às normas da instituição hospitalar;
- estabelecer critérios, conforme diretrizes da comissão de farmácia e terapêutica, para dispensação e distribuição de medicamentos não padronizados na instituição e de medicamentos que mesmo padronizados sejam de uso restrito de determinado setor ou especialidade médica;
- estabelecer métodos específicos para dispensação e distribuição de medicamentos antineoplásicos e de formulações para nutrição parenteral;
- definir formas diferenciadas de dispensação e distribuição de MED/MAT que possuam características especiais, como medicamentos para atendimento de urgências e emergências, alto valor agregado, soluções parenterais de grande volume, eletrólitos e diluentes, medicamentos termolábeis, medicamentos sujeitos a controle especial, medicamentos para pesquisa clínica;
- determinar, de acordo com as características de cada unidade assistencial, a periodicidade e a velocidade com que os MED/MAT devem ser enviados, considerando a existência de subestoques, e a urgência para provisão de MED/MAT;
- gerenciar pessoas envolvidas nos processos de dispensação e distribuição visando que esses processos sejam executados conforme foram planejados. Para isso, o farmacêutico deverá ser bom líder, comunicador e negociador, pois há pessoas que participam destes processos que não são subordinadas hierarquicamente ao farmacêutico, como equipe de enfermagem e equipe médica;
- realizar a dispensação clínica de medicamentos no contexto da atenção farmacêutica, em local que permita o atendimento individualizado e humanizado, a pacientes em tratamento ambulatorial ou que tenham recebido alta hospitalar.

Além dos conhecimentos, habilidades e atitudes relacionadas diretamente aos processos de dispensação e distribuição de MED/MAT, qualquer farmacêutico ou estudante de farmácia que almeje obter sucesso atuando nesses processos deverá saber também o que é e como funciona e se organiza um hospital "da porta da farmácia para fora".

Assim, é imprescindível que o profissional ou aluno conheça as funções do hospital, saiba quantas são e quais são as unidades assistenciais que existem (UTI, ambulatório, centro cirúrgico, enfermarias, pronto-atendimento), a qual tipo de atendimento o hospital se destina (hospital geral ou especializado), conheça os perfis nosológico, demográfico e socioeconômico da população atendida (doenças, idade, sexo, raça, renda, nível de escolaridade), saiba qual o porte do hospital de acordo com o número de leitos (pequeno, médio, grande ou porte especial), qual é o tipo de edificação predominante (horizontal, vertical, pavilhonar, monobloco, multibloco), como o corpo clínico é constituído (aberto ou fechado), qual o tipo de entidade mantenedora (pública ou privada), quais são as fontes de recursos financeiros.

Como visto, são muitos os conhecimentos e habilidades que o farmacêutico hospitalar deve obter e desenvolver para atuar com competência nos processos de dispensação e distribuição de MED/MAT. Entretanto, tais conhecimentos e habilidades de nada servirão se não houver atitudes adequadas para utilizá-los na prática.

REFERÊNCIAS BIBLIOGRÁFICAS

1. Lima CR, Silva MDG, Reis VLS. Sistemas de distribuição de medicamentos em farmácia hospitalar. In: Gomes MJVM, Reis AMM. Ciências farmacêuticas: uma abordagem em farmácia hospitalar. São Paulo: Atheneu; 2001. p.347-63.
2. Ribeiro E. Sistemas de distribuição de medicamentos para pacientes internados. In: Storpirtis S, Mori ALPM, Yochiy A, Ribeiro E, Porta V. Farmácia clínica e atenção farmacêutica. Rio de Janeiro: Guanabara Koogan; 2008. p.161-70.
3. Cavallini ME, Bisson MP. Farmácia hospitalar: um enfoque em sistemas de saúde. 2.ed. Barueri: Manole; 2010.
4. Marcos JF, Cordeiro A, Berbare MHAO. Sistemas de distribuição de medicamentos e produtos para saúde. In: Sociedade Brasileira de Farmácia Hospitalar e Serviços de Saúde. Guia de boas práticas em farmácia hospitalar e serviços de saúde. São Paulo: Ateliê Vide o Verso; 2009. p.235-66.
5. Brasil. Lei n. 5.991, de 17 de dezembro de 1973. Dispõe sobre o controle sanitário do comércio de drogas, medicamentos, insumos farmacêuticos e correlatos, e dá outras providências [acesso em 15 abr 2012]. Diário Oficial da União, 19 dez 1973. Disponível em: http://www.anvisa.gov. br/legis/consolidada/lei_5991_73.htm.
6. Brasil. Ministério da Saúde. Portaria n. 3.916, de 30 de outubro de 1998. Aprova a Política Nacional de Medicamentos [acesso em 15 abr 2012]. Diário Oficial da União, 10 nov 1998. Disponível em: http://www.anvisa.gov.br/legis/consolidada/portaria_3916_98.pdf.
7. Angonesi D. Dispensação farmacêutica: uma análise de diferentes conceitos e modelos. Ciênc Saúde Coletiva. 2008;13(Sup):629-40.
8. Brasil. Agência Nacional de Vigilância Sanitária. Resolução RDC n. 35, de 25 de fevereiro de 2003. Estabelece o regulamento técnico de boas práticas de distribuição e fracionamento de insumos farmacêuticos [acesso em 15 abr 2012]. Diário Oficial da União, 7 mar 2003. Disponível em: http://www.anvisa.gov.br/legis/resol/2003/rdc/35_03rdc.pdf.

BIBLIOGRAFIA SUGERIDA

- Referências bibliográficas 1, 2, 3 e 4.
- Barbieri JC, Machline C. Logística hospitalar: teoria e prática. 2.ed. São Paulo: Saraiva; 2009.
- Capucho HC, Carvalho FD, Cassiani SHB. Farmacovigilância: gerenciamento de riscos da terapia medicamentosa para a segurança do paciente. São Caetano do Sul: Yendis; 2011.

- Cipriano SL, Pinto VB, Chaves CE. Gestão estratégica em farmácia hospitalar: aplicação prática de um modelo de gestão para qualidade. São Paulo: Atheneu; 2009.
- Ferracini FT, Filho WMB. Prática farmacêutica no ambiente hospitalar: do planejamento à realização. 2.ed. São Paulo: Atheneu; 2010.
- Neto JFM. Farmácia hospitalar e suas interfaces com a saúde. São Paulo: Rx; 2005.

LEGISLAÇÃO RELACIONADA

- Referências bibliográficas 5, 6 e 8.
- Brasil. Conselho Federal de Farmácia. Resolução n. 568, de 6 de dezembro de 2012. Dá nova redação aos artigos 1º ao 6º da Resolução CFF n. 492, de 26 de novembro de 2008, que regulamenta o exercício profissional nos serviços de atendimento pré-hospitalar, na farmácia hospitalar e em outros serviços de saúde, de natureza pública ou privada [acesso em 19 set 2013]. Diário Oficial da União, 07 dez 2012. Disponível em: http://www.cff.org.br/userfiles/file/resolucoes/568.pdf.
- Brasil. Ministério da Saúde. Portaria n. 4.283, de 30 dezembro de 2010. Aprova as diretrizes e estratégias para organização, fortalecimento e aprimoramento das ações e serviços de farmácia no âmbito dos hospitais [acesso em 15 abr 2012]. Diário Oficial da União, 31 dez 2010. Disponível em: http://portal.saude.gov.br/portal/arquivos/pdf/Portaria_MS_4283_30_12_2010.pdf.

SITES DE INTERESSE

- Agência Nacional de Vigilância Sanitária – http://www.anvisa.gov.br.
- American Society of Health-System Pharmacists – http://www.ashp.org.
- Federação Internacional de Farmacêuticos – http://www.fip.org.
- Sociedad Española de Farmacia Hospitalaria – http://www.sefh.es.
- Sociedade Brasileira de Farmácia Hospitalar e Serviços de Saúde – http://www.sbrafh.org.br.

BASES DE DADOS ELETRÔNICAS (ACESSO A PERIÓDICOS DE INTERESSE)

- http://apps.webofknowledge.com.
- http://redalyc.uaemex.mx.
- http://regional.bvsalud.org.
- http://www.embase.com/home.
- http://www.ncbi.nlm.nih.gov/pubmed.
- http://www.scopus.com.

CAPÍTULO **11**

Gestão das órteses e próteses na farmácia hospitalar

Guilherme Rezende de Souza Pinto

As órteses e próteses compõem um grupo importante dos produtos para saúde, com relevância técnica, científica e econômica para as instituições de saúde. Por serem, na sua maioria, produtos médicos de emprego direto em procedimentos cirúrgicos de todas as especialidades, também necessitam, do ponto de vista do ciclo da assistência farmacêutica, dos mesmos cuidados adotados para os medicamentos e demais produtos para saúde.

Para as instituições de saúde públicas e privadas, esse grupo tem uma representatividade econômica importante, visto que chegam a representar, juntamente com os medicamentos, aproximadamente 28% de toda a sua despesa operacional. Por outro lado, também têm importância estratégica na sua receita (Figura 1), chegando a responder, junto com os medicamentos, por 52% de todo o seu faturamento.[1]

Com tamanha importância econômica e considerando a sua complexidade de utilização, necessitam de cuidados técnicos e gerenciais que, em decorrência da capacitação do profissional para as ações de assistência farmacêutica, tem apontado, a cada dia, a farmácia hospitalar como o setor mais qualificado e preparado para sua gestão.

CONCEITOS

A expressão órteses, próteses e materiais especiais (OPME) surgiu com a criação do Sistema Único de Saúde (SUS), por ocasião da Lei n. 8.080,[2] de 19 de se-

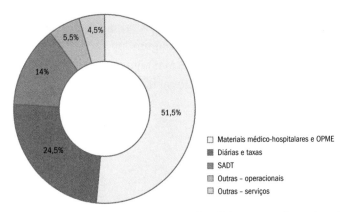

Figura 1 Distribuição da receita total, por natureza, nos hospitais que compõem a Associação Nacional de Hospitais Privados, ano de 2011. OPME: órteses, próteses e materiais especiais; SADT: serviço de apoio à diagnose e terapia.

tembro de 1990, que estabeleceu uma tabela própria, devidamente precificada, para reembolso aos hospitais conveniados.

Na época, por serem materiais específicos e, em maioria, de alto custo, definiu-se que esses materiais seriam pagos separadamente da autorização da internação hospitalar (AIH), como um componente da conta, na lógica de pagamento por unidade de serviço, conhecido como *fee for service*, que ainda é largamente praticado atualmente pelos hospitais e operadoras privadas de assistência à saúde.

Com a criação da tabela e da expressão OPME, a prática difundiu-se também para a rede privada de hospitais, conveniada ou não ao SUS. No entanto, as definições do que era órtese, prótese e material especial não eram claras, nem mesmo na legislação, o que levava à confusão de todos que operavam na saúde pública e supletiva, incluindo os fornecedores dos materiais.

Essa situação só foi devidamente regulamentada, em especial para os prestadores de serviços de saúde da medicina supletiva, com a publicação da Resolução Normativa (RN) n. 167,[3] de 9 de janeiro de 2007, pela Agência Nacional de Saúde Suplementar (ANS). Decorrentes dessa resolução, foram atribuídas as seguintes definições:

- órtese: qualquer dispositivo permanente ou transitório, incluindo materiais de osteossíntese*, que auxilie as funções de um membro, órgão ou tecido, sendo

---

* Osteossíntese: intervenção cirúrgica que tem por finalidade reunir mecanicamente os fragmentos ósseos de uma fratura por intermédio de uma peça metálica que permite a consolidação pela formação do calo ósseo. Disponível em: http://www.dicio.com.br/osteossintese.

não ligados ao ato cirúrgico aqueles dispositivos cuja colocação ou remoção não requeiram a realização do ato cirúrgico (Figura 2);

- prótese: qualquer dispositivo permanente ou transitório que substitua total ou parcialmente um membro, órgão ou tecido (Figura 3).

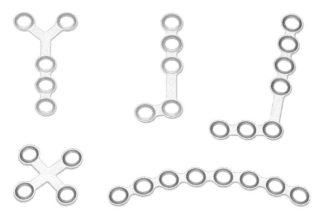

Figura 2 Microplacas em titânio empregadas nas cirurgias de reconstrução facial – procedimentos de cirurgia bucomaxilofacial.

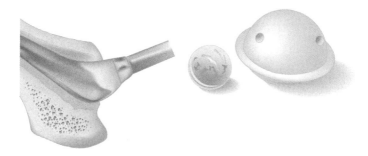

Figura 3 Componentes (próteses) empregados nos procedimentos de artroplastia do quadril.

Apesar de esses conceitos já serem mais ou menos claros para os profissionais de saúde, ainda existia grande confusão quanto à questão dos materiais empregados na osteossíntese que, até então, eram entendidos como materiais especiais ou de síntese. Com a publicação da RN descrita, foram devidamente classificados como órteses.

Outro ponto que, infelizmente, não ficou esclarecido com a publicação da RN n. 167[3] e que continua a gerar alguma confusão, até os dias de hoje, é a definição para materiais especiais. Considerando-se que não existe uma definição, procura-se incluir nesse grupo os materiais, em sua grande maioria consignados**, utilizados em procedimentos cirúrgicos ou diagnósticos e que possuem um alto custo e/ou critérios específicos de utilização. Essa definição foi construída com base na prática adotada pelos serviços de saúde e pelo mercado fornecedor. A Figura 4 representa um exemplo clássico de materia que, na prática hospitalar, é classificado como material especial.

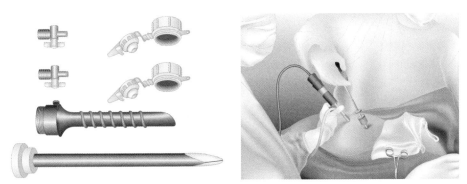

Figura 4 Trocarte utilizado nos procedimentos que envolvem técnica por videocirurgia. Consiste em um dispositivo médico que dá acesso à cavidade abdominal, permitindo a intervenção por técnica minimamente invasiva.

Na prática, órteses e próteses, bem como os materiais especiais, são todos produtos para a saúde, conforme estabelecido na Lei n. 6.360, de 23 de setembro de 1976.[4] A definição "produtos para saúde" derivou do termo correlatos, acompanhando a evolução desse segmento, bem como ampliando a abrangência dos itens compreendidos e aproximando da nomenclatura adotada em muitos países da Comunidade Europeia.

CLASSIFICAÇÃO

Considerando a inexistência de classificação formal para as OPME, ao longo dos anos de trabalho com esse segmento de produtos para saúde, optou-se por

---

** Consignação: prática muito comum na gestão das órteses e próteses, principalmente por serem materiais de alto custo e com grande variação de tamanhos e modelos, o que dificulta a manutenção de uma gama de itens nos estoques. Por definição, consiste na entrega de mercadorias a um correspondente (hospital), dito consignatário, para as utilizar (faturar), com posterior reembolso ao consignador. Disponível em: http://www.dicio.com.br/consignacao.

agrupá-las de acordo com a especialidade clínica/cirúrgica em que são empregadas (ações terapêuticas ou diagnósticas) e, por fim, por segmento anatômico.

Como exemplo, cita-se o *stent* coronariano (Figura 5), cuja descrição correta é prótese endovascular coronariana pré-montada em cateter-balão, tendo-se a seguinte classificação:

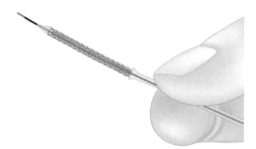

Figura 5 Stent coronariano pré-montado em cateter-balão, empregado em procedimentos de desobstrução das artérias coronárias através de acesso percutâneo – técnica minimamente invasiva.

- classe: prótese;
- grupo: próteses de uso em cardiologia;
- subgrupo: cardiologia intervencionista.

Essa forma de classificação é adotada para emprego no formulário terapêutico e nos sistemas informatizados de controle de estoque, prescrição eletrônica e dispensação.

PAPEL DA FARMÁCIA HOSPITALAR

Conceituadas as órteses, próteses e materiais especiais, faz-se necessário entender qual a relação entre elas e a farmácia hospitalar.

Regulamentação

Sob o aspecto de regulamentação, a Sociedade Brasileira de Farmácia Hospitalar e Serviços de Saúde (Sbrafh) mencionou nos *Padrões mínimos para farmácia hospitalar*:[5]

> A farmácia hospitalar é responsável pela distribuição, pela dispensação e pelo controle de todos os medicamentos e produtos para saúde usados pelos pa-

cientes internados e ambulatoriais do hospital, bem como pelo fracionamento e preparo de medicamentos.

Com a publicação da Portaria n. 4.283,[6] de 30 de dezembro de 2010, pela Agência Nacional de Vigilância Sanitária (Anvisa), o papel da farmácia hospitalar na gestão dos produtos para saúde ficou claramente reforçado nas suas Diretrizes como "gerenciamento de tecnologias: distribuição, dispensação e controle de medicamentos e de outros produtos para a saúde". Por fim, o Conselho Federal de Farmácia (CFF) regulamentou, por meio da Resolução n. 549,[7] de 25 de agosto de 2011, que a gestão de produtos para saúde é uma atribuição do farmacêutico.

Aspectos técnicos

Considerando os aspectos técnicos e científicos desse segmento, a farmácia hospitalar tem um papel preponderante na gestão qualificada dos produtos para saúde, que compõem o ciclo da assistência farmacêutica juntamente com os medicamentos, pois o seu uso se dá, na maioria das vezes, de forma conjugada. Assim, o processo de dispensação casada, como é conhecido, é preponderante no sucesso da terapia medicamentosa.

Além desse aspecto, o conhecimento da técnica de utilização e das principais características dos produtos médicos, utilizados na instituição, permitem ao farmacêutico uma maior interação multidisciplinar com os outros profissionais de saúde (médicos, enfermeiros, fisioterapeutas, nutricionistas e outros), considerando que todos esses profissionais, em algum momento, precisarão usar algum produto médico.

A expansão do conhecimento e a interação com os demais profissionais favorecem o entendimento da assistência prestada ao paciente e, dessa forma, capacitam o farmacêutico para as ações relacionadas à atenção farmacêutica. Todas as etapas do cuidado ao paciente devem ser consideradas e, muitas vezes, as intercorrências durante a sua internação podem ter aspectos multifatoriais, que necessitam de uma visão ampliada da assistência prestada.

Isso posto, podem-se então citar as atividades desempenhadas pela farmácia hospitalar na gestão dos produtos para saúde:

- participação efetiva, na comissão de farmácia e terapêutica (CFT), para definição das OPME que serão padronizadas para uso na instituição. Além da padronização em si, também é papel dessa comissão estabelecer os critérios de utilização e, consequentemente, de dispensação (Figura 6);

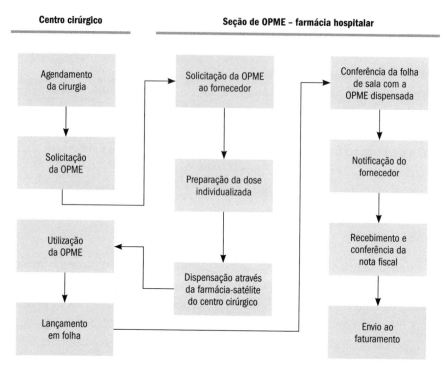

Figura 6 Fluxograma de dispensação das OPME em uma farmácia hospitalar. OPME: órteses, próteses e materiais especiais.

- assessoramento da CFT, com informações técnicas e econômicas que subsidiem os estudos de avaliação para incorporação de novas tecnologias;
- definição dos parâmetros técnicos, marcas e modelos para o setor de compras da instituição. Isso assegura a correta negociação e aquisição. Além disso, a definição dos acessórios muitas vezes necessários para o uso da OPME é ação importante para assegurar a sua correta utilização durante o procedimento;
- ações relacionadas a recebimento, conferência, armazenamento e reesterilização/reprocessamento daquelas OPME que necessitam passar por esses processos antes do procedimento cirúrgico ou diagnóstico;
- avaliação técnica da documentação das OPME e dos fornecedores, para fins de seleção de padronização dos fornecedores. Para isso, é importante a manutenção de um registro de intercorrências envolvendo produtos e fornecedores;
- controle informatizado dos estoques, contemplando as etapas de entrada e saída (dispensação), com ênfase em atender aos requisitos de rastreabilidade, previstos na RDC n. 59[8] da Anvisa, de 27 de junho de 2000;

- acompanhamento da utilização das OPME e registro, em formulário próprio, das queixas técnicas e desvios de qualidade, como forma de melhoria contínua da qualidade dos produtos utilizados na instituição e também no processo de seleção e qualificação dos fornecedores;
- participação na comissão que aborda o reprocessamento dos produtos médicos na instituição, com o objetivo de racionalizar os gastos com os produtos, com o seu descarte e, acima de tudo, assegurar a sua reutilização, quando permitida, sem riscos de assistência para os pacientes.

CONSIDERAÇÕES FINAIS

A gestão das OPME pela farmácia hospitalar proporciona resultados significativos para as instituições, tanto assistenciais como econômicos, em especial pelo papel que o farmacêutico exerce na instituição, no que diz respeito ao uso racional dos medicamentos e produtos para saúde.

É frequente observar que os problemas relacionados a medicamentos são, muitas vezes, decorrentes do desconhecimento da técnica ou uso inadequado dos produtos para saúde necessários à sua administração ao paciente.

Assim, é importante que o farmacêutico veja que a incorporação das OPME ao arsenal de produtos sob sua responsabilidade como uma grande oportunidade de aprendizado, no trabalho multiprofissional, e de evolução para as práticas seguras na utilização dos medicamentos.

REFERÊNCIAS BIBLIOGRÁFICAS

1. Associação Nacional de Hospitais Privados. Observatório Anahp, 2012. Disponível em: http://www.anahp.com.br/produtos/revista-observatorio/observatorio-anahp-2012.
2. Brasil. Ministério de Saúde. Lei n. 8.080, de 19 de setembro de 1990. Dispõe sobre as condições para a promoção, proteção e recuperação da saúde, a organização e o funcionamento dos serviços correspondentes e dá outras providências [acesso em 5 ago 2013]. Disponível em: http://www.planalto.gov.br/ccivil_03/leis/l8080.htm.
3. Brasil. Agência Nacional de Saúde Suplementar. Resolução Normativa n. 167, de 9 de janeiro de 2007. Atualiza o rol de procedimentos e eventos em saúde, que constitui a referência básica para cobertura assistencial nos planos privados de assistência à saúde, contratados a partir de 1º de janeiro de 1999, fixa as diretrizes de atenção à saúde e dá outras providências. Disponível em: http://www.ans.gov.br/texto_lei.php?id=1242.
4. Brasil. Ministério de Saúde. Lei n. 6.360, de 23 de setembro de 1976. Dispõe sobre a vigilância sanitária a que ficam sujeitos os medicamentos, as drogas, os insumos farmacêuticos e correlatos, cosméticos, saneantes e outros produtos, e dá outras providências. Disponível em: http://www.anvisa.gov.br.

5. Sociedade Brasileira de Farmácia Hospitalar e Serviços de Saúde. Padrões mínimos para farmácia hospitalar, 2007 [acesso em 10 ago 2013]. Disponível em: http://www.sbrafh.org.br.
6. Brasil. Ministério da Saúde. Portaria n. 4.283, de 30 dezembro de 2010. Aprova as diretrizes e estratégias para organização, fortalecimento e aprimoramento das ações e serviços de farmácia no âmbito dos hospitais [acesso em 17 set 2012]. Diário Oficial da União, 31 dez 2010. Disponível em: http://portal.saude.gov.br/portal/arquivos/pdf/Portaria_MS_4283_30_12_2010.pdf.
7. Brasil. Conselho Federal de Farmácia. Resolução n. 549, de 25 de agosto de 2011. Dispõe sobre as atribuições do farmacêutico no exercício da gestão de produtos para a saúde, e dá outras providências [acesso em 10 ago 2013]. Disponível em: http://www.cff.org.br.
8. Brasil. Agência Nacional de Vigilância Sanitária. Resolução RDC n. 59, de 27 de junho de 2000. Implementa requisitos de boas práticas de fabricação para estabelecimentos que fabriquem ou comercializem produtos médicos, de forma a garantir a qualidade do processo e o controle dos fatores de risco à saúde do consumidor [acesso em 5 ago 2013]. Disponível em: http://www.anvisa.gov.br.

LEGISLAÇÃO RELACIONADA

- Referências bibliográficas 2, 3, 4, 5, 6 e 7.
- Brasil. Ministério de Saúde. Lei n. 5.991, de 17 de dezembro de 1973. Dispõe sobre o controle sanitário do comércio de drogas, medicamentos, insumos farmacêuticos e correlatos, e dá outras providências [acesso em 5 ago 2013]. Disponível em: http://www.anvisa.gov.br.
- Brasil. Ministério de Saúde. Lei n. 9.656, de 3 de junho de 1998. Dispõe sobre os planos e seguros privados de assistência à saúde [acesso em 10 ago 2013]. Disponível em: http://www.planalto.gov.br/ccivil_03/_Ato2011-2014/2011/Lei/L12401.htm.
- Brasil. Ministério de Saúde. Lei n. 12.401, de 28 de abril de 2011. Dispõe sobre a assistência terapêutica e a incorporação de tecnologia em saúde no âmbito do Sistema Único de Saúde (SUS) [acesso em 10 ago 2013]. Disponível em: http://www.planalto.gov.br/ccivil_03/_Ato2011-2014/2011/Lei/L12401.htm.

CAPÍTULO **12**

Gestão financeira da farmácia hospitalar

Marisa Aparecida Crozara
Mayara Martins Gomes
Mariana Akemi Nabeshima

Atualmente, o hospital é uma organização de alta complexidade, constituindo um campo de atuação multiprofissional dentro de um ambiente de constante inovação tecnológica, onde se desenvolvem atividades assistenciais, educativas e administrativas.[1] Segundo a Organização Mundial da Saúde (OMS),

> [...] o hospital é parte integrante de um sistema coordenado de saúde, cuja função é dispensar à comunidade completa assistência médica, preventiva e curativa, incluindo serviços extensivos à família em seu domicílio e ainda um centro de formação para os que trabalham no campo da saúde e para as pesquisas biossociais.[2]

Um dos maiores desafios do sistema de saúde brasileiro é a busca do equilíbrio entre o financiamento e os gastos hospitalares. As causas do desequilíbrio nessa área são: insuficiência de recursos financeiros, expansão de gastos, utilização ineficiente de recursos econômicos e dificuldades para o controle dos custos em saúde.[3] Diante desse cenário, verifica-se a necessidade de controle de gastos, especialmente com medicamentos.[4]

As vendas mundiais de medicamentos alcançaram em 2003 o valor de US$ 500 bilhões, sendo que US$ 230 bilhões ocorreram nos Estados Unidos e no Canadá. A previsão para 2013 é de US$ 519 bilhões. No Brasil, segundo a Secretaria de Ciência, Tecnologia e Insumos Estratégicos (SCTIE) e o Departamento de Assistência Farmacêutica (DAF) do Ministério da Saúde, os gastos com medicamentos aumentaram 63% entre 2002 e 2008. Para o Programa de Medicamentos Excepcionais, no mesmo período, verificou-se um aumento de 283,7%.[4]

Os hospitais são responsáveis por cerca de 80% dos gastos em saúde, atendendo 20% da população. Dentre esses gastos, os medicamentos que representam a principal terapêutica existente possuem participação significativa com grande impacto nas despesas hospitalares.[4]

À medida que o número de medicamentos disponíveis no mercado aumenta, as atividades da farmácia hospitalar tornam-se fundamentais para o controle de gastos e prevenção do uso inadequado. A gestão financeira do serviço de farmácia hospitalar não se deve apoiar na ideia errônea de que a aquisição de medicamentos de menores preços é o suficiente para alcançar os melhores resultados na administração dos recursos financeiros utilizados, mas sim no acompanhamento de todas as atividades envolvidas com a logística e o uso dos medicamentos.[5]

Os objetivos da farmácia hospitalar são definidos na gestão dos processos produtivos que envolvem as atividades de assistência farmacêutica e logística, visando a melhor relação custo-efetividade na terapêutica medicamentosa.

Dessa forma, o processo produtivo inicia-se na seleção de medicamentos e finaliza-se na monitoração dos seus efeitos para os pacientes, configurando-se em um fluxo de atividades, conforme se pode ver na Figura 1.

SELEÇÃO E PADRONIZAÇÃO DE MEDICAMENTOS

A seleção e a padronização de medicamentos são a primeira etapa da cadeia de processos da farmácia hospitalar na escolha de medicamentos que atendam às doenças prevalentes do hospital, com eficácia, segurança e redução de custos. É um processo complexo, dinâmico e multidisciplinar executado pela comissão de farmácia e terapêutica (CFT).[6]

A lógica de seleção e padronização é uma das melhores maneiras para gerenciar a qualidade do arsenal terapêutico e otimizar os aspectos econômicos.[7]

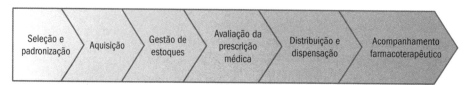

Figura 1 Fluxo de atividades da farmácia hospitalar.

AQUISIÇÃO DE MEDICAMENTOS

A aquisição é baseada na padronização de medicamentos e consiste em estimar as quantidades dos produtos a serem adquiridos para atender à demanda do hospital.[8] É nessa etapa que algumas questões devem ser consideradas, por exemplo:

- Quanto deve ser adquirido?
- Quando deve ser adquirido?
- De quem deve ser adquirido?[8]

A quantidade a ser adquirida é estimada no histórico do consumo médio mensal e a periodicidade da compra é estabelecida por sistemas de controle de estoque, como o sistema de reposição automática.[8]

O valor investido representa um grande impacto financeiro para a instituição, e o gerenciamento eficaz é a melhor forma de evitar gastos desnecessários com desperdícios ou com faltas no estoque, gerando compras emergenciais com alto custo.[8]

Quanto maior a quantidade de produto comprada, melhor será o preço de aquisição, porém os custos com o armazenamento e o capital imobilizado serão maiores. As aquisições de quantidades menores com maior frequência podem ser uma boa estratégia para melhor aproveitamento dos recursos físicos e financeiros.[8,9]

Existe uma diferença na gestão de aquisição entre hospitais da rede pública e privados. No primeiro caso, utiliza-se obrigatoriamente a Lei n. 8.666, de 21 de junho de 1993, que rege todas as etapas de aquisição dos produtos necessários e estabelece a habilitação dos fornecedores de forma específica.[10]

Em hospitais privados, existe uma maior autonomia quanto ao credenciamento de fornecedores realizado por meio de um manual de qualificação elaborado pelo hospital.[11]

GESTÃO DE ESTOQUES

Os gastos com medicamentos e materiais ocupam o segundo lugar nos custos dos hospitais e a gestão de estoques é considerada item primordial na utilização racional dos recursos financeiros.[12]

A aplicação da ferramenta gerencial ABC e a classificação de criticidade XYZ é de suma importância. A curva ABC visa classificar os produtos em grupos conforme o comprometimento de recursos financeiros para cada item (Tabela 1).[4,12]

Tabela 1 Curva ABC[13]

Classificação	Descrição	Quantidade em estoque (%)	Valor em estoque (%)
A	Um pequeno número de itens representando grande parte do valor	< 20	> 60
B	Um número médio representando um valor médio	20-30	20-30
C	Grande número de itens representando um pequeno valor de estoque	> 60	< 10

A classificação de criticidade XYZ, por sua vez, utiliza a frequência de solicitação do item e sua importância para o processo produtivo (Tabela 2).[13]

Tabela 2 Classificação de criticidade XYZ[13]

Classificação	Importância	Criticidade	Impacto gerado
X	Materiais de aplicação não importante, com possibilidade de uso equivalente existente na empresa	Baixa	Não interrompe as operações da organização
Y	Materiais de importância média, com ou sem equivalência na empresa	Média	Não interrompe as operações da organização, porém altera a qualidade
Z	Materiais de importância sem equivalência na empresa	Alta	Sua falta acarreta a paralisação de uma ou mais fases operacionais

Essa classificação possibilita ao gestor individualizar a atenção para cada grupo em relação a sua importância econômica.[13] O controle deverá ser maior para o grupo A, médio para o grupo B e menor para o grupo C. Para o grupo A, deve-se ter um maior esforço para minimizar custos considerando:[12,13]

- ampliar o número de fornecedores, entregas programadas, obtenção de descontos;
- adquirir quantidades menores e com maior frequência – reduzindo o investimento de capital de giro em materiais;
- ampliar o controle dos estoques, com inventários mais frequentes como os rotativos.

Uma pequena redução de 10% nos estoques do grupo A reduz o custo em mais de 6% do total investido.[11]

PRESCRIÇÃO MÉDICA

A Agência Nacional de Vigilância Sanitária (Anvisa), na Portaria n. 344, de 12 de maio de 1998, define prescrição como a escrita de medicamento contendo orientação de uso para o paciente, efetuada por profissional legalmente habilitado, quer seja de formulação magistral ou de produto industrializado.[14]

As Leis n. 5.991/1973, n. 9.787/1999 e as Resoluções RDC n. 80/2006 e n. 16/2007 da Anvisa estabelecem as bases legais e regras básicas para a prescrição médica. Uma das questões mais importantes é que a prescrição seja legível, clara e em linguagem compreensível. A omissão de informações imprescindíveis em prescrições gera eventos que implicam consequências graves relacionadas a erros de dispensação e administração de medicamentos.[15]

Em 1997, no Colorado, Utah e Nova York, foi elaborado o primeiro relatório do comitê da Quality of Health Care in America (*To err is human: building a safer health system*), que aponta que em 33,6 milhões de internações, 44 mil a 98 mil americanos morreram em consequência de erros de medicação. Esse número é maior do que as mortes causadas pelos acidentes de trânsito, câncer de mama ou Aids.[16]

Os hospitais sofrem graves consequências econômicas decorrentes dos erros de medicação. A morbidade e a mortalidade referentes a erros de medicação nos Estados Unidos foram estimadas em US$ 76,6 bilhões.[16] O gasto aproximado por evento adverso de medicamento evitável foi de US$ 4.700 ou por volta de US$ 2,8 milhões anuais em um hospital de ensino com setecentos leitos.[16]

Um estudo brasileiro realizado em hospitais de Goiânia, Ribeirão Preto, Recife e São Paulo mostrou que os tipos de erros mais frequentes foram os de prescrição e transcrição. Entretanto, os erros podem ocorrer em qualquer etapa do processo de medicação, desde a prescrição até a administração ao paciente.[18]

A informatização da prescrição médica, que dispõe de um banco de dados de informações sobre medicamentos, pode reduzir os erros potenciais em até 80%.[19,20] Trata-se de um método custo-efetivo, que melhora a qualidade do tratamento farmacológico com a redução de gastos desnecessários para os hospitais.[21,22]

A ocorrência de erros pode impactar negativamente tanto nos custos da instituição como na qualidade de vida do paciente, aumento do tempo de internação, solicitação de procedimentos extras, possibilidades de sequelas, entre outros.[23]

SISTEMA DE DISTRIBUIÇÃO E DISPENSAÇÃO DE MEDICAMENTOS

O serviço de farmácia hospitalar deve ser planejado para garantir terapêutica eficaz e segura aos pacientes. A escolha do sistema de distribuição de medicamentos dependerá dos recursos disponíveis e da política de investimento da instituição.[12]

Existem três tipos de sistemas de distribuição de medicamentos: coletivo, individualizado e dose unitária.

O primeiro é o sistema mais primitivo e necessita de poucos recursos humanos na farmácia, porém compromete a gestão financeira e não há o controle de estoque, ocorrendo muitos erros de medicação e, como consequência, aumento dos gastos para a instituição, por exemplo, com o aumento do tempo de internação.[12,24] O sistema individualizado tem algumas vantagens em relação ao anterior, como reduzir os estoques nas unidades de enfermagem e os erros de medicação. Entretanto, algumas falhas permanecem, como falta de controle efetivo do estoque e faturamento.[12] Por sua vez, o sistema de distribuição por dose unitária é o mais utilizado mundialmente por minimizar os erros de medicação, garantindo a segurança do paciente e, também, possibilitando o armazenamento de informações necessárias. Como resultado, tem-se a melhora efetiva na gestão financeira.[24]

Os sistemas de distribuição de medicamentos, quando bem estruturados, permitem o controle efetivo do faturamento e do consumo por paciente, facilitando a identificação dos valores financeiros envolvidos no processo.[12,24]

ACOMPANHAMENTO FARMACOTERAPÊUTICO

O conceito de cuidado farmacêutico criado por Hepler e Strand na década de 1990 implica compromisso entre farmacêutico e paciente no sentido de prevenir, identificar e resolver problemas relacionados aos medicamentos prescritos. O acompanhamento farmacoterapêutico é indicado principalmente para os medicamentos com grande potencial de provocarem eventos adversos, aqueles que envolvem altos gastos para o hospital e ainda os administrados a pacientes em situações específicas.[25]

O uso racional de medicamentos, favorecido pelo acompanhamento farmacoterapêutico, reduz a exposição dos pacientes aos riscos de eventos adversos e melhora a aplicação dos recursos financeiros.[25]

ESTUDOS DE UTILIZAÇÃO DE MEDICAMENTOS

O farmacêutico hospitalar detém um conhecimento altamente técnico e necessário para as atividades diretamente relacionadas aos pacientes. Entretanto, é necessário conhecer a força do impacto financeiro, tanto positivo, quanto negativo, relacionado ao uso dos medicamentos.[26,27]

Alcançar o uso racional não é tarefa fácil. Os medicamentos são instrumentos valiosos para o tratamento, diagnóstico, alívio e prevenção das enfermidades. Contudo, a eficácia potencial pode não se transformar em benefício real, em decorrência dos riscos inerentes ao seu uso.[26,27]

A ferramenta ideal que auxilia na adoção de medidas para alcançar o uso racional é conhecida como estudo de utilização de medicamentos que, segundo a Organização Mundial da Saúde (OMS), são definidos como estudos sobre comercialização, distribuição, prescrição, dispensação e uso de medicamentos na sociedade, e suas consequências sanitárias, sociais e econômicas.[26,27]

A aplicação desses estudos é muito ampla e inclui:[26]

- descrever padrões de uso de medicamentos;
- constatar variações nos perfis terapêuticos no curso do tempo;
- avaliar os efeitos de medidas educativas, informativas e reguladoras;
- estimar o número de indivíduos expostos a medicamentos;
- detectar doses excessivas, mau uso, doses insuficientes e abuso dos medicamentos.

No contexto da farmácia hospitalar, realizam-se em sua maioria estudos de utilização de medicamentos quantitativos e retrospectivos.[26] Para o desenvolvimento desses estudos, é necessário um sistema informatizado efetivo que possibilite a coleta de dados confiáveis de consumo e custos. Os resultados podem identificar possíveis problemas no uso de medicamentos como:[4,26]

- altos custos de um medicamento ou grupo terapêutico;
- consumo muito elevado de um medicamento;
- alto consumo de medicamentos com indicações muito bem definidos;
- risco de desencadear reações adversas;
- altos custos no tratamento com uso inapropriado de medicamentos.

De acordo com os resultados, o farmacêutico clínico efetua uma revisão das prescrições. A partir da avaliação das prescrições médicas, o estudo é classificado como um estudo qualitativo. Caso seja identificado o problema devem-se realizar intervenções pertinentes como medidas educativas, restritivas e outras.[4,26]

Com a aplicação sistemática desses estudos, podem-se criar indicadores de custos para tomada de decisões na gestão dos recursos financeiros:[4]

- custo total por prescrição;
- custo total por diagnóstico;
- custo por grupo terapêutico;
- custo por paciente.

A redução de custos pura e simples pode levar a resultados contraproducentes. Eliminar desperdícios e atividades desnecessárias é benéfico, mas a redução de custos deve decorrer da melhor relação entre os custos e os resultados obtidos na assistência ao paciente.[28]

Assim, para a gestão financeira da farmácia hospitalar, é necessário conhecer todos os processos, os custos envolvidos e como eles são formados, e não apenas centrar esforços na sua redução aleatória. Para isso, há necessidade de gestores capacitados, com a habilidade de identificar sistematicamente situações passíveis de intervenções com foco na qualidade da assistência e na consequente redução de custos.[28]

REFERÊNCIAS BIBLIOGRÁFICAS

1. Tavares SCP. Hospitais públicos. In: Pereira LL, Chanes M, Galvão CR. Gestão em saúde: tendências, inovações e perspectivas. São Paulo: Centro Universitário São Camilo; 2010. p.131-48.
2. Vecina Neto G, Malik AM. Tendências na assistência hospitalar. Ciência Saúde Coletiva. 2007;12(4):825-39.
3. Castilho C. Gerenciamento de custos: análise de pesquisas produzidas por enfermeiras. [Tese – Livre-docência]. São Paulo: Escola de Enfermagem da Universidade de São Paulo; 2008.
4. Ribeiro E, Crozara MA. Farmacoeconomia aplicada ao hospital. In: Nita ME, Secoli SR, Cuce Nobre MR, Ono-Nita SK, Coelho Campino AC, Mori Sarti F, et al. Avaliação de tecnologias em saúde. Porto Alegre: Artmed; 2010. p.461-77.
5. Kaplan RS, Porter ME. How to solve the cost crisis in health care. Harv Bus Rev. 2011;89:46-52.
6. Organização Pan-Americana da Saúde. División de desarrollo de sistemas y serviços da salud. Guia para el desarrollo de servicios farmacêuticos hospitalarios: selección y formulário de medicamentos [série medicamentos essenciales y tecnologia]. 1997;5:1-21 [acesso em 10 out 2012]. Disponível em: http://www.paho.org/spanish/Hsp/HSE/doc185.pdf.

CAPÍTULO 12 | GESTÃO FINANCEIRA DA FARMÁCIA HOSPITALAR **109**

7. Novaes MLO, Gonçalves AA, Simonetti VMM. Gestão das farmácias hospitalares através da padronização de medicamentos e utilização da curva ABC. In: XIII SIMPEP; 2006 [acesso em 10 out 2012]. Disponível em: http://www.simpep.feb.unesp.br/anais/anais_13/artigos/962.pdf.

8. Ribeiro E, Crozara MA. Logística hospitalar. In: Pereira LL, Chanes M, Galvão CR. Gestão em saúde: tendências, inovações e perspectivas. São Paulo: Centro Universitário São Camilo; 2010. p.403-20.

9. Ministério da Saúde. Departamento de Assistência Farmacêutica e Insumos Estratégicos. Secretaria de Ciência, Tecnologia e Insumos Estratégicos. Assistência farmacêutica na atenção básica: instruções técnicas para sua organização [série A – Normas e manuais técnicos] [acesso em 5 out 2012]. 2.ed. Brasília: Ministério da Saúde; 2006. Disponível em: http://www.ensp.fiocruz.br/portalensp/judicializacao/pdfs/283.pdf.

10. Brasil. Lei n. 8.666, de 21 de junho de 1993. Regulamenta o art. 37, inciso XXI, da Constituição Federal, institui normas para licitações e contratos da Administração Pública e dá outras providências [acesso em 5 out 2012]. Disponível em: http://www.planalto.gov.br/ccivil_03/leis/L8666cons.htm.

11. Takahashi PSK, Ribeiro E. Aquisição de medicamentos e materiais. In: Storpirtis S, Mori ALPM, Yochiy A, Ribeiro E, Porta V. Farmácia clínica e atenção farmacêutica. Rio de Janeiro: Guanabara Koogan; 2011. p.145-52.

12. Crozara MA, Silva AM. Gestão em farmácia hospitalar. In: Pereira LL, Chanes M, Galvão CR. Gestão em saúde: tendências, inovações e perspectivas. São Paulo: Centro Universitário São Camilo; 2010. p.475-94.

13. Barbieri JC, Machline C. Logística hospitalar: teoria e prática. São Paulo: Saraiva; 2006.

14. Brasil. Agência Nacional de Vigilância Sanitária. Portaria n. 344, de 12 de maio de 1998. Aprova o regulamento técnico sobre substâncias e medicamentos sujeitos a controle especial [acesso em 5 out 2012]. Disponível em: http://www.anvisa.gov.br/hotsite/talidomida/legis/Portaria_344_98.pdf.

15. Brasil. Ministério da Saúde. Departamento de Assistência Farmacêutica e Insumos Estratégicos. Secretaria de Ciência, Tecnologia e Insumos Estratégicos. Formulário terapêutico nacional 2008: Rename 2006 [acesso em 28 out 2012]. Brasília: Ministério da Saúde; 2008. Disponível em: http://portal.saude.gov.br/portal/arquivos/multimedia/paginacartilha/docs/FTN.pdf.

16. Kohn LT, Corrigan JM, Donaldson MS (eds.). To err is human: building a safer health system. Washington: National Academy; 2000.

17. Cassiani SHB. A segurança do paciente e o paradoxo no uso de medicamentos. Rev Bras Enferm. 2005;58(1).

18. Miasso AI, Grou CR, Cassiani SHB, Silva AEBC, Fakih FT. Erros de medicação: tipos, fatores causais e providências tomadas em quatro hospitais brasileiros. Rev Esc Enferm. 2006;40(4).

19. Gimenes FRE, Miasso AL, Lyra JR DP, Grou CR. Prescrição eletrônica como fator contribuinte para segurança de pacientes hospitalizados. Pharmacy Pract. 2006;4(1).

20. Silva AMS. Erros de prescrição médica de pacientes hospitalizados [acesso em 30 set 2012]. Einstein. 2009;7(3):290-4. Disponível em: http://apps.einstein.br/revista/arquivos/PDF/1357Einstein%20v7n3p290-4_port.pdf.

21. Savage I, Cornford T, Klecun E, Barber N, Clifford S, Franklin BD. Medication errors with electronic prescribing (eP): two views of the same picture. BMC Health Serv Res. 2010;10 [acesso em 30 set 2012]. Disponível em: http://eprints.pharmacy.ac.uk/1625/1/MEDICATION_ERRORS.pdf.

22. Serafim SAD, Forster AC, Simões MJS, Penaforte TR. Assessment of informatization for the dispensing of medications at a university hospital. Clinics. 2010;65(4):417-24.

23. Sebastião ECO. Avaliação do cumprimento das exigências legais em ordens médicas em serviço de farmácia hospitalar de Ouro Preto e implicações na qualidade assistencial ao paciente. Rev Ciênc Farm. 2002;23(1):71-85.

24. Ribeiro E. Sistemas de distribuição de medicamentos para pacientes internados. In: Storpirtis S, Mori ALPM, Yochiy A, Ribeiro E, Porta V. Farmácia clínica e atenção farmacêutica. Rio de Janeiro: Guanabara Koogan; 2011. p.161-70.
25. Hepler CD, Strand LM. Opportunities and responsabilities in pharmaceutical care. Am J Hosp Pharm. 1990;43:543-53.
26. Chaves A. Estudios de utilización de medicamentos: conceptos. In: Bermudez JAZ, Bonfim JRA. Medicamentos na reforma do setor saúde. São Paulo: Sobravime; 1999. p.101-10.
27. Laporte JR, Tagnoni G. Principios de epidemiología del medicamento. 2.ed. Barcelona: Ediciones Científicas y Técnicas; 1993. p.271.
28. Castilho C. Gerenciamento de custos: análise de pesquisas produzidas por enfermeiras. [Tese – Livre-docência]. São Paulo: Escola de Enfermagem da Universidade de São Paulo; 2008. p.34.

BIBLIOGRAFIA SUGERIDA

- Antoñanzas VF. Evaluación económica aplicada a lós medicamentos: características y metodologia. In: Sacristán Del Castilho JA, Llach XB. Farmacoeconomía y evaluación econômica de medicamentos. Madrid: Médica; 1995. p.31-50.
- Nita ME, Secoli SR, Cuce NM, Ono-Nita S, Coelho CAC, Mori SF, et al. Avaliação de tecnologias em saúde: evidência clínica, análise econômica e análise de decisão. Porto Alegre: Artmed; 2010.
- Rascati KL. Introdução à farmacoeconomia. Porto Alegre: Artmed; 2010. p.67-85.
- Secoli SR, Grillo PK, Litvoc J, Tanaka MS. Farmacoeconomia: perspectiva emergente no processo de tomada de decisão. Ciênc Saúde Coletiva. 2005;10:285-7.
- Storpitis S, Mori ALPM, Yochiy A, Ribeiro E, Porta V. Farmácia clínica e atenção farmacêutica. Rio de Janeiro: Guanabara Koogan; 2008.

CAPÍTULO **13**

Aplicação de tecnologia da informação e automação na farmácia hospitalar

Shirley Frosi Keller
Lisiane Freitas Leal
Suhélen Caon

A tecnologia da informação tem importante atribuição quando utilizada para subsidiar a administração geral de uma empresa, pois fornece elementos para a definição de estratégias empresariais. O gerenciamento da informação é um componente essencial na prestação de cuidados ao paciente e tem sido dificultado devido ao aumento na quantidade de dados a gerenciar, no número de profissionais que controlam os processos e nas demandas para acesso em tempo real. Na tentativa de fornecer mais dados com menor custo, o segmento saúde tem investido na inovação tecnológica, a fim de alavancar novos produtos e oportunidades que garantam a segurança no processo assistencial.[1] Nesse cenário, o farmacêutico que atua em instituições hospitalares tem um desafio no seu dia a dia já que sua formação não está voltada para a área de tecnologia da informação.

A definição da Organização Mundial da Saúde (OMS) que resume o papel do farmacêutico no sistema de saúde como "farmacêutico sete estrelas"[2] não menciona a habilidade de ser capaz de trabalhar com ferramentas de tecnologia da informação. É iminente que o farmacêutico hospitalar entenda e atue de forma interdisciplinar nessa área, contribuindo para garantir a segurança do paciente nas instituições hospitalares.

Nos Estados Unidos, a informática farmacêutica é uma especialidade relativamente nova dentro da prática de farmácia. Além da oportunidade de formação prática, existe a especialização em informática farmacêutica, que é realizada no

111

segundo ano de residência. Em geral, o especialista será responsável direta ou indiretamente por avaliação, seleção, treinamento, configuração, testes, implementação, manutenção, desenvolvimento e suporte de toda tecnologia da informação em farmácia.[3]

No Brasil, esse segmento da profissão farmacêutica ainda não está consolidado e poucos profissionais se especializam na área. Aqueles que o fazem utilizam suas experiências práticas, são autodidatas e buscam o conhecimento trabalhando em conjunto com as equipes de tecnologia da informação das instituições em que atuam.

Este capítulo não tem a pretensão de esgotar todos os conhecimentos necessários para um farmacêutico trabalhar com tecnologia da informação aplicada em farmácia hospitalar, mas, sim, abordar as necessidades básicas para desenvolver parcerias com as equipes, a fim de construir e/ou implantar um sistema que permita tornar os processos em farmácia hospitalar viáveis, atendendo às necessidades desse setor. A abordagem será focada na seleção de um sistema até ao monitoramento dos efeitos dos fármacos no organismo, oferecendo aos estudantes e/ou profissionais subsídios para avaliar as ferramentas de informática utilizadas em farmácia hospitalar.

GERENCIAMENTO DO USO DE MEDICAMENTOS E TECNOLOGIA DA INFORMAÇÃO

O sistema de informação em farmácia como suporte para automação é vital para otimizar a segurança e eficiência do processo medicação.[3] O farmacêutico deve conhecer profundamente cada uma das etapas dos processos internos de farmácia e sua interface com a organização para garantir que os recursos de informática sejam selecionados de acordo com os processos internos existentes. A automação não reduz a necessidade de recursos humanos. A força de trabalho deve ser treinada e realocada visto que as necessidades não deixam de existir, sendo apenas modificadas.

Seleção do *software*

Os sistemas de informação que integram todos os dados e processos de uma organização em um único sistema são chamados *enterprise resourcing planning* (ERP). Esses *softwares* possibilitam a automação e o armazenamento de todas as

CAPÍTULO 13 | APLICAÇÃO DE TECNOLOGIA DA INFORMAÇÃO E AUTOMAÇÃO NA FARMÁCIA HOSPITALAR **113**

informações de negócios. Atualmente, desde pequenas empresas até grandes instituições utilizam um ERP como garantia do gerenciamento das informações. O mesmo acontece nas instituições hospitalares.

Há diversos *softwares* com as mais variadas características. A preocupação do profissional farmacêutico envolvido no processo de escolha e implantação do *software* deve ser em função de suas funcionalidades relacionadas ao processo de medicação – desde o gerenciamento de estoque até a administração e o monitoramento do uso dos medicamentos. Existe a possibilidade de somente um sistema não atender a todas essas demandas, assim, o farmacêutico deverá ser conhecedor de todas essas etapas, a fim de recorrer a outras interfaces.

Caso o sistema seja desenvolvido em módulos, dois deles merecerão atenção especial: gestão de estoques e prescrição eletrônica.

Módulo de gerenciamento de estoques

A seguir, são apresentados os requisitos para a seleção de um *software* que atenda às necessidades da farmácia hospitalar relacionados com o sistema de gestão de estoques. Para essa avaliação, é importante que o profissional responsável tenha conhecimento das interfaces (visão sistêmica de processo e estratégica para gestão).

Cadastros

O módulo do *software* deve:

- restringir acessos ao cadastro conforme perfil de usuário;
- permitir dupla checagem eletrônica para conferência do cadastro de medicamentos;
- possibilitar a gestão de não padronizados por paciente conforme autorização prévia de uso/fornecimento (customizável de acordo com a rotina da instituição);
- apresentar campo para cadastro de localizações de produtos estocados (endereço físico do item no estoque);
- subdividir o cadastro de medicamentos e materiais médico-hospitalares (MED/MAT) com estrutura de grupo, subgrupo, classe e grupo contábil a qual pertence cada item do cadastro;
- admitir o vínculo de fornecedor aos respectivos MED/MAT (ao nome comercial e não ao nome genérico);

- aceitar cadastro da unidade de compra, de estoque, de consumo e de solicitação com as devidas conversões para o controle de estoque;
- apresentar a classificação dos produtos por curva ABC e classificação de criticidade XYZ;
- possuir base de cálculos assertivos.

Movimentações de estoque

O módulo do *software* deve:

- controlar estoque de MED/MAT e seu abastecimento pelo almoxarifado, farmácia e demais estoques do hospital;
- permitir a definição de regras de movimentação de MED/MAT entre os estoques;
- admitir requisições de MED/MAT por centros de custo;
- apresentar reposição automática de estoques segundo parâmetros cadastrados (estoque mínimo e máximo);
- permitir conferência eletrônica de reposições no estoque destino;
- possibilitar a entrada da nota fiscal integrada à ordem de compra;
- controlar o estoque de produtos consignados;
- permitir a rastreabilidade dos lotes de MED/MAT por meio da movimentação dos código de barras, incluindo o formato Data Matrix;
- disponibilizar ferramentas para planejamento sob a forma de indicadores – ponto de pedido, estoque mínimo e máximo, consumo extra. A partir desses indicadores, deve-se:
  - dar uma sugestão para aquisição dos produtos;
  - permitir o bloqueio de lotes de itens no estoque;
  - possuir alertas e controles efetivos de faltas de mercado com identificação de substituto com interface em prescrição e faturamento.

Relatórios

Em relação aos relatórios, é necessário:

- disponibilizar o relatório com a média mensal de consumo de produtos, filtrando por centro de custo, grupo, subgrupo;
- permitir a customização de filtros como data, setor, produto ou grupos, com ou sem consumo, padronizado ou não, vencimentos etc., com possibilidade de geração em planilha em formato Excel®.

Módulo de prescrição eletrônica

Esse módulo merece uma atenção especial, pois é a interface mais frágil conhecida no dia a dia dos hospitais brasileiros. Geralmente, a repercussão não é bem aceita entre o grupo médico e, por isso, muitas instituições não implantam essa etapa ao automatizar seus processos. O sistema de prescrição deve ter como premissas para um aceite médico adequado mais facilidades, simplicidade, adaptabilidade e segurança que o processo de prescrição manual e manter os conceitos de gestão já parametrizados nas demais interfaces. Alguns requisitos necessários para seleção de um módulo de prescrição eletrônica são:

- possibilitar um cadastro de alertas para interações medicamentosas, doses máximas conforme peso do paciente, verificação de prováveis alergias (prontuário $\times$ prescrição), controle de dias de utilização da farmacoterapia com antimicrobianos e alertas para duplicidade terapêutica em prescrição;
- admitir o controle de acesso usando perfis que podem ser diversos dentro de uma mesma formação (atender ao critério recomendado pela Joint Commission International);[4]
- permitir a possibilidade de acesso e visualização a grupos específicos de informações: peso, altura, alergias, comorbidades, as quais necessitam estar facilmente acessíveis e com possibilidade de atualização simples;
- admitir que informações relativas a sinais vitais (p. ex., glicemia e dor) devem ser checadas quando estiverem envolvidas em parâmetros de uso de medicamentos "se necessário";
- comportar a definição prévia do campo de observação e de uma ampla avaliação de esquemas de utilização medicamentosa, avaliando também aqueles pouco comuns fora do ambiente hospitalar, como esquemas de hemodiálise;
- permitir customizações de forma simples para adaptar a interface (p. ex., busca do fármaco, procedimento ou exame, cópias de prescrição e cálculos) a características, costumes e protocolos utilizados pelo corpo clínico, de forma a garantir segurança e aceitação ao processo de prescrição eletrônica.

Processos internos da farmácia hospitalar
(da unitarização e etiquetagem à monitorização de ambientes)

A automatização de processos internos básicos da farmácia requer um conhecimento prévio das necessidades e dos recursos disponíveis nas instituições. As empresas de tecnologia têm desenvolvido um grande número de produtos para automatizar partes do processo de medicação. A lógica dos *softwares* tem sido adicionada ao maquinário para criar ferramentas de automação que ajudem a diminuir o grande volume de atividades manuais associados com a preparação, a distribuição e a administração de medicamentos e que, ao mesmo tempo, promovam práticas mais seguras.[3] Será necessário demonstrar à direção do hospital o retorno do investimento, a agregação de valor no serviço prestado pela farmácia, a otimização dos recursos internos, o aumento da satisfação da equipe assistencial e, principalmente, a segurança do paciente. Tudo isso para que se consiga adquirir determinadas tecnologias que visem à otimização do processo de medicação.

- Automação de processos de fracionamento, unitarização, reembalagem, mistura de medicamentos e etiquetagem: o sistema de distribuição de medicamentos por dose unitária (SDMDU), mesmo sendo reconhecido como o sistema mais seguro de dispensação desenvolvido até o momento, ainda demonstra, a partir de indicadores, que existem muitos pontos frágeis no processo, merecendo toda a atenção.[5] A individualização, fracionamento, reembalagem com garantia da rastreabilidade dos medicamentos, são etapas críticas fundamentais no processo medicação. A Resolução RDC n. 67 da Agência Nacional de Vigilância Sanitária (Anvisa) regulamenta e define as boas práticas para esses processos.[6] Por outro lado, existem os sistemas Unidose® (Helpmed), Auto-Print II® (Grifols), os quais separam comprimidos, um a um, em embalagens com códigos de barras, nome do produto, lote, validade e o que mais for necessário. Um processo automático que embala até 120 comprimidos/minuto é um exemplo de funcionalidades nesta etapa do processo. Sistemas como Sharp SX™ (Care Fusion) e Opus 30X® (Opus System) são capazes de individualizar ampolas, garantindo também a identificação adequada. O equipamento conhecido como Repeater Pump® (Baxa) bombeia soluções com alta precisão, podendo ser utilizado para envase e fracionamento de líquidos orais, injetáveis e semissólidos. Para todos esses sistemas, no entanto, deve-se observar os custos para aquisição não só dos equipamentos, mas também dos insumos que serão utilizados na unitarização, já que eles impactam diretamente o orçamento dos serviços de farmácia.

O uso simultâneo das tecnologias que utilizam códigos de barras para sistemas de dispensação de medicamentos e para sistemas de administração reduz os erros de medicação e de dispensação em hospitais.[7] Por isso, a primeira etapa de individualização e identificação das formas farmacêuticas é fundamental para a segurança no processo de medicação.

O processo de rastreabilidade por códigos de barras em ambiente hospitalar e a tecnologia acerca desses processos são descritos por Malta.[5,9] Códigos lineares (EAN13 e GS1-128) e bidimensionais (DataBar e Data Matrix) são os padrões mais conhecidos. A organização GS1* é a responsável pela regulamentação dos códigos de barras utilizados no Brasil. Um grupo de trabalho com ações direcionadas para o setor saúde propõe o uso de formato bidimensional Data Matrix, o qual apresenta maior capacidade, permitindo a inserção de dados variáveis como lote e validade no seu conteúdo de informações.[9] Etiquetas magnéticas e as de identificação por radiofrequência (*radio frequency identification* – RFID) são uma realidade no segmento da saúde, no entanto, o uso hospitalar ainda é restrito e as implantações existentes são utilizadas para o monitoramento de ativos e controle de temperaturas, e não para identificação e rastreamento de MED/MAT.

- Automação do sistema de armazenamento e separação: o acondicionamento de MED/MAT é um dos fatores críticos em farmácia hospitalar, uma vez que causa impacto não só na qualidade desses produtos, mas também na agilidade de separação dos MED/MAT para dispensação. Esse processo pode ser automatizado com equipamentos conhecidos como armários horizontais e verticais disponíveis no mercado. Essas soluções automatizadas para armazenamento e *picking* têm como principais objetivos multiplicar a produtividade e maximizar o rendimento das atividades de farmácia. A presença de *softwares* que recebem e processam as informações geradas pela prescrição eletrônica e/ou solicitações de estoque, agrupando-as e permitindo a separação por produto, garantem a otimização de tempo e espaço. Sistemas desenvolvidos por Grifols, DH System e Apotheka são algumas das alternativas disponíveis no mercado nacional. Sistemas com robôs estão disponíveis no mercado internacional com custos para aquisição ainda desafiadores.[9]

- Automação dos sistemas de monitoramento: os monitoramentos internos da farmácia são exigidos pelas vigilâncias sanitárias a fim de garantir condições adequadas de temperatura e umidade para a manutenção das propriedades dos produtos estocados. Os monitoramentos podem ser automatizados e, com isso, garantir a agilidade nos processos de registros, a redução do trabalho manual e de papel gerado, assim como a extinção de falhas humanas. O sistema Incoterm®, por

---

* GS1 (Global Standards) é uma organização mundial dedicada ao desenvolvimento e à implantação de padrões globais e soluções que melhorem a eficiência e a visibilidade da cadeia de suprimentos em todas as áreas industriais. Entre suas atividades, está a normatização do uso de códigos de barras. No Brasil, o sistema GS1 (padrão internacional EAN) foi definido como padrão de identificação nacional de produtos de acordo com o Decreto n. 90.595, de 29 de novembro de 1984 (http://www.gs1br.org).

exemplo, permite registro, controle e monitoramento. É composto por um *software* e um conjunto de instrumentos de medição e controle cuja função consiste em efetuar registros e o controle de sensores, possibilitando ao usuário acesso e monitoramento *on-line*.[8]

Sistema de dispensação e entrega

A coexistência de diferentes sistemas de dispensação é conhecida hoje como sistemas híbridos de dispensação, os quais mesclam métodos centralizados e descentralizados de dispensação com o uso de automação e/ou sistemas manuais. Os diversos sistemas envolvidos devem estar perfeitamente integrados para que se obtenham totais benefícios com o método.[9] Cada instituição deve definir, de acordo com as condições financeiras, características de atendimento, demandas, sistemas, funcionalidades e equipamentos que deverão ser adquiridos para formar o modelo de atendimento.

Uma das alternativas para incorporar o sistema híbrido de dispensação é a utilização de sistemas de correio pneumático ou tubos pneumáticos. Essa rede de tubos de distribuição, com o uso de cápsulas, realiza o transporte entre estações. Uma turbina gera sucção ou pressão de ar que propulsiona as cápsulas ao longo dos tubos. Todo o sistema é dirigido e controlado na central de controle. Com o *software*, é possível acompanhar na tela do computador tudo o que acontece no sistema, possibilitando a inserção da tecnologia RFID nas cápsulas para maior efetividade no processo de entrega de MED/MAT, amostras laboratoriais e documentos.[10]

A dispensação em estoques-satélite e unidades assistenciais utilizando dispensários eletrônicos já é uma realidade em diversas instituições hospitalares brasileiras e apresenta uma série de vantagens que justificam a sua aquisição. Esse sistema de armários com gavetas e portas controladas por um computador e um sistema eletromecânico, interligados à prescrição eletrônica, permite manter um estoque descentralizado gerenciado constantemente pela equipe de farmácia. O Institute for Safe Medication Practices (ISMP) e a American Society of Health-System Pharmacists (ASHP) estabeleceram recomendações para o uso seguro desses dispositivos. Foram estabelecidos critérios para a realização de configurações que garantem a segurança do processo de medicação, tais como alertas de alergia, gerenciamento de giro do estoque e uso de códigos de barras para abastecimento, destacando a importância da avaliação de competências e treinamentos para uso correto da tecnologia.[11,12] Cabe ressaltar que as etapas prévias à implementação da tecnologia são fundamentais para sua eficiência. O planejamento da interface com

CAPÍTULO 13 | APLICAÇÃO DE TECNOLOGIA DA INFORMAÇÃO E AUTOMAÇÃO NA FARMÁCIA HOSPITALAR **119**

o sistema de cada instituição, a escolha de um grupo interdisciplinar e a definição de capacitação inicial e dos treinamentos continuados são pontos críticos nos projetos de implantação de dispensários eletrônicos. No Brasil, os equipamentos Pyxis MedStation® (Care Fusion) são os mais amplamente distribuídos e implantados nas instituições. Nos Estados Unidos, exemplos como as marcas McKessin® e Omnicell® dividem as representações neste segmento do mercado.

O Data Warehouse é o núcleo dos sistemas de informações gerenciais e apoio à decisão das principais soluções de *business inteligence* do mercado.[13,14] Esse sistema permite o acesso instantâneo de toda a informação gerada pelos dispensários eletrônicos, desde informações resumidas até o detalhamento das transações em determinado período. A possibilidade de criação de relatórios permite o gerenciamento de todo o processo de utilização dessa tecnologia.

A entrega de MED/MAT pode ser inserida no processo de automação da farmácia como garantia de um registro adequado de uma das etapas que mais impactam na satisfação das equipes de enfermagem com relação ao serviço de farmácia. O uso de dispositivos de *hardware* para registro de entrega aliados a tecnologia Wi-Fi permite coletar o dado por meio de uma leitura de códigos de barras e, consequentemente, registrar os responsáveis pela entrega e o recebimento, o local e o horário. Esses dados podem posteriormente ser inseridos em relatórios completos que rastreiam todo o processo, desde a prescrição até a administração do medicamento, permitindo assim identificar pontos críticos a partir de tempo-movimento.

Processo de checagem à beira do leito

O processo denominado *bar coding medication administration* (BCMA) ou *bedside point-of-care* (BPOC) – checagem à beira do leito – compreende tanto *software* quanto *hardware* e foi desenvolvido para aumentar a precisão da administração do medicamento. Componentes de *hardware* podem incluir computadores móveis em cada leito e sistemas de impressão para identificação de pulseiras com códigos de barras para os pacientes. Um *hardware* para escanear também é utilizado no BCMA, sendo capaz de realizar leituras de códigos lineares a códigos complexos bidimensionais.[3]

O processo de checagem à beira do leito no Brasil ainda é insipiente. Está implantado em algumas instituições e, em fase de testes, em inúmeras outras. Esse sistema ainda esbarra em barreiras como adaptação ao *software*, definição do *hardware* e aceitação da equipe de enfermagem. O processo de medicação descrito pela instituição que já adotou o sistema segue as seguintes etapas: o médico faz a avaliação do estado de saúde do paciente, prescreve os medicamentos necessários e, nos horários indicados, o medicamento previsto é automaticamente solicitado e dispensado pela farmácia por código de barras; já no leito, o profissional de enfermagem utiliza o *tablet* para consultar todas as informações referentes ao paciente e realizar dupla checagem do prontuário antes de aplicar os medicamentos.[15]

Processo de monitoramento do uso de medicamentos

O gerenciamento do uso de medicamentos não termina no momento em que este é dispensado. A monitorização do uso por meio de ferramentas informáticas é utilizada para melhorar os resultados da terapia medicamentosa. No Brasil, as ferramentas ainda são pouco acessíveis, sendo os monitoramentos realizados com muitas etapas manuais. As instituições definem como devem realizar seus monitoramentos e registros de acordo com suas características.

REFERÊNCIAS BIBLIOGRÁFICAS

1. Pinochet LHC. Tendências de tecnologia de informação na gestão da saúde. O mundo da saúde. 2011;35(4):382-94.
2. Organização Mundial da Saúde. The role of the pharmacist in the health care system preparing the future pharmacist: curricular development report of a third who consultative group on the role of the pharmacist. Vancouver: OMS; 1997.
3. Anderson PO, McGuinness SM, Bourne PE. Pharmacy informatics. CRC Press; 2009.
4. Consórcio Brasileiro de Acreditação de Sistemas e Serviços de Saúde. Padrões de acreditação da Joint Commission International para hospitais. Rio de Janeiro: CBA; 2010.
5. Malta NG. Rastreabilidade de medicamentos na farmácia hospitalar. Pharm Bras. 2010/2011;79.
6. Brasil. Agência Nacional de Vigilância Sanitária. RDC n. 67, de 1º de outubro de 2007. Regulamento técnico sobre boas práticas de manipulação de preparações magistrais e oficinais para uso humano em farmácias. Diário Oficial da União, 8 out 2007, Seção 1 [acesso em 10 ago 2012]. Disponível em: http://www.anvisa.gov.br legis/resol/2007/rdc/67_rdc_anexo.pdf.
7. Perras C, Jacobs P, Boucher M, Murphy G, Hope J, Lefebvre P, et al. Technologies to reduce errors in dispensing and administration of medication in hospitals: clinical and economic analyses. Technology Report n. 121. Ottawa: Canadian Agency for Drugs and Technologies in Health; 2009.
8. Incoterm [acesso em 5 ago 2012]. Disponível em: http://www.incoterm.com.br/documentos/catalogos/saude2011.
9. Malta NG. Automação no processo de uso do medicamento. In: Ferracini F, Filho W. Prática farmacêutica no ambiente hospitalar, do planejamento à realização. 2.ed. São Paulo: Atheneu; 2010. p.137-83.
10. Correio pneumático translog Swisslog [acesso em 5 ago 2012]. Disponível em: http://www.adarve.com.br/pneumatico.pdf.

CAPÍTULO 13 | APLICAÇÃO DE TECNOLOGIA DA INFORMAÇÃO E AUTOMAÇÃO NA FARMÁCIA HOSPITALAR **121**

11. Institute for Safe Medication Practices. Guidance on the interdisciplinary safe use of automated dispensing cabinets [acesso em 10 ago 2012]. Disponível em: http://www.ismp.org/tools/guidelines/ADC_Guidelines_Final.pdf.
12. Dumitru D (ed.). The pharmacy informatics primer. Bethesda: American Society of Health-System Pharmacists; 2009.
13. Data Warehouse, 2012 [acesso em 10 ago 2012]. Disponível em: http://www.datawarehouse.inf.br/dw.htm.
14. Data Warehouse [acesso em 10 ago 2012]. Disponível em: http://pt.wikipedia.org/wiki/Data_Warehouse.
15. Saúde Web. Paulistano investe em tablets para administrar medicamentos à beira do leito [acesso em 30 mai 2012]. Disponível em: http://saudeweb.com.br/29968/paulistano-investe-em-tablets-para-administrar-medicamentos-a-beira-do-leito.

BIBLIOGRAFIA SUGERIDA

- Referências bibliográficas 3, 5 e 9.

LEGISLAÇÃO RELACIONADA

- Referência bibliográfica 6.

CAPÍTULO **14**

Planejamento estratégico e gestão do conhecimento

Vanusa Barbosa Pinto
Cleuber Esteves Chaves

Planejamento estratégico é o planejamento concebido para a organização como uma totalidade. Geralmente, parte de cima para baixo, envolve a organização como um sistema integrado e é focado no longo prazo.[3]

Trata-se de um instrumento gerencial que deve estar apoiado nos conhecimentos teórico e prático da realidade, das condições e dificuldades da organização, visando a tornar possível o alcance dos objetivos e metas nele estabelecidos. Portanto, planejar significa orientar a ação do presente para que se possa organizar e estruturar um conjunto de atividades, conforme critérios previamente estabelecidos, tendo em vista modificar uma realidade.[5]

Planejamento tem sido descrito como uma das quatro funções-chave do gestor, juntamente com organização, liderança e controle. Na verdade, das quatro funções, o planejamento é crucial, pois é o suporte para as outras três.[8]

O Ministério da Saúde, por meio da Portaria n. 4.283, de 30 de dezembro de 2010, sugere aos hospitais que provenham estrutura organizacional e infraestrutura física que viabilizem as suas ações com qualidade, utilizando modelo de gestão sistêmico, integrado e coerente, pautado nas bases da moderna administração, influenciando na qualidade, na resolutividade e no custo da assistência, com reflexos positivos para usuário, estabelecimentos e sistema de saúde, devidamente aferidos por indicadores. Para o acompanhamento do adequado desempenho das principais atividades da farmácia hospitalar, recomenda-se a adoção de indicadores de gestão, logísticos, de assistência ao paciente e de educação.[2] Portanto, essa sugestão do Ministério da Saúde incentiva que as farmácias hospitalares e os serviços de saúde tenham inserida em sua gestão a realização de um planejamento estratégico para viabilizar um adequado desempenho, pautado em indicadores e metas.

Diante do exposto, o planejamento estratégico é uma ferramenta importante para a gestão da farmácia hospitalar. Para tanto, o farmacêutico deverá estar preparado para atuar como gestor e para realizar as seguintes atividades de planejamento:

- definição de missão, visão e valores (política da qualidade): a farmácia hospitalar deve ter sua missão definida para atingir sua visão, tendo como regras do jogo seus valores.[7] A definição da missão, visão e valores deve ser feita de maneira participativa, consensual e voltada para os objetivos, metas e princípios organizacionais. Após definidos, devem ser amplamente disseminados para que se tornem parte da cultura organizacional da farmácia hospitalar e devem ser avaliados e validados periodicamente;[4,7]

- diagnóstico estratégico e construção de cenário (ambiente externo e interno, cadeia de valor/mapa do negócio, diretrizes administrativas/políticas organizacionais): para a elaboração do planejamento estratégico, além da missão, visão e valores é necessária a construção do cenário onde a farmácia hospitalar está inserida, conhecendo as forças impulsoras e forças restritivas provenientes dos processos internos e externos da organização (ambiente externo e interno),[6] bem como conhecer quem são seus fornecedores, clientes e força de trabalho, quais são os recursos disponíveis de equipamentos, tecnologia da informação e instalações, quais os processos que realizam e produtos oferecidos, além das necessidades e expectativas de seus clientes e interfaces com a sociedade, que podem ser representados graficamente por meio do mapa do negócio/cadeia de valores.[4] É necessário também conhecer as diretrizes institucionais, políticas organizacionais e o que a alta administração da organização espera do serviço de farmácia;

- formulação da estratégia (definição de objetivos, indicadores, metas e ações): formular a estratégia embasada na missão, visão, valores e diagnóstico estratégico permite direcionar as ações da farmácia hospitalar na tentativa de maximizar seu desempenho[5] e compreendem, na definição de seus objetivos estratégicos (o que se espera realizar), quais indicadores permitirão monitorar se os objetivos foram atingidos e quais as metas para estes indicadores, que representarão o cumprimento do objetivo. Por último, mas não menos importante, essa formulação da estratégia irá descobrir quais serão as ações (planos de ação) que deverão ser realizadas para o cumprimento das metas estabelecidas, consequentemente dos objetivos definidos. É importante ressaltar que os indicadores e as metas estejam intimamente relacionados com os objetivos que se quer atingir e, principalmente, aos resultados dos processos realizados pela farmácia hospitalar – audaciosos, porém factíveis de coleta e de se alcançar;

- divulgação e sensibilização: a estratégia formulada precisa ser divulgada para todos da organização, desde a alta administração até o funcionário de menor nível hierárquico. Todos devem estar envolvidos e comprometidos com o planejamento estratégico e todas as suas etapas, sejam elas de tomada de decisão, autorização, execução ou monitoramento. Para isso, são necessárias divulgação e sensibilização, por meio de reuniões, apresentações, dinâmicas, comunicados e, principalmente, participação na construção das etapas pertinentes a cada nível hierárquico. Se toda a organização não conhecer o planejamento, não estiver sensibilizada sobre sua importância e envolvida em todas as suas etapas, será mais difícil a implantação do planejamento estratégico;

- implementação da estratégia: fase decisiva do planejamento, na qual as ações definidas (planos de ação) deverão ser colocadas em prática. Para isso, é necessário tratar cada ação definida no planejamento como um projeto, que deve ser planejada, implantada e monitorada, sendo imprescindível a definição do seu objetivo, justificativa, etapas/fases, responsáveis, cronograma/prazos, local de execução e custos. Os gestores deverão monitorar a implantação da estratégia por meio de reuniões de acompanhamento de cumprimento de cronograma e, quando necessárias, alterações nas etapas;

- avaliação da estratégia para correção de rumo: após a implementação da estratégia, é necessário avaliar se ela mudou o curso dos indicadores escolhidos, qual a porcentagem de cumprimento das metas, quais as interferências necessárias e a necessidade de correção de rumo (novas ações, interrupção de ações em andamento, mudanças nos projetos e correções dos indicadores e metas). A correção de rumo também é importante para incluir no planejamento as necessidades que surgem no intervalo entre a formulação da estratégia e a avaliação da mesma, seja por necessidades técnicas, adequação às novas legislações ou diretrizes administrativas.

Portanto, o planejamento estratégico introduz a ordem e o método nas atividades e transforma em rotinas disciplinadas as ações técnicas e administrativas da farmácia hospitalar, dirigindo e reduzindo os custos operacionais e permitindo uma organização do trabalho para alcançar os objetivos desejados, como isso vai ser feito, em que tempo e quem são os responsáveis.[5] Consequentemente, o farmacêutico no papel de gestor deve estar preparado para planejar, apropriando-se dos seguintes conhecimentos:

- teoria geral da administração;
- teoria de sistemas;
- liderança;
- teoria de planejamento estratégico;
- técnicas de análise de ambiente externo e interno;
- teoria sobre comportamento organizacional;
- programas da qualidade e acreditação hospitalar;
- técnicas de controle;
- gestão de projetos;
- ferramentas para qualidade;
- indicadores, metas e avaliação de desempenho;
- técnicas de comunicação;
- técnicas de negociação e gestão de conflitos;
- técnicas de sensibilização.

A aquisição desses conhecimentos começa na graduação com as disciplinas de ciências humanas e sociais, introduzindo conteúdos referentes às diversas dimensões da relação indivíduo/sociedade, contribuindo para a compreensão dos determinantes sociais, culturais, comportamentais, psicológicos, ecológicos, éticos e legais e conteúdos envolvendo a comunicação, a economia e a gestão administrativa em nível individual e coletivo, como suporte à atividade farmacêutica.[1]

As disciplinas de economia e administração, legislação e deontologia farmacêutica, *marketing*, contabilidade, psicologia, obrigatórias ou optativas, podem contribuir para construção do conhecimento do farmacêutico no papel de gestor.

O conhecimento na área administrativa é necessário, mas o farmacêutico gestor também tem que estar embasado no conhecimento inerente à profissão farmacêutica, como as disciplinas de ciências exatas, biológicas e da saúde e farmacêuticas, destacando a disciplina de farmácia hospitalar, consolidando o perfil generalista, possibilitando visão sistêmica, uma vez que o planejamento estratégico será desenvolvido na farmácia hospitalar ou serviço de saúde, devendo procurar um balanço harmonioso entre o técnico e o administrativo.

Além do conhecimento técnico e administrativo, o farmacêutico gestor deve desenvolver habilidades (saber fazer) e atitudes (querer fazer) para:

- liderar;
- trabalhar em equipe e confiar na sua equipe;
- ter visão sistêmica;
- ter visão de futuro com entusiasmo e empreendedorismo;
- focar-se em resultados e ter constância de propósitos;
- ter autonomia com responsabilidade;
- delegar;
- motivar e envolver as pessoas para fazer;
- negociar e tomar decisões;
- saber administrar conflitos e comunicar-se em todos os níveis da organização;
- aprender e ensinar constantemente;
- estar sempre pronto para mudanças.

Para se preparar para a gestão e o planejamento estratégico, o profissional farmacêutico deverá complementar os conhecimentos adquiridos na graduação e aperfeiçoar o conjunto de habilidades e atitudes necessárias para viabilizar um desempenho superior na gestão hospitalar. O profissional deve recorrer a cursos de *master of business administration* (MBA), pós-graduação, capacitação e, até mesmo, cursos de atualização (curta duração) em administração hospitalar/serviços de saúde, economia da saúde, gestão estratégica, planejamento estratégico, indicadores, avaliação de desempenho, gestão da qualidade e de processos, gestão de risco em processos, gestão de projetos, gestão de pessoas, liderança, comunicação, negociação, processos decisórios, empreendedorismo e novos negócios.

A participação em congressos, feiras, simpósios, palestras, assinatura de revistas e periódicos na área técnica de farmácia hospitalar e na área administrativa proporcionam atualização rápida do profissional em conceitos que estão em constante modernização, além de favorecer a rede de contatos, troca de experiências e conhecimentos, aguçando a inovação e busca de melhorias.

A busca constante por conhecimento e aperfeiçoamento das habilidades e atitudes faz com que o profissional tenha uma visão sempre à frente do seu tempo, proporcionando competências para realizar um planejamento estratégico moderno, inovador, capaz de gerar o reconhecimento da farmácia hospitalar por parte da alta administração do hospital e motivação para sua força de trabalho.

REFERÊNCIAS BIBLIOGRÁFICAS

1. Brasil. Ministério da Educação. Conselho Nacional de Educação. Câmara de Educação Superior. Resolução CNE/CES n. 2, de 19 de fevereiro de 2002. Institui Diretrizes Curriculares Nacionais do curso de graduação em farmácia [acesso em 10 ago 2013]. Diário Oficial da União, 4 mar 2002. Disponível em: http://portal.mec.gov.br/cne/arquivos/pdf/CES022002.pdf.
2. Brasil. Ministério da Saúde. Portaria n. 4.283, de 30 dezembro de 2010. Aprova as diretrizes e estratégias para organização, fortalecimento e aprimoramento das ações e serviços de farmácia no âmbito dos hospitais [acesso em 17 set 2012]. Diário Oficial da União, 31 dez 2010. Disponível em: http://portal.saude.gov.br/portal/arquivos/pdf/Portaria_MS_4283_30_12_2010.pdf.
3. Chiavenato I, Sapiro A. Planejamento estratégico: fundamentos e aplicações. Rio de Janeiro: Elsevier; 2003.
4. Cipriano SL, Pinto VB, Chaves CE. Gestão estratégica em farmácia hospitalar: aplicação prática de um modelo de gestão para qualidade. São Paulo: Atheneu; 2009.
5. Cipriano SL, Carvalho FD, Pinto VB. Estratégias e ferramentas de gestão para qualidade e resultados. In: Sociedade Brasileira de Farmácia Hospitalar e Serviços de Saúde. Guia de boas práticas em farmácia hospitalar e serviços de saúde. São Paulo: Ateliê Vide o Verso; 2009.
6. Fundação Nacional da Qualidade. Critérios: compromisso com excelência e rumo à excelência. São Paulo: Fundação Nacional da Qualidade; 2008.
7. Pinto VB, Cipriano SL, Chaves CE. Sistemas de liderança. In: Sociedade Brasileira de Farmácia Hospitalar e Serviços de Saúde. Guia de boas práticas em farmácia hospitalar e serviços de saúde. São Paulo: Ateliê Vide o Verso; 2009.
8. Schumock GT, Wong G. Strategic planning in pharmacy operations. In: Desselle SP, Zgarrick DP. Pharmacy management: essentials for all practice settings. New York: McGraw-Hill; 2005.

BIBLIOGRAFIA SUGERIDA

- Barbosa C. Estou em reunião: um programa para modernizar as reuniões na sua empresa. Rio de Janeiro: Agir; 2009.
- Cipriano SL. Desenvolvimento de um modelo de construção e aplicação de um conjunto de indicadores de desempenho na farmácia hospitalar com foco na comparabilidade. [Tese – Doutorado]. São Paulo: Faculdade de Saúde Pública da Universidade de São Paulo; 2009.
- Cipriano SL. Proposta de um conjunto de indicadores para utilização na farmácia hospitalar com foco na acreditação hospitalar. [Dissertação – Mestrado]. São Paulo: Faculdade de Saúde Pública da Universidade de São Paulo; 2004.
- Consórcio Brasileiro de Acreditação. Padrões de acreditação da Joint Commision International para hospitais. 4.ed. Rio de Janeiro: CBA; 2010.
- Donabedian A. Evaluating the quality of medical care. The Milbank Quarterly. 2005;83(4):691-729.
- Fundação Nacional da Qualidade. Cadernos – compromisso com a excelência: estratégias e planos. São Paulo: Fundação Nacional da Qualidade; 2008.
- Fundação Nacional da Qualidade. Cadernos – compromisso com a excelência: liderança. São Paulo: Fundação Nacional da Qualidade; 2008.

- Kaplan RS, Norton DP. Mapas estratégicos – balanced scorecard: convertendo ativos intangíveis em resultados tangíveis. Rio de Janeiro: Elsevier; 2004.
- Marin N (org.). Assistência farmacêutica para gerentes municipais. Rio de Janeiro: Opas/OMS; 2003.
- Organização Nacional de Acreditação. Manual das organizações prestadoras de serviços de saúde. Brasília: Organização Nacional de Acreditação; 2010.

LEGISLAÇÃO RELACIONADA

- Referências bibliográficas 1 e 2.
- Brasil. Conselho Federal de Farmácia. Resolução n. 492, de 26 de novembro de 2008. Regulamenta o exercício profissional nos serviços de atendimento pré-hospitalar, na farmácia hospitalar e em outros serviços de saúde, de natureza pública ou privada. Diário Oficial da União, dez 2008.

CAPÍTULO **15**

Liderança e gestão de pessoas

Felipe Dias Carvalho
Andréia Cordeiro Bolean

A equipe da farmácia hospitalar, de modo geral, além de farmacêuticos, é composta por auxiliares de farmácia, almoxarifes, estoquistas, escriturários ou oficiais administrativos, entregadores ou mensageiros, auxiliares de serviços gerais; profissionais cujas atividades, atribuições e condutas devem ser orientadas e supervisionadas por todos os farmacêuticos da equipe, não só por aqueles que exercem funções de chefia ou direção.

Dessa forma, liderar e gerir pessoas são tarefas que requerem do farmacêutico hospitalar aptidões que, geralmente, não são aprendidas nos bancos da faculdade, mas que são primordiais no mercado de trabalho desse profissional.

A literatura especializada traz diversas definições e conceitos de liderança. De acordo com Chiavenato,[1] um dos principais autores brasileiros sobre o tema, liderança é uma espécie de "poder" pessoal pelo qual o líder, pessoa detentora deste "poder", é capaz de influenciar e conduzir outras pessoas ou grupos em prol da obtenção de determinados objetivos.[1]

O líder possui papel importante em qualquer grupo ou organização, o que não é diferente nos hospitais e nas farmácias hospitalares. Da atuação do líder dependem o sucesso ou fracasso de atividades, projetos ou mesmo da organização como um todo.

A rigor, espera-se que pessoas que ocupam cargos hierárquicos sejam bons líderes, mas a liderança não é um poder instituível. Assim, não é incomum encontrar chefes, supervisores, encarregados e diretores que não possuem o poder de liderar. Em contrapartida, alguns profissionais que não possuem nenhum cargo se destacam nas organizações encabeçando projetos, movimentos, influenciando outros profissionais e até mesmo seus superiores hierárquicos.

Tida por muitos como uma característica pessoal nata, existente em poucas pessoas, há evidências de que a liderança é uma competência que pode ser desenvolvida e/ou aprimorada por meio da obtenção de conhecimentos, desenvolvimento de habilidades e da tomada de atitudes pertinentes a um líder.

Além da literatura especializada voltada à administração de empresas, muitos livros de autoajuda também tratam do tema liderança, sendo alguns considerados *best-seller*. Nesses livros, é recorrente a pretensão dos autores de desenvolver nos leitores a aptidão da liderança, assim como a premissa de que um verdadeiro líder deve ser acima de tudo um servidor, um facilitador e não apenas um ordenador; sendo mais participativo e menos coercivo, servindo aos anseios da equipe, incentivando os funcionários e desenvolvendo talentos, sempre em consonância com os valores da organização.[2]

No mundo moderno, as organizações buscam cada vez mais por profissionais capazes de definir clara e pertinentemente os objetivos a serem atingidos e que sejam hábeis em conduzir a equipe ao alcance desses objetivos, o que torna tais profissionais disputados e valorizados no mercado de trabalho.

Entendida como "um conjunto de políticas e práticas que permitem a conciliação de expectativas entre a organização e as pessoas para que ambas possam realizá-las ao longo do tempo", a gestão de pessoas está intimamente ligada ao tema liderança.[3]

As pessoas constituem o principal recurso das organizações, mesmo naquelas em que a tecnologia é preponderante, pois a criatividade e o raciocínio (capital intelectual) são elementos primordiais para o desenvolvimento e aprimoramento do negócio da organização.[4]

No caso dos hospitais, em que a atenção e o cuidado à saúde são o cerne do negócio dessas organizações, os colaboradores possuem papel ainda mais relevante no rol de recursos disponíveis, pois prestar cuidados a outras pessoas, doar carinho, atenção, afeto, compreensão e amor ao próximo são tarefas impossíveis de serem automatizadas.

A gestão de pessoas envolve as atividades de quantificação e definição do perfil dos colaboradores necessários; definição de plano de cargos e salários, de padrões de trabalho e de conduta; recrutamento; seleção; contratação; integração dos novos colaboradores; capacitação e desenvolvimento de carreiras; remuneração, benefícios sociais, reconhecimento e incentivo; gerenciamento dos processos de trabalho; avaliação de desempenho e *feedback* aos colaboradores; análise do *turnover* ou rotatividade e do absenteísmo de colaboradores; promoção da qualidade de vida no trabalho (saúde ocupacional, segurança no trabalho, clima organizacional, condições adequadas, satisfação e motivação).[4-6]

A conjunção das atividades citadas tem como objetivo extrair dos colaboradores da organização o máximo potencial produtivo, fazendo com que as competências individuais sejam somadas a fim de propiciar melhoria da qualidade e aumento da efetividade dos serviços prestados e, consequentemente, o crescimento da organização.

Em uma farmácia hospitalar, há grande diversidade entre as atribuições, responsabilidades e os perfis de formação dos profissionais que ali trabalham. Desse modo, as diversas formas de pensar, as condutas, os valores individuais devem ser respeitados e alinhados à missão e aos objetivos do hospital. Tal peculiaridade, agregada às atividades relacionadas à gestão de pessoas, exige que o farmacêutico se esmere no processo de condução da equipe, bem como no domínio das ferramentas que poderão ser empregadas para aumentar a efetividade desse processo.

Nos hospitais, muitas vezes, o farmacêutico é chamado a exercer funções de liderança além da farmácia, seja a frente de grupos ou comissões, assumindo cargos em outros setores ou atuando na alta direção do hospital. A atuação em sociedades técnico-científicas, sindicatos, conselhos de classe e outras organizações de representação da profissão também são campos em que o farmacêutico hospitalar precisa ser competente para liderar equipes e gerir seus membros.

Desenvolver competências para se tornar um bom líder e gestor de pessoas deve ser um dos principais objetivos do estudante de farmácia ou do farmacêutico que deseje atuar em farmácia hospitalar. Infelizmente, faltam à maioria das grades curriculares dos cursos de graduação em farmácia brasileiros, disciplinas voltadas a desenvolver nos estudantes habilidades gerenciais e humanísticas.

Uma boa maneira de o estudante de farmácia buscar conhecimentos a respeito de liderança e gestão de pessoas é cursar disciplinas de outros cursos de graduação, como psicologia e administração de organizações. Ler a respeito do assunto e participar de eventos relacionados ao tema também são ótimas fontes de obtenção de conhecimento.

A participação em programas de estágio e o envolvimento com atividades acadêmicas propiciam ao estudante desenvolver habilidades e vivenciar situações que o prepararão para ser um bom líder e gestor de pessoas.

Aos farmacêuticos graduados, recomenda-se que busquem continuamente desenvolver e/ou aprimorar suas competências para liderar e gerir pessoas, de modo que possam progredir em suas carreiras e tornarem-se profissionais com maior poder competitivo no mercado de trabalho. Participar de programas de *coaching*, cursar pós-graduação, principalmente os cursos *lato sensu*, destacando-se cursos de *master of business administration* (MBA) em administração de organizações, gestão em saúde e gestão de recursos humanos, são ótimos mecanismos para tanto.

Conhecimento do negócio da organização, criatividade, visão de futuro, habilidade de comunicação, determinação, transparência, dedicação, integridade, honestidade, capacidade de motivação, visão estratégica e sistêmica da organização e do ramo/mercado de atuação, poder de delegação de responsabilidades e autonomia, autoconfiança, inteligência, predisposição ao ensino e ao aprendizado, predisposição e tolerância a mudanças, construção de equipes, habilidade de gerenciar o tempo e gerenciar conflitos, equilíbrio emocional, carisma, empatia, otimismo, realismo, capacidade de resolver problemas, proatividade, habilidade política fazem parte do leque de conhecimentos, habilidades e atitudes esperadas de um líder, do qual o farmacêutico hospitalar deve se apropriar.[7]

REFERÊNCIAS BIBLIOGRÁFICAS

1. Chiavenato I. Administração nos novos tempos. 2.ed. Rio de Janeiro: Campus/Elsevier; 2010.
2. Pinto VB, Cipriano SL, Chaves CE. Sistemas de liderança. In: Sociedade Brasileira de Farmácia Hospitalar e Serviços de Saúde. Guia de boas práticas em farmácia hospitalar e serviços de saúde. São Paulo: Ateliê Vide o Verso; 2009. p.37-48.
3. Dutra JS. Gestão de pessoas: modelo, processos, tendências e perspectivas. São Paulo: Atlas; 2002.
4. Bernardino HMOM, Tuma IL, Néri EDR. Gestão de pessoas. In: Sociedade Brasileira de Farmácia Hospitalar e Serviços de Saúde. Guia de boas práticas em farmácia hospitalar e serviços de saúde. São Paulo: Ateliê Vide o Verso; 2009. p.111-28.
5. Gonçalves EL. Gestão hospitalar: administrando o hospital moderno. São Paulo: Saraiva; 2006.
6. Cavallini ME, Bisson MP. Farmácia hospitalar: um enfoque em sistemas de saúde. 2.ed. Barueri: Manole; 2010.
7. Zilz DA, Woodward BW, Thielke TS, Shane RR, Scott B. Leadership skills pharmacy practice. Am J Health-Syst Pharm. 2004:61:2562-74.

BIBLIOGRAFIA SUGERIDA

- Aguiar MAF. Psicologia aplicada à administração: uma abordagem multidisciplinar. São Paulo: Saraiva; 2005.
- Bertelli SB. Gestão de pessoas em administração hospitalar. Rio de Janeiro: Qualitymark; 2004.
- Bohlander G, Snell S, Sherman A. Administração de recursos humanos. São Paulo: Thomson; 2005.

- Chiavenato I. Gestão de pessoas. 3.ed. Rio de Janeiro: Campus/Elsevier; 2009.
- Chiavenato I. Recursos humanos: o capital humano das organizações. 9.ed. São Paulo: Campus/Elsevier; 2009.
- Cipriano SL, Pinto VB, Chaves CE. Gestão estratégica em farmácia hospitalar: aplicação prática de um modelo de gestão para qualidade. São Paulo: Atheneu; 2009.
- Leme R. Aplicação prática de gestão de pessoas por competências: mapeamento, treinamento, seleção, avaliação e mensuração de resultados de treinamento. 2.ed. Rio de Janeiro: Qualitymark; 2008.

LEGISLAÇÃO RELACIONADA

- Brasil. Ministério da Saúde. Portaria n. 4.283, de 30 dezembro de 2010. Aprova as diretrizes e estratégias para organização, fortalecimento e aprimoramento das ações e serviços de farmácia no âmbito dos hospitais [acesso em 17 set 2012]. Diário Oficial da União, 31 dez 2010. Disponível em: http://portal.saude.gov.br/portal/arquivos/pdf/Portaria_MS_4283_30_12_2010.pdf.

CAPÍTULO 16
Gestão da qualidade

Helena Márcia de Oliveira Moraes Bernardino
Carolina Raslan Dinis

A farmácia hospitalar, por se tratar de uma unidade de apoio assistencial, está inserida na estrutura do hospital e, portanto, deve seguir o modelo de gestão e qualidade adotado pela organização.

Os hospitais têm realizado modificações profundas em seus modelos de negócio em parte como resultado do aumento de pressão em seus custos envolvidos e pela necessidade constante de melhores resultados. Essas modificações – que afetam todos os processos assistenciais e de apoio para cumprimento de sua missão – incentivam ou exigem maior produtividade, redução dos custos, maior flexibilidade e redução do tempo das operações[1] e, consequentemente, melhores resultados.

Embora essa realidade apresente desafios para todas as funções gerenciais, o impacto é muito intenso na gestão da qualidade na qual as demandas legais, as novas tecnologias, as normas de certificação e a análise crítica de resultados exigem do farmacêutico hospitalar novas habilidades em seu perfil profissional. Este capítulo apresenta ao leitor as práticas e as principais responsabilidades de um gestor de qualidade na farmácia hospitalar.

Via de regra, as responsabilidades da gestão da qualidade na farmácia hospitalar são atribuídas a farmacêuticos que desempenham também outras atividades nessa unidade. Constata-se que é uma situação a ser avaliada considerando a complexidade da assistência, o nível de dedicação do profissional e as metas a serem atingidas.

RESPONSABILIDADES

O papel do farmacêutico hospitalar na gestão da qualidade é comprovar a conformidade em relação aos padrões de qualidade e as exigências legais, além de promover melhorias contínuas dos seus processos. O profissional é responsável, enquanto gestor de qualidade, por duas categorias: legal/técnica e gerencial. Essa definição tem caráter mais conceitual do que prático.

São necessários conhecimentos sobre o negócio por parte de quem gere a qualidade e estes variam de acordo com a maturidade do sistema de gestão[2] do hospital. Quando o sistema de gerenciamento da qualidade é ainda imaturo, o foco recai sobre o produto. Em um primeiro nível, a qualidade de uma organização é identificada como a qualidade intrínseca dos produtos oferecidos. O objetivo nessa instância é o de ser confiável. Dentro desse cenário, as habilidades necessárias estão no conhecimento da legislação, das boas práticas, na capacidade de elaboração de procedimentos operacionais e acompanhamento dos primeiros indicadores do serviço.

No segundo nível de maturidade, o foco dos processos é o cliente e, nesse caso, a qualidade é medida consoante o nível de satisfação e fidelização do cliente. O farmacêutico hospitalar tem como objetivo, além de ser confiável, ter um bom relacionamento com o cliente. Aliada aos saberes do primeiro nível, o profissional de farmácia hospitalar necessita das habilidades e dos conhecimentos relacionais aplicados na identificação dos clientes internos e externos e nas suas necessidades, na seleção de fornecedores, na flexibilização dos processos e nas negociações. É fundamental a capacidade de acompanhar processos e indicadores de serviços e econômicos.

No terceiro nível de maturidade, o foco dos processos é o negócio. Nessa variante, a qualidade na empresa é entendida como a capacidade de atingir os resultados planejados. O objetivo do farmacêutico, além de preencher os requisitos do segundo nível, é garantir a sustentabilidade da organização em longo prazo. São necessários conhecimentos do mercado em que a organização atua – clientes, fornecedores, reguladores, acionistas e concorrência –, avaliando forças e fraquezas, oportunidades e ameaças. É essencial a capacidade de definir e acompanhar indicadores de resultado e flexibilidade para desenhar e alterar processos em um mercado caraterizado pela constante transformação.

São apresentados na Tabela 1 os objetivos e as competências associadas ao farmacêutico relativamente à qualidade nos três níveis de maturidade abordados.

Tabela 1 Orientação estratégica para desenvolvimento da qualidade

Nível	Orientação estratégica[2]	Conceito de qualidade	Competência organizacional	Competência profissional
I	Foco no produto	Qualidade é a qualidade intrínseca do produto	Capacidade de sustentar uma relação com o cliente com base na confiabilidade do produto	Conhecimento da legislação e boas práticas; capacidade de elaborar procedimentos operacionais; acompanhamento dos indicadores de produção
II	Foco no cliente	Qualidade é a capacidade de fidelizar e satisfazer os clientes	Confiabilidade do produto; capacidade de prestar um serviço rápido e disponível no intuito de satisfazer e fidelizar os clientes	Identificação dos clientes internos e externos e suas necessidades; negociação; flexibilidade; capacidade de acompanhar processos; acompanhamento dos indicadores de produção e econômicos
III	Foco no negócio	Qualidade é a capacidade de atingir os resultados planejados	Confiabilidade no produto; satisfação e fidelização do cliente; gestão de custos; sinergia de processos; gerenciamento de marcas: gestão de relacionamentos externos; gestão da estratégia	Capacidade de gerenciar custos e produtividade; política e estratégia; capacidade de desenhar e alterar processos; conhecimentos de qualidade; acompanhamento dos indicadores de produção, econômicos e de resultados

Responsabilidades legais/técnicas

O profissional de farmácia hospitalar deve ser capaz de:

- aprovar o desenho dos processos, cadeia cliente-fornecedor, procedimentos operacionais, protocolos de avaliação e resultados;
- cuidar das reclamações dos clientes, investigar e tratar o desvio de qualidade e as não conformidades constatadas durante o seu serviço;
- controlar documentos relativos à qualidade e suas alterações;
- garantir a conformidade com os padrões técnicos requeridos por legislação e pelas normas de acreditação;
- interagir com outros profissionais e departamentos para alinhamento e implantação das políticas de qualidade do hospital;
- realizar auditorias internas e acompanhar auditorias externas.

Responsabilidades gerenciais

O farmacêutico hospitalar, enquanto gestor da unidade de farmácia, deve ter capacidade para:

- selecionar, treinar e desenvolver colaboradores para a qualidade;
- gerenciar as atividades de forma que os resultados sejam confiáveis, eficientes e oportunos;
- estabelecer critérios de medicação, qualidade do produto e processo por meio de itens de verificação e controle, assim como de indicadores de desempenho;
- planejar as atividades do setor da qualidade e estabelecer os objetivos;
- fazer a análise crítica dos resultados;
- divulgar as informações técnicas, legais e de qualidade;
- criar um ambiente seguro de trabalho;
- contribuir para o bom clima organizacional de forma a motivar os colaboradores, a fim de alcançar um desempenho de qualidade excepcional.

CONHECIMENTOS

O aprendizado é um processo que dura a vida toda. O desenvolvimento de competências e habilidades para gestão da qualidade representa um grande desafio, pois a qualidade é um caminho sem fim, assim como o desenvolvimento das pessoas. O hospital, por ser uma organização baseada no conhecimento, deve ter na capacitação e no desenvolvimento os pilares da qualidade da assistência.[4]

A qualificação em gestão da qualidade está remetida na capacidade de usar modelos de gestão, métodos e ferramentas para solução de problemas do dia a dia na busca da eficácia operacional e de problemas novos de forma original para melhorias contínuas dos processos da farmácia hospitalar.

O gestor de qualidade deve ter sólidos conhecimentos sobre farmácia hospitalar, qualidade, normas de acreditação e das exigências legais.

HABILIDADES

Enquanto a qualificação profissional se baseia em conhecimentos teóricos formalizados com vista a pôr em prática uma profissionalidade, as competências e habilidades requerem uma mobilização de amplas qualidades subjetivas do farmacêutico hospitalar na busca do encaminhamento de situações de trabalho diferenciadas, não necessariamente ligadas à formação acadêmica, podendo ser adquiridas em empregos anteriores de outras áreas, estágios e cursos sobre qualidade.

Liderança e gerenciamento[1]

Para que um farmacêutico obtenha bons resultados no cotidiano de uma farmácia hospitalar, este deve possuir e desenvolver as seguintes aptidões:

- facilitação e treinamento: um líder deve possuir características de facilitador e treinador (*coach*). Convém que este seja capaz de coordenar um grupo em encontros formais, adaptando estilos de instrução e participação conforme as necessidades e compreensão dos participantes;
- atenção positiva e motivação: o farmacêutico responsável terá de transmitir credibilidade aos outros usando a comunicação, o respeito e uma confiança sincera, que será a chave para o sucesso dos propósitos definidos;
- facilidade para auxiliar a equipe: o profissional deve ter desenvoltura no auxílio de sua equipe quanto a atingir metas e obter bons resultados, garantindo que não haverá penalizações em um possível fracasso e demonstrando interesse pessoal pelos colegas, reconhecendo e comemorando um sucesso;
- avaliação de desempenho, *feedback* e orientação: requer uma postura agregadora para obter da equipe uma adesão para os projetos da qualidade. Dar e receber *feedback*, avaliar o desempenho formal, reconhecer, premiar e orientar para a solução de problemas. Desenvolver soluções alternativas, compartilhar experiências e técnicas relevantes;
- formação de equipe e integração: exige do farmacêutico hospitalar a capacidade de orientar e coordenar uma equipe de trabalho, promover o desenvolvimento de cada membro de forma a promover uma maior motivação e um resultado coletivo, desenvolver as próprias capacidades gerenciais por meio de uma relação eficaz com os pares e cargos de liderança do hospital;
- prática de valores: compreender e viver os valores da organização definidos na política da qualidade do hospital. Manter e demonstrar elevados padrões éticos na condução dos trabalhos.

Comunicação

O farmacêutico hospitalar tem que ser um excelente comunicador, quer para sua equipe, quer para os clientes. A comunicação deve ser feita sob várias formas:

- escrita: expressar por escrito ideias, pareceres, opiniões e conclusões de maneira clara e precisa;
- oral: expor ideias, sentimentos, opiniões e conclusões de forma direta e articulada, de maneira que outros o possam entender. Deve ser capaz de ouvir, perguntar e compreender outras opiniões e valores e não utilizar o discurso prolixo. Seu estilo deverá ser flexível capaz de se adaptar a todos os colaboradores da farmácia, do hospital e a situações específicas;
- apresentação: deverá realizar apresentações verbais de forma eficiente normalmente auxiliado por recursos audiovisuais. Promover a participação dos ouvintes elaborando questões sobre um tema, exemplificando e estimulando a participação de todos os colaboradores; manter o diálogo e uma discussão respeitosa; transmitir de forma eficiente uma mensagem e assegurar que foi compreendida por todos;
- linguagem: capacidade de se comunicar eficientemente em mais de um idioma quando necessário ou vantajoso para a organização;
- negociação e administração de conflitos: neste caso, o farmacêutico deverá procurar resolver todos os assuntos e concluir as questões ouvindo e respeitando todos os pontos de vista; examinar todas as possíveis soluções e obter um consenso que contemple as necessidades individuais e da equipe.

REFERÊNCIAS BIBLIOGRÁFICAS

1. Kieffer RG, Stoker JR, Nally JD. Conhecimentos e habilidades necessários ao sucesso do gestor de CQ/GQ. Pharmaceutical Technology; 1998.
2. Moura MCC, Bitencourt CC. A articulação entre estratégia e o desenvolvimento de competências gerenciais. Rev Eletrônica Administração de Empresas. 2006;5(1):art 3.
3. Nogueira LCL. Gerenciamento pela qualidade total na saúde. 4.ed. Belo Horizonte: Desenvolvimento Gerencial; 2008.
4. Bernardino HMO,Tuma IL, Néri EDR. Gestão de pessoas. In: Sociedade Brasileira de Farmácia Hospitalar e Serviços de Saúde. Guia de boas práticas em farmácia hospitalar. São Paulo: Ateliê Vide e Verso; 2009. p.119.

BIBLIOGRAFIA SUGERIDA

- Cerqueira Neto EPC. Gestão da qualidade princípios e métodos. São Paulo: Pioneira; 1991.
- Cipriano SL, Pinto VB, Chaves CE. Gestão estratégica em farmácia hospitalar: aplicação prática de um modelo de gestão para a qualidade. São Paulo: Atheneu; 2009.
- Falconi CV. Gerenciamento da rotina do trabalho do dia a dia. 8.ed. Belo Horizonte: Desenvolvimento Gerencial; 2004
- Ishikawa K. Controle de qualidade total à maneira japonesa. 3.ed. Rio de Janeiro: Campus; 1993.
- Kume H. Métodos estatísticos para melhoria da qualidade. 11.ed. São Paulo: Gente; 1992.
- Mouda EC. As sete ferramentas gerenciais da qualidade. Rio de Janeiro: Qualitymark; 1993.

LEGISLAÇÃO RELACIONADA

- Brasil. Agência Nacional de Vigilância Sanitária. Resolução RDC n. 67, de 8 de outubro de 2007. Aprova o regulamento técnico sobre boas práticas de manipulação de preparações magistrais e oficinais para uso humano em farmácias [acesso em 3 set 2012]. Diário Oficial da União, 9 nov 2007. Disponível em: http://www.anvisa.gov.br/legis/resol/2007/rdc/67_081007rdc.htm.
- Brasil. Conselho Federal de Farmácia. Resolução n. 492, de 26 de novembro de 2008. Regulamenta o exercício profissional nos serviços de atendimento pré-hospitalar, na farmácia hospitalar e em outros serviços de saúde de natureza pública privada [acesso em 3 ago 2012]. Disponível em: http://www.cff.org.br/userfiles/file/resolucoes/res492_08.pdf.
- Brasil. Ministério da Saúde. Portaria n. 4.283, de 30 dezembro de 2010. Aprova as diretrizes e estratégias para organização, fortalecimento e aprimoramento das ações e serviços de farmácia no âmbito dos hospitais [acesso em 17 set 2012]. Diário Oficial da União, 31 dez 2010. Disponível em: http://portal.saude.gov.br/portal/arquivos/pdf/Portaria_MS_4283_30_12_2010.pdf.

SITES DE INTERESSE

- http://www.anvisa.gov.br.
- http://www.fnq.org.br.
- http://www.inmetro.gov.br.
- http://www.jointcommissioninternational.org.
- http://www.ona.org.br.

CAPÍTULO **17**

Gestão ambiental e de resíduos de serviços de saúde

Renata Ferreira
Mayara Araujo Dias

Gestão ambiental é um conjunto de ações que envolvem políticas públicas, o setor produtivo e a sociedade de forma a incentivar o uso racional e sustentável dos recursos ambientais.[1]

Apesar de a Lei n. 6.938/1981, que trata da Política Nacional de Meio Ambiente, ser considerada uma legislação avançada, a gestão ambiental do país mostra sua fragilidade quando os objetivos e instrumentos previstos na lei passam para a prática.[2]

A Política Nacional do Meio Ambiente tem por objetivo a preservação, a melhoria e a recuperação da qualidade ambiental propícia à vida, visando a assegurar, no país, condições ao desenvolvimento socioeconômico, aos interesses da segurança nacional e à proteção da dignidade da vida humana.[2]

A gestão ambiental pode ser definida de diversas maneiras, dependendo do objetivo que se busca qualificar. De um modo geral, pode-se dizer que ela tem a função de planejar, controlar, coordenar e formular ações para que se atinjam os objetivos previamente estabelecidos para um dado local, região ou país. Na maioria das vezes, a gestão ambiental comporta-se como uma importante prática para se alcançar o equilíbrio dos mais diversos ecossistemas.[1]

Entre as principais funções da gestão ambiental em que o farmacêutico pode se envolver, destacam-se:

142 FARMACÊUTICO HOSPITALAR: CONHECIMENTOS, HABILIDADES E ATITUDES | PARTE II

- planejamento: processo de determinação prévia de ações efetivas da gestão;
- organização: estabelecimento de relações formais para atingir os objetivos propostos;
- direção: responsabilidade pelo processo de determinar ou influenciar o comportamento dos colaboradores envolvidos (motivação, liderança e comunicação);
- controle: comparação dos indicadores de desempenho com os padrões previamente definidos.[1]

Por esse motivo, deve-se ter sempre em mente que a gestão ambiental está totalmente ligada ao gerenciamento de resíduos de saúde, e que compete a todo estabelecimento de saúde elaborar seu plano de gerenciamento de resíduos de serviços de saúde (PGRSS).

Conforme a Resolução RDC n. 306/2004 da Agência Nacional de Vigilância Sanitária (Anvisa), o gerenciamento de resíduos de serviços de saúde (RSS) é constituído por um conjunto de procedimento de gestão,[3] os quais são planejados e implementados a partir de bases científicas e técnicas, normativas e legais, com o objetivo de minimizar a produção de resíduos de serviços de saúde e proporcionar aos resíduos gerados um encaminhamento seguro, de forma eficiente, visando à proteção dos colaboradores e à preservação da saúde pública, dos recursos naturais e do meio ambiente.

O PGRSS é um documento que aponta e descreve ações relativas ao manejo dos resíduos sólidos, observando suas características, no âmbito dos estabelecimentos, contemplando os aspectos referentes à geração, segregação, acondicionamento, coleta, armazenamento, transporte e disposição final, bem como a proteção da saúde e do meio ambiente.[3] Diante desse cenário, o farmacêutico deve estar preparado para desenvolver um plano de gerenciamento de resíduos de serviços de saúde, conforme as etapas descritas a seguir:

- etapa 1 – identificar o problema: os profissionais devem efetuar o reconhecimento do problema, analisar a legislação vigente, identificar as áreas envolvidas:
  - analisar a legislação federal, estadual e municipal;
  - identificar as áreas envolvidas com o RSS;
  - definir as estratégias de trabalho;
- etapa 2 – definir a equipe de trabalho:
  - compor a equipe de acordo com os tipos de resíduos gerados;
  - identificar as habilidades e competências de acordo com a RDC n. 306/2004, capítulo VI, art. 2.2.1. Quando a formação profissional não abranger os conheci-

CAPÍTULO 17 | GESTÃO AMBIENTAL E DE RESÍDUOS DE SERVIÇOS DE SAÚDE **143**

mentos necessários, o farmacêutico poderá ser assessorado por equipe de trabalho que detenha as qualificações correspondentes;

- etapa 3 - mobilização da instituição:
  - implantar reuniões com as áreas envolvidas para apresentar e discutir a proposta de trabalho;
  - sensibilizar a equipe com palestras e oficinas;
  - criar uma ferramenta de comunicação e divulgação interna;
  - divulgar o resultado do trabalho;
- etapa 4 - diagnóstico da situação dos RSS:
  - identificar as condições dos setores;
  - coletar dados das áreas mais críticas para implantação do trabalho;
  - identificar os tipos de resíduos gerados;
  - avaliar as etapas atuais do processo de gestão dos RSS;
  - verificar geração e segregação dos resíduos de saúde;
  - coletar a quantidade de resíduo gerado por setor de acordo com a classificação da RDC n. 306/2004, por peso ou volume;
  - definir os tipos de contenedores para a segregação dos resíduos;
  - identificar os tipos de recipientes que serão utilizados no respectivo setor;
  - definir fluxos e rotas de coleta, compatível com as atividades do setor;
  - disponibilizar e utilizar equipamento de proteção individual (EPI);
  - monitorar a coleta e sua frequência;
  - monitorar os veículos que estão sendo utilizados;
  - gerenciar as licenças operacionais;
  - definir condições de armazenamento interno e externo;
  - estruturar um cronograma de higienização e limpeza dos ambientes de armazenamento;.
  - verificar o sistema de tratamento extrainstitucional;
  - estabelecer licenciamento ambiental;
  - definir os tipos de disposição final;
- etapa 5 - definir metas e objetivos:
  - implantar práticas para minimização de geração de resíduos;
  - identificar os investimentos necessários;
  - relacionar os recursos financeiros necessários;
- etapa 6 – elaborar o PGRSS:
  - descrever as rotinas operacionais-padrão;
  - elaborar fluxograma com o mapeamento dos riscos;

- etapa 7 – implementar o PGRSS:
  - validar as rotinas descritas;
  - executar os treinamentos;
  - executar as adequações na infraestrutura.

Dessa forma, para que o farmacêutico hospitalar participe da gestão ambiental e de resíduos, por meio da elaboração e implantação do PGRSS, o mesmo deverá ter as habilidades e atitudes para:[5,85]

- elaborar e atuar nas políticas de meio ambiente, segurança no trabalho, saúde ocupacional e responsabilidade social;
- elaborar processos, levantamentos de aspectos e impactos referentes às atividades do meio ambiente, segurança no trabalho, saúde ocupacional e responsabilidade social, assim como realizar avaliações de riscos e planos de trabalhos;
- identificar, estabelecer, implementar, operacionalizar, monitorar e manter procedimentos para viabilizar operações que estejam associadas a aspectos de meio ambiente, segurança no trabalho, saúde ocupacional e responsabilidade social;
- gerenciar projetos, coordenar equipes e participar de auditorias, inclusive exercendo a função de auditor líder;
- realizar análises críticas para assegurar uma contínua pertinência, adequação e eficácia das ações de meio ambiente, segurança no trabalho, saúde ocupacional e responsabilidade social;
- identificar as fontes de recursos financeiros;
- promover programas destinados à capacitação da comunidade e dos trabalhadores, visando à melhoria e ao controle efetivo sobre o meio ambiente, segurança no trabalho, saúde ocupacional e responsabilidade social;
- definir quais as metas a atingir;
- estabelecer práticas que reduzam a geração de resíduos;
- utilizar tecnologias limpas, reduzindo riscos sanitários e ambientais;
- implantar programas de reciclagem;
- estabelecer cronograma de implantação.

O tratamento adequado dos resíduos deve ser elaborado pela equipe multidisciplinar, com a efetiva participação do farmacêutico, sendo que o PGRSS contemplará os dados do estabelecimento de saúde, a integração com as rotinas internas como comissão de controle de infecção hospitalar e comissão interna de prevenção de acidentes, e a descrição dos procedimentos operacionais-padrão.[4,8]

Todos os colaboradores deverão ser treinados nos procedimentos operacionais de segregação dos resíduos, acondicionamento, armazenamento, coleta, transporte e destino e disposição final dos resíduos.[4,8]

Considerando a necessidade de gestão de RSS, o farmacêutico também terá de estar apto a identificar:

- recursos humanos envolvidos;
- produtos e equipamentos utilizados;
- riscos existentes;
- danos possíveis (acidentes, doenças, agravos, incidentes);
- medidas de controle necessárias;
- medidas de controles existentes.

Para atuação na gestão ambiental e de resíduos de serviços de saúde, o farmacêutico terá que adquirir conhecimento nas áreas de gestão ambiental, saúde ocupacional, responsabilidade social e saúde no trabalho, com a finalidade de complementar os conhecimentos técnicos.

A constante atualização do profissional pode se dar por meio de participação em congressos, simpósios, feiras, cursos de atualização, cursos de capacitação, pós-graduação e *master of business administration* (MBA).

Para a elaboração e a implantação do plano de gerenciamento de RSS, o farmacêutico deverá ter conhecimento das normas referentes a saúde ocupacional, legislação vigente e suas atualizações.[7,8]

Vários Estados e municípios possuem legislações próprias específicas sobre o gerenciamento de RSS, contudo as legislações em vigor não são claras e, muitas vezes, são conflitantes.[6]

REFERÊNCIAS BIBLIOGRÁFICAS

1. Beke Z, Cordeiro PMF, Theodoro SH. Gestão ambiental: uma prática para mediar conflitos socioambientais. Brasília: Centro de Desenvolvimento Sustentável; 2004.
2. Brasil. Lei n. 6.398, de 31 de agosto de 1981. Dispõe sobre a Política Nacional do Meio Ambiente, seus fins e mecanismos de formulação e aplicação, e dá outras providências. Diário Oficial da União, 1981.
3. Brasil. Agência Nacional de Vigilância Sanitária. Resolução n. 306, de 7 de dezembro de 2004. Dispõe sobre o regulamento técnico para o gerenciamento de resíduos de serviços de saúde. Diário Oficial da União, 2004.
4. Agência Nacional de Vigilância Sanitária. Manual de gerenciamento de resíduos de serviços de saúde. Brasília: Ministério da Saúde; 2006.

5. Brasil. Conselho Federal de Farmácia. Resolução n. 481, de 25 de junho de 2008. Dispõe sobre as atribuições do farmacêutico nas atividades de meio ambiente, segurança no trabalho, saúde ocupacional e responsabilidade social, respeitadas as atividades afins com outras profissões.
6. Garcia LP, Zanetti-Ramos BG. Gerenciamento dos resíduos de serviços de saúde: uma questão de biossegurança. Cad Saúde Pública. 2004;20(3):744-52.
7. Brasil. Ministério da Saúde. Departamento de Atenção Especializada, Atenção à Saúde, Hematologia e Hemoterapia. Guia de manejo de resíduos. Brasília: Ministério da Saúde; 2011.
8. Agência Nacional de Vigilância Sanitária. Plano de gerenciamento de RSS [acesso em 21 jun 2013]. Disponível em: http://portal.anvisa.gov.br/wps/wcm.

LEGISLAÇÃO RELACIONADA

▪ Brasil. Agência Nacional de Vigilância Sanitária. Resolução RDC n. 50, de 21 de fevereiro de 2002. Dispõe sobre o regulamento técnico para planejamento, programação, elaboração e avaliação de projetos físicos de estabelecimentos assistenciais de saúde.

▪ Brasil. Agência Nacional de Vigilância Sanitária. Resolução RDC n. 306, de 7 de dezembro de 2004. Dispõe sobre o regulamento técnico para o gerenciamento de resíduos de serviços de saúde.

▪ Brasil. Agência Nacional de Vigilância Sanitária. Secretaria de Vigilância Sanitária. Portaria n. 344, de 12 de maio de 1998. Aprova o regulamento técnico sobre substâncias e medicamentos sujeitos a controle especial.

▪ Brasil. Conselho Federal de Farmácia. Resolução n. 481, de 25 de junho de 2008. Dispõe sobre as atribuições do farmacêutico nas atividades de meio ambiente, segurança no trabalho, saúde ocupacional e responsabilidade social, respeitadas as atividades afins com outras profissões.

▪ Brasil. Decreto n. 3.179, de 21 de setembro de 1999. Dispõe sobre a especificação das sanções aplicáveis às condutas e atividades lesivas ao meio ambiente, e dá outras providências.

▪ Brasil. Lei n. 6.938, de 31 de agosto de 1981. Dispõe sobre a Política Nacional do Meio Ambiente, seus fins e mecanismos de formulação e aplicação, e dá outras providências.

▪ Brasil. Lei n. 9.605, de 12 de fevereiro de 1998 (Lei de Crimes Ambientais). Dispõe sobre as sanções penais e administrativas derivadas de condutas e atividades lesivas ao meio ambiente, e dá outras providências.

▪ Brasil. Ministério do Meio Ambiente. Conselho Nacional do Meio Ambiente. Resolução n. 358, de 29 de abril de 2005. Dispõe sobre o tratamento e a disposição final dos resíduos dos serviços de saúde e dá outras providências.

▪ Brasil. Ministério do Trabalho. Norma NR 7. Programa de controle médico em saúde ocupacional (PCMSO). Estabelece a obrigatoriedade da elaboração e implantação do PCMSO.

▪ Brasil. Ministério do Trabalho. Norma NR 9. Programa de prevenção de riscos ambientais (PPRA). Estabelece a obrigatoriedade de elaboração e implantação do PPRA.

▪ Brasil. Ministério do Trabalho. Norma NR 32. Estabelece a diretriz básica para implantação de medidas de proteção à segurança e à saúde dos trabalhadores em serviço de saúde.

CAPÍTULO **18**

Marketing na farmácia hospitalar

Cristiane Piva Peres Codinhoto

O mundo está em constante transformação e a globalização tornou a competitividade mais acirrada em todos os segmentos, não sendo mais orientada pelos mercados e clientes, mas pelas oportunidades e necessidades do negócio.[1] Isso não é diferente na área de saúde, em que o grande desafio é oferecer saúde por meio de redução de custos sem perder a qualidade, mas com lucratividade. Utopia? Qual administrador não deseja isso? A busca por diferenciais no serviço oferecido, que o tornem melhor que a concorrência, ter as melhores práticas, ser reconhecido como referencial do mercado e, assim, ter vantagem competitiva não são formas de *marketing*? Por que esta palavra vem despertando tanto interesse nos últimos tempos? Antes desprezada por muitos profissionais, hoje é fonte de grande interesse para as empresas atingirem e satisfazerem seus clientes.

Mas o que é *marketing* e como a farmácia hospitalar pode se beneficiar desta ferramenta tão poderosa? É o que será demonstrado neste capítulo. Uma boa estratégia de *marketing* não é determinada por quem oferece o serviço, mas, sim, por aqueles que se utilizam dele.

CONCEITOS

Segundo Lima et al.,[1] existem muitas definições para *marketing*:

> A American Marketing Association (1988) definiu *marketing* como um processo pelo qual se planeja e efetua a concepção, a fixação do preço, a promoção e a distribuição de ideias, bens e serviços que estimulam trocas que satisfazem aos objetivos individuais e organizacionais.
> Segundo Raimar Richers (1981), *marketing* é a intenção de entender e atender o mercado.
> Para Peter Drucker (1992), pode-se presumir que sempre haverá alguma necessidade de vender. Mas a meta do *marketing* é tornar a venda supérflua, é conhecer e entender tão bem o consumidor que o produto ou serviço se adapte a ele e se venda sozinho [...]

No entanto, para Kotler,[2] o *marketing* foi execrado e mal compreendido durante muito tempo, sendo considerado manipulador e destrutivo, pouco profissional e, para muitos, trata-se apenas de propaganda ou vendas.

Essa visão equivocada pode impedir que a implementação de um bom plano de *marketing* para a farmácia hospitalar seja reconhecida, por exemplo, como um serviço que atenda às necessidades e aos desejos dos clientes internos e externos do hospital com acesso fácil a esse serviço, de forma a proporcionar valor e satisfação aos clientes.[2]

Para Kotler,[2] uma definição mais precisa para o *marketing* é "um processo social e gerencial por meio do qual os indivíduos e os grupos obtêm aquilo de que precisam e o que desejam com a criação, oferta e livre negociação de produtos e serviços de valor com outras pessoas". No entanto, pode-se considerar *marketing* como a busca pela satisfação das necessidades dos clientes, já que os mesmos estão cada vez mais informados e sendo racionais em suas decisões de compra ou consumo.

A partir dessa concepção, Kotler[2] avalia que

> [...] os desejos pessoais são como objetos que atenderão suas necessidades. Embora as pessoas queiram encontrar o melhor médico capacitado a ajudá-las, as mesmas possuem recursos limitados e, em razão disso, escolherão os serviços que oferecem o máximo de valor e satisfação em troca do dinheiro que dispõem. Assim, com base no poder aquisitivo, os desejos convertem-se em exigências.

AMBIENTE DE *MARKETING*

O ambiente de *marketing* pode ser representado pelo esquema da Figura 1.

É nesse ambiente em constante mudança que todas as atividades de *marketing* ocorrem, sendo o cliente o foco principal de seu pensamento estratégico.[3] Os

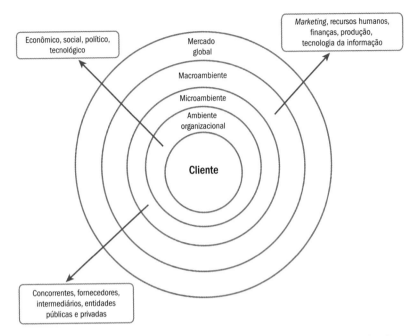

Figura 1 Esquema do ambiente de *marketing*. Adaptada da apostila do curso de MBA Gestão em negócios, de 2009, da Fundação "Getulio Vargas", do Prof. Arnaldo Schvartzer.

clientes para a farmácia hospitalar podem ser pacientes, médicos, farmacêuticos, nutricionistas, funcionários etc. e devem ser considerados uma oportunidade de *marketing*, pois são eles que "comprarão" os serviços oferecidos pela área. Portanto, cabe ao gestor estudar o potencial desta clientela e satisfazer suas principais necessidades de consumo.

As demais interfaces do ambiente de *marketing* devem ser conhecidas e estudadas, pois afetarão diretamente a estratégia de *marketing* da farmácia hospitalar, como as áreas funcionais da organização (departamento financeiro, administrativo, tecnologia da informação, recursos humanos, área médica, enfermeiros etc.) e o microambiente, caracterizado principalmente pelo mercado (concorrentes, fornecedores, intermediários, entidades públicas e privadas, como as associações de pacientes). Já o macroambiente envolve variáveis incontroláveis, pois é composto por fatores externos e que devem ser monitorados constantemente. Esses fatores são sociais (mudança de estilo de vida), econômicos (impacto das mudanças econômicas no negócio, taxa cambial), políticos (leis de patentes, legislação, impostos), tecnológicos (pesquisa e desenvolvimento, análise para adoção de novas tecnologias devido à mudança nos hábitos e padrões de consumo) e do mercado global (importação de insumos, medicamentos, fornecedores estrangeiros etc.).

Assim, saber planejar o futuro é aproveitar melhor as oportunidades de melhoria para seu serviço e minimizar os riscos do setor econômico no qual a instituição está inserida.[3]

AGREGANDO VALOR

Como definido anteriormente, *marketing* é um processo social pelo qual os indivíduos e os grupos de pessoas obtêm aquilo de que precisam com a criação, oferta e livre negociação de produtos e serviços de valor com outras pessoas.[2]

A necessidade e os desejos dos consumidores serão atendidos à medida que sua escolha proporcionar o máximo de valor possível. Entretanto, qual a diferença entre necessidade e desejos?

Segundo Gois,[4] "a necessidade é intrínseca, ou seja, está dentro de cada pessoa, é próprio e essencial. E o desejo é extrínseco, ou seja, que é exterior, que não pertence à essência de uma coisa".

Mas como agregar valor à farmácia hospitalar? O gestor precisa estar atento às necessidades e aos desejos de seus clientes e se o serviço prestado atende às suas expectativas para, assim, cativá-los.

Para Gois,[4] quando a percepção do valor é superior à expectativa há encantamento por parte do cliente, mas quando a percepção do valor é menor que a expectativa ocorre desencantamento pelo cliente.

Uma forma de compreender melhor as expectativas dos clientes é identificar os critérios segundo os quais os clientes avaliam os serviços.

Segundo Gianesi,[5] são quatro os fatores que influenciam as expectativas do cliente (Tabela 1).

Além disso, Kotler[2] identifica cinco dimensões que o cliente examina para avaliar a qualidade de um serviço:

- confiabilidade: capacidade de executar o serviço prometido de maneira confiável e precisa;
- capacidade de resposta: disposição para auxiliar os clientes e proporcionar atendimento imediato;
- segurança: atitude inteligente e cortês, inspirando segurança;

Tabela 1 Fatores que influenciam as expectativas do cliente

Comunicação boca a boca	Representa as recomendações que os clientes recebem de terceiros, outros clientes que já receberam o serviço do fornecedor considerado e/ou de outros
Experiência anterior	O conhecimento prévio do serviço, por meio de experiência anterior, pode influenciar as expectativas que o cliente tem a respeito desse serviço
Necessidades pessoais	É o principal fator formador das expectativas dos clientes, pois é visando a atender essas necessidades que os clientes procuram um serviço
Comunicações externas	Podem ser feitas por meio de anúncios, propaganda, panfletagem etc.

Adaptada de Gianesi.[5]

- empatia: atitude interessada e personalizada em relação aos clientes;
- elementos tangíveis: aparência das instalações e dos equipamentos físicos, do pessoal e dos materiais impressos.

Com base no apresentado, a aplicação de uma pesquisa para avaliar o grau de satisfação de seus clientes é recomendada como ação norteadora de seu serviço, identificando *gaps* e superando-os. Assim, é possível saber o grau de valor atribuído ao serviço prestado e definir o posicionamento frente aos concorrentes (demais áreas do hospital) em função do valor percebido pelo cliente.

MARKETING MIX

Os elementos do *marketing mix* são conhecidos como os 4 "P": produto, preço, praça (distribuição) e promoção (comunicação). Mas como é possível utilizar estes elementos tão focados em ações mercadológicas na farmácia hospitalar?

Em primeiro lugar, os clientes da farmácia hospitalar sabem muito pouco sobre as características técnicas deste serviço ou as competências necessárias que um farmacêutico deve ter ou desenvolver para trabalhar nessa área. Portanto, é necessário agrupar os serviços oferecidos pela farmácia hospitalar nos 4 "P" definidos por Basta et al.[3]

Dá-se início pela definição e o entendimento do primeiro "P" (produto). Existem duas categorias que podem ser tangíveis, bens materiais duráveis ou não, e intangíveis, bens imateriais, que podem ser serviços, pessoas, locais ou ideias. A farmácia hospitalar se encaixa nesta última categoria, como serviço.

O produto deve ter a capacidade de satisfazer os desejos e as necessidades dos clientes. Portanto, para oferecer um bom serviço, o profissional deve identificar as necessidades básicas (aquisição, armazenamento, dispensação, produção e manipulação), projetar o serviço (sistemas de distribuição, envolvimento em comissões, assistência farmacêutica) e, então, criar meios de ampliá-lo, a fim de torná-lo mais atraente aos clientes, por exemplo, serviços de informações de medicamentos por meio da Intranet.

O segundo "P" diz respeito ao preço, que é o valor agregado que justifica a troca. Nesse caso, um bom serviço de farmácia, que ofereça qualidade ao serviço prestado e economia ao hospital, pode negociar junto à alta administração investimentos estruturais e humanos para ampliar o serviço.

O terceiro "P" refere-se à praça ou distribuição, isto é, o local ou o meio pelo qual é oferecido o produto. Nesse caso, o intuito é tornar o serviço da farmácia o mais disponível possível. Planejar onde, como, quando e sob que condições esse serviço será oferecido é primordial, pois, segundo o autor, as decisões de distribuição são importantes pelo impacto que podem gerar em outros elementos do composto de *marketing*. Isso tem a ver com o modo como os clientes terão acesso a esse serviço. Sistemas de distribuição de medicamentos devem ter caráter dinâmico e evolutivo, que podem ser, de acordo com a realidade de cada instituição, desde a simples implantação de farmácias descentralizadas até equipamentos sofisticados de autodispensação de medicamentos.

Por fim, o quarto "P" é a promoção, que consiste na comunicação que visa a promover os benefícios do serviço oferecido aos clientes. Esse programa de comunicação, segundo Lima et al.,[1] deve ser composto por propaganda, relações públicas, venda pessoal e *marketing* direto, mais bem detalhados a seguir:

- propaganda: visa a divulgar de forma clara e eficiente todos os serviços oferecidos pela farmácia (aulas, campanhas, uso da Intranet, folhetos, jornal etc.);
- relações públicas: monitora a relação do serviço de farmácia com as outras áreas da instituição, a fim de zelar por sua imagem e preservação;
- venda pessoal: consiste na interação pessoal com o cliente. É uma comunicação que permite um *feedback* imediato. Quando se individualiza a mensagem, ela pode ser moldada conforme as necessidades da situação. Assim, deve-se conversar diretamente com a equipe de enfermagem, por exemplo;
- serviço de atendimento ao cliente: busca melhorar o relacionamento com o cliente. No caso da farmácia hospitalar, pode ser o serviço de informação do medicamento;
- *marketing* direto: é a utilização de meios pessoais, impessoais e eletrônicos para estabelecer relacionamento com o cliente. Um exemplo de *marketing* direto são as *newsletters* acerca da importância da notificação de eventos adversos.

MARKETING DE SERVIÇOS

Para Lima et al.,[1] as pessoas têm valor vital no mercado de serviços, pois são elas que lidam diretamente com o cliente e podem ajudar a melhorar ou piorar a qualidade do serviço prestado. Nesse segmento, o cliente compra uma promessa de prestação de serviço e a percepção de risco tende a ser muito elevada, pois ele não pode ser tocado e, por isso, a percepção da qualidade é influenciada pela experiência, já que tal atributo só será avaliado após o uso do serviço. Assim, a qualidade é base do *marketing* de serviços.

Muitas organizações prestadoras de serviço utilizam-se das estratégias de *marketing* de serviços como diferencial competitivo. E segundo Lima et al.,[1] a visão atualizada do *marketing* de serviços amplia os 4 "P" para 7 "P", incluindo pessoas, processo e presença evidente:

- pessoas: são o elemento principal. É necessário que os envolvidos na prestação de serviços estejam preparados para as necessidades gerais e individuais dos clientes. Para tal, o treinamento é essencial para a personalização do atendimento; além disso, deve-se demonstrar competência, iniciativa e habilidade para manter um relacionamento duradouro com o cliente;
- processos ou procedimentos: representam todos os procedimentos de entrega de serviços ao cliente; por isso, o planejamento e gerenciamento de todas as variáveis do processo resultarão em uma entrega eficaz do produto;
- presença evidente: trata-se do ambiente onde o serviço é entregue, um local acolhedor, confortável, com estrutura física adequada ao serviço. Além disso, deve constar que os funcionários façam uso de uniforme, pois isso pode influenciar a percepção da qualidade do serviço oferecido ao cliente.

MARKETING DE RELACIONAMENTO

Outro ponto importante que deve ser levado em consideração na estratégia de *marketing* da farmácia hospitalar é o relacionamento.

Como já comentado, um dos desafios da estratégia de *marketing* é estabelecer relacionamentos duradouros com os clientes, principalmente quando se trata da prestação de serviço.

Para Kotler,[2] "o *marketing* de relacionamento enfatiza a importância da retenção dos clientes e a preocupação com a qualidade que transcende os limites dos departamentos".

Trata-se, portanto, da oportunidade de a farmácia hospitalar inspirar confiança e oferecer um serviço personalizado com qualidade. É o momento de diferenciar qualidade técnica da qualidade funcional, ou seja, aquilo que o cliente recebe e como o cliente recebe.[1] É preciso analisar quem são os clientes da farmácia hospitalar e como é o relacionamento estabelecido com eles ao longo do tempo. Deve-se compreender a identidade do serviço de farmácia vista por eles e garantir uma conexão duradoura e verdadeira.

Para Marinho,[6] quanto mais o cliente percebe que a empresa reconhece suas necessidades e entrega serviços compatíveis com as suas características, mais ele fornece informações a seu próprio respeito. Quanto mais informações o serviço possui, maior a capacidade de reconhecer e privilegiar os clientes.

Segundo Zampieri,[7]

> [...] gerenciar relacionamentos de forma integral e personalizada é um desafio que está diante de todas as instituições. A gestão integral e personalizada de todos os relacionamentos com os clientes é uma estratégia da instituição e, como tal, deve ser entendida por todos, desde a alta direção até os níveis mais baixos.

Assim, para o autor,

> [...] é o momento de rever os processos de operações, principalmente aqueles de linha de frente que se relacionam diretamente com os clientes e potenciais clientes; há necessidade de motivar as pessoas, pois somente através delas se colocará em prática todas as políticas, normas e diretrizes que se referem ao relacionamento.

Ainda em relação às pessoas, não se pode deixar de mencionar os clientes internos da farmácia hospitalar, ou seja, todos os funcionários que compõem o serviço. Segundo Oliveira,[8]

> [...] os melhores líderes são os que acompanham os anseios de seu grupo e o relacionamento intergrupal é fundamental para a consecução dos objetivos empresariais. Portanto, se colocarmos as ferramentas de *marketing* no relacionamento pessoal e profissional, veremos que um bom relacionamento na empresa é condição indispensável para obtenção de resultados.

Além disso, é preciso mensurar as competências necessárias que o indivíduo deve ter para fazer parte do serviço de farmácia. Dutra[9] considera que competências são características humanas relacionadas com a eficácia e a eficiência profissionais e que, analisando essas características, pode-se prever certos comportamentos e desempenhos dos funcionários, possibilitando correlacionar tais desempenhos profissionais com competências individuais. Isso permite um controle de talentos e uma avaliação de desempenho profissional baseada em competências. A partir disso, podem-se compatibilizar competências e desempenhos profissionais com os objetivos e a estrutura da organização.

INTERFACE COM OUTRAS ÁREAS DA ORGANIZAÇÃO

A interface com as outras áreas do hospital é parte fundamental para o sucesso do serviço de farmácia. Para Basta et al.,[3] "o profissional de sucesso tem que desenvolver uma visão holística da instituição e relacionar-se com todas as áreas funcionais".

As áreas funcionais às quais o autor se refere são:

- suprimentos: níveis de estoque, execução dos pedidos de compra, evitando o desabastecimento dos medicamentos em momentos críticos (p. ex., finais de semana ou feriados), saber procurar fornecedores alternativos etc.;
- área médica: envolvimento nos protocolos de tratamento e se os mesmos são factíveis para o serviço de farmácia e a instituição; características de cada clínica e compatibilidade com a farmácia;
- enfermagem: anseios da área na administração dos medicamentos e sua economia;
- tecnologia da informação: desenvolvimento ou compra de programas que auxiliem o farmacêutico no seu dia a dia e que tragam agilidade na busca de informações;
- recursos humanos: seleção de seus colaboradores, mapeamento de habilidades, conhecimentos e atitudes que eles possuem ou precisaram adquirir para integrarem o serviço. Além de oferecer capacitação, deve ter um plano de carreira para os funcionários e benefícios;
- finanças: resultados que se traduzam em lucro para a instituição, transformando-o em recursos financeiros, materiais e humanos para concretizar seus planos.

CONSIDERAÇÕES FINAIS

Não há uma receita exata para o desenvolvimento de um bom plano de *marketing* para a farmácia hospitalar. A dica é conhecer muito bem a instituição em que o serviço está inserido, quem são seus clientes, como eles o percebem e, assim, agregar o máximo de valor ao serviço prestado.

Somente os farmacêuticos podem dispor realmente de toda a capacidade e o conhecimento necessários para trabalhar em farmácia hospitalar e seu grau de dedicação, além de conhecer todas as atividades que o serviço desenvolve e saber como realizá-lo.

O que foi apresentado neste capítulo pode ser considerado um passo a passo para a elaboração de um plano de *marketing* para a divulgação do serviço. O farmacêutico deve começar a perceber que o fortalecimento e o reconhecimento do segmento se fazem com a percepção de um serviço prestado com excelência, confiança transmitida, dedicação e amor à profissão e ao paciente.

REFERÊNCIAS BIBLIOGRÁFICAS

1. Lima MF, Sapiro A, Vilhena JB, Gangana M. Gestão de marketing. 8.ed. Rio de Janeiro: FGV; 2007.
2. Kotler P, Hayes T, Bloom PN. Marketing de serviços profissionais. Estratégias inovadoras para impulsionar sua atividade, sua imagem e seus lucros. 2.ed. São Paulo: Manole; 2002.
3. Basta D, Marchesini FRA, Oliveira JAF, Sá LCS. Fundamentos de marketing. 7.ed. Rio de Janeiro: FGV; 2006.
4. Gois S. Marketing de valor: você agregar valor aos seus produtos e serviços? 2011 [acesso em 25 jul 2012]. Disponível em: http://www.administradores.com.br/informe-se/artigos/marketing--de-valor-voce-agregar-valor-aos-seus-produtos-e-servicos/53894.
5. Gianesi IGN, Corrêa HL. Administração estratégica de serviços. São Paulo: Atlas; 1994.
6. Marinho P. O que é marketing de relacionamento? [acesso em 31 mar 2004]. Disponível em: http://www.mktdireto.com.br/MAT%C9RIAS/materia30.html.
7. Zampieri C. Relacionamento com o cliente é a saída [acesso em 31 jul 2006]. Disponível em: http://webinsider.uol.com.br/vernoticia.php/id/821.
8. Oliveira PRL. Marketing pessoal [acesso em 14 jul 2007]. Disponível em: http://www.sortimentos.com/artigos/060601.htm.
9. Dutra JS. Gestão de pessoas: modelos, processos, tendências e perspectivas. São Paulo: Atlas; 2006.

CAPÍTULO **19**

Participação em comissões hospitalares

Maria das Dores Graciano Silva
Josiane Moreira da Costa

No contexto do ambiente hospitalar, a existência de diversas comissões para assessorar, coordenar e/ou supervisionar os inúmeros processos relacionados à assistência em saúde é fundamental para garantir a segurança e a qualidade da gestão hospitalar. Essas comissões constituem, portanto, uma ferramenta estratégica para o acompanhamento e a melhoria do cuidado oferecido.[1] As comissões hospitalares possuem caráter multiprofissional e multidisciplinar, cujo processo de trabalho é dinâmico e participativo.

Cada comissão, de acordo com sua especificidade, deverá ter um regimento interno que especifique além das atribuições, a composição, as normas de funcionamento, a metodologia de trabalho e os indicadores de desempenho e produtividade.[2]

O que determinará quantas e quais comissões deverão existir em uma instituição será o seu perfil administrativo-assistencial, como fonte financiadora, complexidade da assistência prestada, tipo de usuário/cliente e existência das atividades de ensino e pesquisa.[3]

As comissões hospitalares que justificam a participação do farmacêutico são: comissão de farmácia e terapêutica (CFT), comissão de controle de infecção hospitalar (CCIH), comissão de controle de qualidade de materiais, comissão de gerenciamento de risco e segurança do paciente, comissão de gerenciamento de resíduos de serviços de saúde, comissão de gestão da qualidade, comissão de suporte nutricional e enteral, comissão de ética, comissão de ensino e pesquisa, comissão de prontuário, comissões de auditorias internas, comissões clínicas, comissão de lesões, comissão de materiais esterilizáveis, comissão de biossegurança.[4] Ao comparar um ou mais hospitais, é comum identificar comissões que possuem diferentes denominações, mas com o mesmo objetivo de atuação.

PARTICIPAÇÃO DO FARMACÊUTICO EM COMISSÕES

A participação em comissões requer:

- saber conviver em grupo;
- respeitar as identidades e as diferenças;
- inter-relacionar pensamentos, ideias e conceitos;
- disposição para aprender.

Outras características pessoais, como boa escuta e argumentação, capacidade de compartilhar conhecimentos, criatividade, postura ética e cordial, são fundamentais para garantir um bom relacionamento em qualquer comissão.

Ao participar de uma comissão hospitalar, o farmacêutico torna-se o representante técnico da farmácia hospitalar durante as discussões e/ou ações implantadas. Para isso, não basta conhecer as principais ações e atividades a serem executadas por uma determinada comissão, tornando-se necessário compreender o papel institucional da farmácia hospitalar em cada contexto.

HABILIDADES E COMPETÊNCIAS PROFISSIONAIS

Para atuar nas diversas comissões hospitalares, entende-se que o farmacêutico deve possuir as seguintes habilidades:

- conhecimento técnico referente à área de atuação;
- conhecimento da legislação específica;
- domínio da leitura e interpretação de artigos científicos;
- domínio de técnicas para elaboração de relatórios;
- conhecimento de comunicação e de informática;
- maturidade institucional.

Como competências necessárias para a atuação em comissões hospitalares, destacam-se:

- saber agir diante das oportunidades e associá-las às metas institucionais;
- utilizar conhecimentos técnicos para a implantação de ações que garantam a melhoria dos cuidados oferecidos aos pacientes;
- identificar mudanças nos cenários e associá-las às necessidades de rever os projetos e ações;
- elaborar e implantar projetos com coerência, respeitando a realidade da instituição;
- elaborar e analisar relatórios com destreza, utilizando-os para melhoria dos processos administrativos e assistenciais.

Desenvolver competências não é uma tarefa fácil, pois estas consistem em saber utilizar o conhecimento teórico no cotidiano do trabalho, respeitando-se o contexto de atuação. Nem sempre possuir as habilidades significa possuir determinadas competências.

No campo do ensino, ações voltadas para o treinamento em serviço são bastante utilizadas para proporcionar ao acadêmico uma formação mais próxima à realidade profissional e, assim, contribuir para o desenvolvimento de competências específicas.[5] Normalmente, os estágios não preparam os acadêmicos para a atuação em comissões hospitalares, portanto, essas competências serão desenvolvidas quando o acadêmico já possuir o título de graduação e atuar na área de farmácia hospitalar.

Considerando que o desenvolvimento de competência não é espontâneo e requer um treinamento intensivo,[6] além do curso de graduação, recomenda-se que, para atuar nas comissões, o farmacêutico já esteja atuando na área hospitalar por um período mínimo suficiente para conhecer os valores, as metas, a visão e a missão da farmácia hospitalar e da instituição.

É desejável que, antes de representar a farmácia em determinada comissão, o farmacêutico iniciante acompanhe outros farmacêuticos que já possuam experiência laboral nessa comissão e discuta, com eles, após cada reunião, sobre posturas e posicionamentos observados e faça os devidos questionamentos. Após o período de adaptação e aprendizado, aconselha-se que o farmacêutico comece a participar da comissão como farmacêutico representante do serviço e que o farmacêutico mais experiente o acompanhe para analisar o desempenho e atuar como suporte técnico. Nessa fase, é interessante que ocorram reuniões rápidas entre os farmacêuticos representantes das comissões e a coordenação de farmácia para que as possíveis dúvidas possam ser sanadas e eventuais discussões sobre melhorias de desempenho sejam realizadas.

Como a formação de competências envolve o contato com a prática e o aprimoramento das atitudes mediante determinado contexto, o acompanhamento e a avaliação do profissional devem ocorrer de forma contínua nesse processo. O que se busca identificar, nessa avaliação, é a maturidade institucional e a capacidade de associar conhecimento técnico, de modo que as necessidades e prioridades das comissões se transformem em ações que gerem o aprimoramento das práticas de cuidado direto e indireto ao paciente.

Uma técnica muito utilizada no processo de formação profissional e que pode ser uma importante ferramenta no desenvolvimento de competências é a aprendizagem baseada em problemas (ABP). Essa técnica envolve a identificação de problemas vivenciados durante a prática profissional e a rediscussão desses problemas entre os profissionais e/ou acadêmicos. O objetivo é propiciar um momento de construção comum sobre as principais ações a serem executadas, oportunidades de melhorias, identificação das falhas e realização de uma releitura do problema ocorrido com consequente aprimoramento dos processos de trabalho. Nessa discussão, também podem ser abordados aspectos relacionados à ética profissional, ao posicionamentos e ao conhecimento técnico específico.[7]

ESPECIFICIDADES NA ATUAÇÃO DO FARMACÊUTICO EM COMISSÕES HOSPITALARES

A seguir, encontra-se uma breve abordagem sobre a participação do farmacêutico nas comissões que possuem uma maior expressividade e que são mais comuns no contexto hospitalar.

CFT

A CFT, também denominada comissão de farmacoterapia ou comissão de medicamentos e terapêutica, tem uma atuação fundamental para a garantia do uso racional de medicamentos no hospital. Cabe à CFT, por meio de processo multidisciplinar, estabelecer as políticas e práticas que envolvam e estimulem o uso racional de medicamentos.[8]

A participação do farmacêutico no processo de seleção e padronização requer um amplo conhecimento sobre técnicas de pesquisa científica, experiência em análise crítica de artigos e noções de estatística. O recebimento de pacientes com um perfil clínico que não corresponda ao padrão dos pacientes atendidos na instituição é possível e pode demandar a aquisição de medicamentos que não sejam padronizados na instituição.

Para que o farmacêutico participe efetivamente da análise das solicitações de aquisição de medicamentos não padronizados, é necessário que ele possua conhecimento clínico dos principais problemas de saúde para os quais esses medicamentos possam ser solicitados, experiência em leitura de prontuários, interpretação de exames laboratoriais e prática em análise de custo e qualificação de fornecedores.[9]

CCIH

As atividades e ações da CCIH possuem ampla abrangência. A meta principal dessa comissão é a redução das taxas de infecção, morbidade e mortalidade.

A participação do farmacêutico na CCIH é diversificada, visto que em todas as etapas do processo de utilização de antimicrobianos, saneantes e germicidas são requeridas ações específicas com o objetivo de prevenir e controlar infecções hospitalares.

Dentre as principais atividades realizadas pelo farmacêutico na CCIH, encontram-se:

- levantamentos técnicos e mercadológicos visando a subsidiar a padronização e a aquisição de produtos que diminuam a possibilidade de risco de contaminação no processo de uso;
- definição de fluxos de dispensação de medicamentos que facilitem as ações de controle de infecção hospitalar;
- acompanhamento sistematizado da prescrição de antimicrobianos visando ao seu uso racional com minimização da possibilidade de aparecimento de resistência microbiana e/ou eventos adversos preveníveis;
- elaboração de informações técnicas para a equipe de saúde e os usuários mediante demanda ativa ou passiva;
- participação em auditorias que busquem assegurar as boas práticas relacionadas a compra, manipulação, recebimento, armazenamento, conservação, distribuição, dispensação e uso de medicamentos e produtos para a saúde.

Comissão de controle de qualidade de materiais

Cabe a essa comissão responsabilizar-se pela qualidade dos materiais médico-hospitalares a serem utilizados no processo de cuidado aos pacientes. É necessário que o farmacêutico tenha amplo conhecimento sobre materiais médico-hospitalares para, juntamente com profissionais de outras especialidades, poder participar do processo de seleção, padronização e aquisição. Materiais médicos específicos podem ser determinantes para a melhoria clínica dos pacientes. Nesse contexto, o farmacêutico pode contribuir com a análise de artigos científicos e informes de indústrias correspondentes ao material a ser adquirido e, também, participar do levantamento de preços, testes de amostras, demais etapas de aquisição e distribuição. É igualmente importante que o profissional possua experiência no que diz respeito à elaboração de especificações de materiais de forma a prevenir a ocorrência de aquisição de produtos que possam comprometer o processo assistencial.

Como profissional responsável pela distribuição de materiais médicos, também cabe ao farmacêutico capacitar seus colaboradores para a identificação de produtos com desvios de qualidade antes que estes sejam disponibilizados para uso e causem agravo à saúde dos usuários.

Por outro lado, o farmacêutico hospitalar também estará envolvido com a promoção de ações relacionadas à tecnovigilância, atuando no monitoramento do uso adequado dos materiais e equipamentos e será responsável pela elaboração de pareceres técnicos relacionados com a contratação de fornecedores.[10,11]

Comissão de gerenciamento de risco e segurança do paciente

A segurança do paciente depende de um processo assistencial desenvolvido de forma segura e preventiva, uma vez que o ambiente hospitalar se constitui em um local altamente complexo, destinado ao desenvolvimento de atividades de alto risco e processos que podem favorecer a ocorrência de eventos adversos.

Embora nem sempre esteja estabelecida por meio de uma comissão, as ações que envolvem a segurança dos pacientes são de extrema importância no contexto das práticas de saúde e devem permear as responsabilidades de todos os profissionais envolvidos direta e/ou indiretamente com o cuidado.[12,13]

O farmacêutico deve ter uma participação proativa e efetiva nessa comissão por meio das ações relacionadas à farmacovigilância, que consiste na monitorização de eventos adversos.[14] Monitorizar e prevenir os erros de medicação, participar na elaboração de material educacional, revisar processos de trabalho que envolvam as boas práticas de medicação e identificar estratégias de acompanhamento do uso dos medicamentos potencialmente perigosos também são atribuições do farmacêutico.[15]

Essa comissão desempenhará uma das atribuições do Núcleo de Segurança do Paciente (NSP), conforme determinação da Anvisa na Resolução n. 36, de 25 de julho de 2013.

SITUAÇÕES-PROBLEMA: APLICAÇÃO PRÁTICA DAS HABILIDADES DO FARMACÊUTICO HOSPITALAR

A seguir, são apresentadas duas situações-problema referentes à CFT e à CCIH com o objetivo de exemplificar ações em que as competências podem ser trabalhadas e/ou aprimoradas.

Situação-problema 1: CFT

A partir da identificação do alto consumo de analgésicos opioides em um hospital de ensino, o farmacêutico representante da CFT realizou uma análise estatística sobre o consumo e, posteriormente, efetuou uma análise crítica dos dados nos quais foram identificados os seguintes aspectos:

- alto consumo de analgésico opioide pelos pacientes da clínica cirúrgica (os medicamentos mais consumidos foram o tramadol injetável e a codeína em comprimido);
- identificação de uma média de três analgésicos opioides por prescrição médica;
- constatação de um alto número de prescrições com recomendação de administração "se necessário" ou "a critério médico".

A partir dessa identificação, os dados foram apresentados à CFT e foram realizadas as seguintes considerações:

- apesar de ser esperado um alto consumo de analgésicos opioides pelos pacientes egressos da cirurgia, é necessário que ocorra uma validação do uso desses medicamentos nesse setor;
- o alto consumo do tramadol e da codeína associado à identificação de uma média de dois medicamentos opioides por paciente podem estar relacionados à existência de uma submensuração do nível de dor dos pacientes. Ou seja, existe uma utilização irracional de dois opioides fracos para o mesmo paciente;
- como a administração simultânea de mais de um medicamento opioide para o mesmo paciente não é indicada,[16,17] em caso de necessidade de melhoria na efetividade da farmacoterapia, é recomendado o uso de um analgésico não opiáceo com ação adjuvante ou o uso de um medicamento opioide forte em dose equivalente ou, ainda, a utilização de um único analgésico opioide com dose ajustada;

- o alto índice de recomendação de administração de medicamentos "se necessário" ou "a critério médico" pode refletir a necessidade de fortalecimento das ferramentas e critérios de mensuração da dor por parte do profissional médico.

Após a realização da análise e a identificação de ações que contribuam para a melhoria das prescrições e consequente uso racional dos medicamentos analgésicos opioides, optou-se pela elaboração do protocolo de orientação do uso de analgésicos no manejo da dor.

Situação-problema 2: CCIH

O farmacêutico, ao realizar as atividades de supervisão e auditorias com foco nas condições de armazenamento e conservação dos medicamentos nas unidades assistenciais, observou que vários medicamentos multidoses estão sem rótulo de identificação do responsável pela abertura do mesmo, data e horário da abertura, diluente utilizado dentre outras informações.

Nesse caso, o farmacêutico deve discutir com a equipe de enfermagem sobre a importância dessas informações para o uso seguro e racional dos medicamentos. A enfermagem relata não ter disponível uma informação técnica atualizada referente ao prazo de validade dos medicamentos após abertos.

A equipe de farmacêuticos, com a participação dos acadêmicos de farmácia, elabora uma norma técnica estabelecendo prazo de validade a ser observado para os medicamentos multidoses (uso oftálmico, oral, tópico e parenteral) após ruptura do lacre da embalagem primária no ambiente hospitalar. Essa norma leva em consideração que as atuais condições de preparo e manuseio desses produtos nas unidades assistenciais não permitem assegurar a qualidade microbiológica dos medicamentos. A elaboração da norma foi baseada em uma extensa revisão bibliográfica na busca de evidências resultando em ferramenta institucional que visa à minimização dos riscos de contaminação microbiológica, perda de eficácia e racionalização do uso dos medicamentos multidoses.

CONSIDERAÇÕES FINAIS

Atualmente, é importante para toda empresa, e de modo especial para as instituições de saúde, implementar ações e estratégias com foco na gestão de qualidade e segurança do paciente. Portanto, o farmacêutico, dentro das diversas comissões, considerando a sua formação acadêmica, diversificada e complexa, pode ser um agente catalisador de iniciativas e ações de caráter preventivo no processo de utilização de medicamentos e produtos para saúde. Um farmacêutico competente deve buscar uma atualização contínua e ter uma postura crítica e flexível diante da demanda de incorporação de novas tecnologias. Cabe, ainda, ao profissional de farmácia compreender, avaliar e transmitir esses conhecimentos de maneira oportuna nas comissões pertinentes.

Em relação às habilidades e competências necessárias para a resolução dos casos apresentados, o conhecimento técnico aliado à capacidade de análise contextualizada dos dados identificados viabilizam a implementação de ações de melhoria no processo de assistência, o que evidência a importância da participação do farmacêutico em comissões.

Portanto, espera-se como resultado do trabalho de uma comissão a integralização de conhecimentos que propiciará uma ampliação fundamentada científica e tecnologicamente, favorecendo a solidificação de uma assistência em saúde de qualidade, segura e eficiente.

REFERÊNCIAS BIBLIOGRÁFICAS

1. Muñoz-Ramon JM, Rueday AM, Aparicio GP. La comisión hospital sin dor en la estructura de gestión de la calidad de un hospital universitário. Rev Soc Esp Dolor. 2010;17(7):343-8.
2. Cipriano SL, Pinto VB, Chaves CE. Gestão estratégica em farmácia hospitalar: aplicação prática de um modelo de gestão para a qualidade. São Paulo: Atheneu; 2011. p.158.
3. Brasil. Ministério da Saúde. Portaria n. 4.283, de 30 dezembro de 2010. Aprova as diretrizes e estratégias para organização, fortalecimento e aprimoramento das ações e serviços de farmácia no âmbito dos hospitais [acesso em 17 set 2012]. Diário Oficial da União, 31 dez 2010. Disponível em: http://portal.saude.gov.br/portal/arquivos/pdf/Portaria_MS_4283_30_12_2010.pdf.
4. Ferracini FT, Filho WMB. Farmácia clínica: segurança na prática hospitalar. São Paulo: Atheneu; 2011. p.60.
5. Megale L, Gontijo ED, Motta JAC. Avaliação de competência clínica em estudantes de medicina pelo miniexercício clínico avaliativo (Miniex). Rev Bras de Educ Med. 2009;33(2):166-75.
6. Perrenoud P. Construir as competências desde a escola. Porto Alegre: Artes Médicas Sul; 1999.
7. Gomes AP, Rego S. Transformação da educação médica: é possível formar um novo médico a partir de mudanças no método de ensino-aprendizagem? Rev Bras Educ Med. 2011;35(4):557-66.
8. Reis AMM. Seleção de medicamentos. In: Gomes MJVM, Reis AMM. Ciências farmacêuticas; uma abordagem em farmácia hospitalar. São Paulo: Atheneu; 2000. p.329-45.
9. Cordeiro A, Berbare MHAO, Rodrigues ML. Seleção e padronização. In: Sociedade Brasileira de Farmácia Hospitalar e Serviços de Saúde. Guias de boas práticas em farmácia hospitalar e serviços de saúde. São Paulo: Ateliê Vide o Verso; 2009. p.133-47.
10. Agência Nacional de Vigilância Sanitária. Tecnovigilância: abordagens de vigilância sanitária de produtos para a saúde comercializados no Brasil. Brasília: Ministério da Saúde; 2010. p.629.
11. Takeda CC, Kuwabara CCT, Évora YDM, Oliveira MMB. Gerenciamento de risco em tecnovigilância: construção e validação de instrumento de avaliação de produto médico-hospitalar. Rev Latino-Am Enf. 2010;18(5).

12. Kohn LT, Corrigan JM, Donaldson MS (eds.). To err is human: building a safer health system. Washington: National Academy; 2000. p.312.
13. Capucho HC, Carvalho FD, Cassiani SHB. Farmacovigilância: gerenciamento de riscos de terapia medicamentosa para a segurança do paciente. São Caetano: Yendis; 2011. p.203.
14. Dias MF. Introdução à farmacovigilância. In: Storpitis S, Mori ALPM, Yochiy A, Ribeiro E, Porta V. Farmácia clínica e atenção farmacêutica. Rio de Janeiro: Guanabara Koogan; 2008. p.46-62.
15. Anacleto TA, Rosa MB, Neiva HM, Martins MAP. Erros de medicação. Pharm Bras. 2010;1-24.
16. World Institute of Pain. Consensus statement: opioids and the management of chronic severe pain in the elderly: consensus statement of an international expert panel with focus on the six clinically most often used WHO step III opioids (buprenorphine, fentanyl, hydromorphone, methadone, morphine, oxycodone). Pain Practice. 2008;(8):287-313.
17. Associacão Portuguesa dos Médicos de Clínica Geral. Recomendações para o tratamento farmacológico da dor. Rev Port Clin Geral. 2007;23:457-64.

BIBLIOGRAFIA SUGERIDA

- Cordeiro A, Berbare MHAO, Rodrigues ML. Seleção e padronização In: Sociedade Brasileira de Farmácia Hospitalar e Serviços de Saúde. Guias de boas práticas em farmácia hospitalar e serviços de saúde. São Paulo: Ateliê Vide o Verso; 2009. p.133-47.
- Garcia AS, Barrera JC, Pavón MJV, Marquez ER, Miguel SC, Rodrigues IV, et al. Detection of adverse drug reations through the minimum basis data set. Pharm World Sci. 2010;32(3).
- Gómez AL, Arce CG, Spence IC, Castro JMA, Rosales MAA, Chacón PM, et al. Metodologia para la elaboración de guias de atencion y protocolos [acesso em 17 set 2013]. San José: Caja Costarricense de Seguro Social; 2007. Disponível em: http://www.binasss.sa.cr/libros/metodologia07.pdf.
- Marques DC, Zucchi P. Comissões farmacoterapêuticas no Brasil: aquém das diretrizes internacionais. Rev Panam Salud Pública. 2006;19(1).
- Rosa MB, Anacleto TA, Perini E. Erros de medicação: um problema de saúde pública. In: Storpirtis S, Mori ALPM, Yochiy A, Ribeiro E, Porta V. Farmácia clínica e atenção farmacêutica. Rio de Janeiro: Guanabara Koogan, 2008. p.251-7.
- Storpitis S, Mori ALPM, Yochiy A, Ribeiro E, Porta V. Farmácia clínica e atenção farmacêutica. Rio de Janeiro: Guanabarta Koogan; 2008. p.489.

LEGISLAÇÃO RELACIONADA

- Brasil. Agência Nacional de Vigilância Sanitária. Resolução RDC n. 36, de 25 de julho de 2013. Institui ações para a segurança do paciente em serviços de saúde e dá providências. Diário Oficial da União, 2013.
- Brasil. Agência Nacional de Vigilância Sanitária. Resolução RDC n. 48, de 2 de junho de 2000. Aprova o roteiro de inspeção do programa de controle de infecção hospitalar. Diário Oficial da União, 2000.
- Brasil. Agência Nacional de Vigilância Sanitária. Resolução RDC n. 67, de 8 de outubro de 2007. Dispõe sobre as boas práticas de manipulação de preparações magistrais e oficinais para uso humano em farmácias [acesso em 17 jul 2012]. Diário Oficial da União, 9 out 2007. Disponível em: http://www.anvisa.gov.br/legis/resol/2007/rdc/67_081007rdc.htm.
- Brasil. Agência Nacional de Vigilância Sanitária. Resolução RDC n. 220, de 21 de setembro de 2004. Aprova o regulamento técnico de funcionamento dos serviços de terapia antineoplásica. Diário Oficial da União, 23 set 2004.

CAPÍTULO 19 | PARTICIPAÇÃO EM COMISSÕES HOSPITALARES **167**

- Brasil. Conselho Federal de Farmácia. Resolução n. 449, de 24 de outubro de 2006. Dispõe sobre as atribuições do farmacêutico na comissão de farmácia e terapêutica.
- Brasil. Ministério da Saúde. Portaria n. 1.818, de 2 de dezembro de 1997 (versão republicada em 2 de fevereiro de 1998). Recomenda que nas compras de licitações públicas de produtos farmacêuticos sejam cumpridas pelos fabricantes e fornecedores requisitos relacionados à qualidade.
- Brasil. Ministério da Saúde. Portaria n. 2.475, de 13 de outubro de 2006. Aprova a 4ª edição da Relação Nacional de Medicamentos Essenciais.
- Brasil. Ministério da Saúde. Portaria n. 2.616, de 12 de maio de 1998. Expedir, na forma dos anexos I, II, III, IV e V, diretrizes e normas para a prevenção e o controle das infecções hospitalares [acesso em 15 abr 2012]. Diário Oficial da União, 13 mai 1998. Disponível em: http://www.anvisa.gov.br/legis/portarias/2616_98.htm.
- Brasil. Ministério da Saúde. Portaria n. 3.916, de 30 de outubro de 1998. Aprova a Política Nacional de Medicamentos [acesso em 15 abr 2012]. Diário Oficial da União, 10 nov 1998. Disponível em: http://www.anvisa.gov.br/legis/consolidada/portaria_3916_98.pdf.
- Brasil. Ministério da Saúde. Secretaria de Vigilância Sanitária. Portaria n. 272, de 8 de abril de 1998. Aprova o regulamento técnico para fixar os requisitos mínimos exigidos para a terapia de nutrição parenteral [acesso em 17 jul 2012]. Diário Oficial da União, 23 abr 1998. Disponível em: http://www.anvisa.gov.br/legis/portarias/272_98.htm.
- Brasil. Ministério do Trabalho. Portaria n. 3.214, de 8 de junho de 1978. Aprova a Normas Regulamentadoras do Capítulo V, Título II, da Consolidação das Leis do Trabalho, relativas a segurança e medicina do trabalho [acesso em 10 ago 2013]. Disponível em: http://portal.mte.gov.br/legislacao/portaria-n-3-214-de-08-06-1978-1.htm.

CAPÍTULO **20**

Prevenção e controle de infecção hospitalar

Cássia Rodrigues Lima Ferreira
Áquila Serbate Borges Portela
Josiane Moreira da Costa

Os serviços de farmácia hospitalar têm como principal objetivo contribuir para o processo de cuidado à saúde, visando à melhoria da qualidade da assistência prestada ao paciente e promovendo o uso seguro e racional de medicamentos e outros produtos para a saúde, nos planos assistencial, administrativo, tecnológico e científico.[1]

O uso racional de medicamentos, com o foco no medicamento certo, para o paciente certo, na dose certa, na hora certa e pela via de administração certa é atividade prioritária de um programa de assistência farmacêutica ao paciente,[2] o que contribui para reduzir custos e melhorar a qualidade do atendimento ao paciente.[3]

As infecções relacionadas com a assistência à saúde também são denominadas infecções associadas à assistência à saúde (IRAS). Essa denominação, que engloba a infecção hospitalar, é um sério problema relacionado à assistência ao usuário nas instituições de saúde não somente no âmbito nacional, mas também internacional.

A Portaria n. 2.616/1998 do Ministério da Saúde preconiza o emprego de medidas de prevenção e controle das IRAS e a elaboração de um programa de controle de infecções hospitalares (PCIH) pela comissão de controle de infecção hospitalar (CCIH) nas instituições hospitalares.[5] Essa portaria especifica que a CCIH de cada instituição deve ser composta por diferentes profissionais da área de saúde, sendo subdivididos em membros executores, responsáveis pela execução do

PCIH, e membros consultores, que realizam suporte técnico à CCIH. A equipe consultora é composta por representantes dos serviços médicos, enfermagem, farmácia, laboratório de microbiologia e administração.[5,6]

As ações executadas pela CCIH objetivam promover o uso racional de antimicrobianos e reduzir ao máximo a incidência e a gravidade das infecções hospitalares.[7,14]

Nesse contexto, o farmacêutico e a farmácia hospitalar desempenham atividades que os tornam imprescindíveis na cadeia de ações que visam à prevenção, à redução e ao controle das infecções hospitalares.[11]

No Brasil, na década de 1980, as primeiras iniciativas de formação do farmacêutico para a prática clínica foram realizadas com enfoque em controle de infecção hospitalar. Os farmacêuticos clínicos do Hospital Universitário Onofre Lopes (HUOL) da Universidade Federal do Rio Grande do Norte (UFRN), capacitados para atuação clínica na Universidade de Chile, foram mentores e realizadores do 1º Curso Brasileiro de Farmácia Clínica, em 1983. Entretanto, mais oito edições do Curso de Farmácia Hospitalar para o Controle de Infecção Hospitalar foram realizadas de 1985 a 1992.[8]

Embora esses oito cursos citados tivessem em seu conteúdo um componente administrativo e técnico voltado para o medicamento, apresentavam também um direcionamento clínico importante. Muitos dos profissionais que hoje atuam ou estão envolvidos com docência no segmento da farmácia clínica se especializaram durante esse período por meio dos cursos citados.[8]

As novas Diretrizes Curriculares Nacionais do curso de graduação em farmácia foram construídas para formar o farmacêutico dos novos tempos. O artigo 4º dessas diretrizes recomenda que a formação do farmacêutico objetive dotá-lo de conhecimentos que contribuam para o exercício das competências e habilidades gerais, que são as mesmas que caracterizam o "farmacêutico sete estrelas": atenção à saúde, tomada de decisão, comunicação, liderança, administração e gerenciamento, educação permanente e ensino.

No desenvolvimento das atividades da CCIH, o farmacêutico deve ser também um profissional polivalente, pois há uma vasta relação de atividades a serem executadas, dentre as quais se destacam:

- análise crítica do consumo de antimicrobianos padronizados;
- seleção e aquisição de medicamentos antimicrobianos padronizados e análise de solicitação de medicamentos antimicrobianos não padronizados;

- participação em auditorias;
- seleção e padronização de saneantes e antissépticos;
- acompanhamento clínico de pacientes em uso de antimicrobianos.

Em seguida, consideram-se algumas atribuições do farmacêutico em relação a cada uma dessas atividades.

ANÁLISE CRÍTICA DO CONSUMO DE ANTIMICROBIANOS PADRONIZADOS

No decorrer dos últimos 80 anos, o desenvolvimento dos agentes antimicrobianos tem representado um dos mais importantes avanços terapêuticos na história da medicina.[4] São fundamentais programas de normatização para a utilização desse arsenal terapêutico, pois o uso irracional de medicamentos antimicrobianos acarreta um aumento da resistência dos micro-organismos, assim como uma elevação nos custos com medicamentos e um aumento da possibilidade de ocorrência de reações adversas.[12]

Uma importante informação a ser discutida com a CCIH e apresentada à alta direção em caso de aumento no consumo de antimicrobianos refere-se à racionalidade do uso. Essa análise é importante para permitir a revisão contínua do processo de trabalho e implantação de ações de melhorias.

É interessante, no processo de análise, que o farmacêutico compare o aumento do consumo de um determinado antimicrobiano com possíveis variações nos indicadores de infecção hospitalar no período analisado. Além disso, a ocorrência de variações no perfil de complexidade clínica dos pacientes atendidos também deve ser considerada. Conhecer o perfil dos pacientes e da sensibilidade dos micro-organismos padronizados, realizar uma leitura de antibiograma e possuir conhecimento farmacológico dos antimicrobianos em análise são essenciais para a realização da análise com competência.

É necessário, ainda, que o profissional possua boa capacidade de realizar análise crítica e esteja atualizado com os protocolos institucionais.

SELEÇÃO E AQUISIÇÃO DE MEDICAMENTOS ANTIMICROBIANOS PADRONIZADOS E ANÁLISE DE SOLICITAÇÃO DE MEDICAMENTOS ANTIMICROBIANOS NÃO PADRONIZADOS

A farmácia é responsável pela aquisição de produtos farmacêuticos no hospital, observando, para isso, critérios de custo, efetividade e qualidade.[6] A seleção deve ser realizada pela comissão de farmácia e terapêutica (CFT), em conjunto com a CCIH, contemplando a seleção de antimicrobianos que permitam suprir as necessidades terapêuticas.[11] Os novos antimicrobianos podem ser reservados como medicamentos não padronizados para utilização apenas após autorização da CCIH.

Para a atividade de análise de solicitação de medicamentos antimicrobianos não padronizados, é necessário que o farmacêutico possua conhecimento farmacológico dos antimicrobianos, tenha habilidade em relação à leitura de prontuários, conhecimento sobre micro-organismos como bactérias Gram-positivas e negativas, assim como um domínio das nomenclaturas utilizadas nos documentos médicos, além de saber realizar pesquisas referentes às informações científicas identificando, em meio ao material pesquisado, aquele que apresenta maior confiabilidade.

O profissional farmacêutico pode acompanhar exames como o antibiograma ou antifungigrama, na perspectiva de definir qual o melhor medicamento para combater o patógeno identificado, evitando, assim, a resistência de micro-organismos aos antimicrobianos utilizados.

É necessária uma verificação constante e atualizada da literatura sobre esquemas terapêuticos para os tratamentos quando iniciados de forma empírica.

PARTICIPAÇÃO EM AUDITORIAS

As auditorias são ações frequentemente executadas pelas CCIH, sendo que muitas vezes é necessária a presença do profissional farmacêutico. Normalmente, o farmacêutico participa de auditorias que envolvem setores relacionados ao uso de medicamentos ou armazenamento e utilização de produtos químicos, como os saneantes e os antissépticos. Os setores em cujas auditorias os farmacêuticos atuam são:

- farmácia (central de manipulações estéreis, central de nutrição parenteral, central de preparo de medicamentos antineoplásicos e central de preparações estéreis);
- setores assistenciais;
- almoxarifados;
- serviço de higienização e limpeza e serviço de nutrição de dietética (SND);
- central de materiais esterilizáveis (CME).[10]

A participação em auditorias requer do profissional amplo conhecimento da legislação referente ao setor inspecionado, assim como habilidades relacionadas a planejamento de ações de melhorias, elaboração de relatórios e comunicação.

SELEÇÃO E PADRONIZAÇÃO DE SANEANTES E ANTISSÉPTICOS

O farmacêutico tem papel fundamental na seleção e na padronização dos desinfetantes de artigos e superfícies fixas, detergentes, sabonetes, esterilizantes químicos e antissépticos, pois esse profissional é capaz de realizar a análise da composição e eficácia dos mesmos.[11]

Para realizar tal função, o profissional deve trabalhar em conjunto com: CFT, CCIH, laboratório de análises clínicas (LAC), serviço de higienização e limpeza (SHL) e todas as clínicas e serviços presentes na instituição.

Além disso, é necessário domínio dos processos de trabalho e fatores associados ao risco de infecção, uma vez que a padronização desses produtos deve considerar, além da eficácia, a praticidade de uso e de adesão dos hábitos de higienização pelas diversas equipes de trabalho.

Conforme necessidade institucional, o farmacêutico também deve supervisionar os processos de diluição e envase dos saneantes e antissépticos da instituição e das empresas terceirizadas, conforme as técnicas relacionadas às boas práticas de fabricação. A realização e participação em treinamentos e elaboração de material informativo sobre a utilização desses produtos também são atribuições do farmacêutico.

ACOMPANHAMENTO CLÍNICO DE PACIENTES EM USO DE ANTIMICROBIANOS

O acompanhamento clínico de pacientes é uma atividade que contribui para a prevenção de problemas relacionados ao uso de medicamentos com consequente aumento da qualidade do cuidado prestado.[13] Em relação aos antimicrobianos, devido ao fato de serem medicamentos que apresentam considerável potencial de causar reações adversas, ações que contribuem para a racionalização do seu uso, são importantes tanto para os pacientes, como para o sistema de saúde.

As atividades clínicas realizadas pelo farmacêutico junto à CCIH contemplam o acompanhamento diário dos pacientes e a discussão dos casos com os médicos e toda a equipe multidisciplinar com realização de orientações relacionadas com a reconstituição e a diluição de fármacos, ações de farmacovigilância relacionadas à identificação de reações adversas a medicamentos, avaliação de interações medicamentosas que podem interferir na efetividade do medicamento ou na sua toxicidade e auditoria de prescrições.[4] Nessa auditoria, os medicamentos prescritos são comparados aos resultados laboratoriais para assegurar que o melhor antimicrobiano está sendo utilizado para cada paciente com base em evidências. A realização do ajuste de doses de antimicrobianos para pacientes com insuficiência renal, insuficiência hepática, neonatos, idosos e críticos é importante para o sucesso da terapêutica.

A legitimação da atuação clínica do farmacêutico na sociedade e sua inclusão de forma resolutiva na equipe e nas linhas de cuidado do paciente dependem das atitudes e condutas a serem tomadas pelo farmacêutico no âmbito clínico-assistencial, bem como da resolutividade dessas ações frente aos problemas relacionados a medicamentos.[8,9]

Junto com a CCIH, o farmacêutico também pode fomentar a implementação de um programa de antibioticoterapia sequencial, realizando a substituição de antimicrobianos injetáveis por medicamentos de uso oral, empregando o mesmo fármaco. Esse programa deve envolver a CCIH, a CFT e a administração do hospital e farmácia. Para a execução desse programa, é fundamental o estabelecimento de protocolos com a definição prévia dos critérios e condições clínicas para a conversão para a via oral baseada em evidências clínicas.[11]

O farmacêutico clínico que realiza o acompanhamento de pacientes em uso de antimicrobianos deve ter profundo conhecimento sobre farmacologia clínica, além de conhecimento sobre infectologia e os sinais e sintomas das infecções para que seja capaz de distinguir sinais da doença e o efeito tóxico do medicamento utilizado. Além disso, o profissional deve ser capaz de avaliar as prescrições com enfoque na indicação, efetividade e segurança e realizar intervenções com o intuito de resolver e prevenir problemas farmacoterapêuticos.

CASO 1: ANÁLISE DE SOLICITAÇÃO DE MEDICAMENTOS ANTIMICROBIANOS NÃO PADRONIZADOS

O serviço de farmácia recebe solicitação de medicamento não padronizado contendo a especificação:

- medicamento: tigeciclina injetável – frasco-ampola com 50 mg;
- posologia: dose de ataque de 100 mg no primeiro dia, seguida de 50 mg a cada 12 horas por 14 dias;
- justificativa: paciente com 56 anos apresenta infecção em pé diabético (resultado de cultura indicando a presença de *Acynetobacter baumannii* multirresistente e sensível a tigeciclina.

A análise da solicitação de compra de antimicrobiano não padronizado feita pelo farmacêutico deve contemplar cinco passos:

1. realização da leitura do prontuário do paciente para conhecer a história clínica;

2. identificação do registro do último resultado de cultura, sendo identificado o crescimento do micro-organismo *Acynetobacter baumannii* multirresistente, conforme relatado na solicitação de medicamento não padronizado;

3. identificação da disponibilidade de antimicrobiano padronizado na instituição para o qual o micro-organismo isolado seja sensível;

4. realização de pesquisa bibliográfica com o objetivo de identificar o uso clínico do medicamento e avaliação do esquema posológico prescrito. Nesse caso, identifica-se na literatura a recomendação de 100 mg no primeiro dia como dose de ataque, seguido de 50 mg a cada 12 horas por um período de 5 a 14 dias;

5. identificação do custo do tratamento.

Após um levantamento dos dados, realiza-se a discussão do caso com a CCIH. Ao considerar o alto custo desse medicamento e a recomendação de uso entre 5 e 14 dias na bibliografia consultada, o farmacêutico deve sugerir a compra do tratamento suficiente para 7 dias seguidos de acompanhamento contínuo do caso e prolongamento do período de tratamento conforme necessidade do paciente. Essa sugestão deve ser apresentada à CCIH. Além disso, o farmacêutico deve fornecer informações relacionadas a reconstituição e diluição do medicamento para a equipe de saúde.

CASO 2: ANÁLISE CRÍTICA DO CONSUMO DE ANTIMICROBIANOS

No processo de análise do orçamento mensal e na comparação desse em relação à compra de medicamentos, o setor financeiro identifica um aumento no valor financeiro referente ao investimento em medicamentos antimicrobianos. A coordenação da farmácia hospitalar justifica que o aumento foi decorrente da elevação do preço unitário de alguns medicamentos associada ao aumento de 30% no consumo de um antimicrobiano de uso restrito.

A coordenação da farmácia elabora um relatório a ser encaminhado à alta direção e solicita ao farmacêutico da CCIH que realize uma análise e, posteriormente, elabore uma justificativa sobre o alto consumo junto com os demais membros da comissão. Para isso, o farmacêutico pode realizar as seguintes ações:

- identificação do setor em que ocorreu o maior consumo;
- identificação do número de pacientes no setor que utilizaram o medicamento;
- validação, junto à CCIH, do período de tempo médio de uso de medicamentos por paciente e comparação desses dados com a literatura;
- verificação da realização de culturas dos sítios das infecções e se os resultados demonstram a indicação de uso dos medicamentos conforme o perfil de sensibilidade do paciente;
- identificação das técnicas de tempo de infusão e diluição de acordo com a literatura;
- verificação do cumprimento dos protocolos institucionais.

Nesse caso, as recomendações são variáveis conforme o tipo de antimicrobiano, sendo que alguns devem ser utilizados somente após a obtenção do resultado de cultura e outros são utilizados de forma empírica, conforme avaliação clínica do paciente.

CASO 3: ACOMPANHAMENTO CLÍNICO DE PACIENTES

Ao realizar o acompanhamento clínico de pacientes com doença renal crônica, o farmacêutico identifica a prescrição de meropenem, frasco-ampola com 1 g a cada 8 horas para infecção por *Pseudomonas aeruginosa* sensível a esse antimicrobiano.

As ações a serem realizadas pelo farmacêutico são as seguintes:

- realização do cálculo do *clearance* renal: para isso, utiliza-se a estimativa do peso do paciente realizada pela equipe de nutrição e a fórmula de Crockoft-Gault – disponibilizada no *site* da Sociedade Brasileira de Nefrologia;
- mediante o valor do *clearance*, realização de uma consulta em bibliografia científica, identificando-se a necessidade de ajuste da dosagem para 1 g a cada 12 horas;
- realização de contato com a equipe de nefrologia para discutir as características da provável ocorrência de injúria renal e a necessidade de real ajuste da dose do antimicrobiano;
- mediante necessidade, realização de contato junto ao médico responsável propondo intervenção;
- após ajuste de dose, o tratamento farmacoterapêutico pode ser finalizado sem intercorrências.

CASO 4: ACOMPANHAMENTO CLÍNICO DE PACIENTES

Paciente do sexo feminino, de 60 anos, em uso de vancomicina 1 g + cloreto de sódio 0,9% 100 mL, EV, administrada a cada 12 horas e infundida em 20 minutos. O resultado do *clearance* de creatinina é de 85 mL/min no primeiro dia de tratamento. Após o início do tratamento, a paciente apresentou um aumento dos níveis séricos de creatinina e ureia com redução da diurese. A paciente apresentou também prurido e rubor de tronco e face. O farmacêutico clínico avaliou a prescrição no sentido de encontrar medicamentos que possam causar essas reações adversas:

- dipirona, 2 mL + água bidestilada, 10 mL, EV, a cada 6 horas;
- metoclopramida, 2 mL + água bidestilada, 10 mL, EV, a cada 8 horas;
- cloreto de sódio 0,9%, 500 mL + glicose 50%, 20 mL + cloreto de potássio 10%, 10 mL;
- furosemida, 2 mL + cloreto de sódio 0,9%, 100 mL, EV, a cada 12 horas.

Nesses casos, o farmacêutico deve analisar o perfil toxicológico de todos os medicamentos prescritos com o objetivo de verificar qual deles está relacionado à piora da função renal e à reação cutânea. É recomendável utilizar o algoritmo de Naranjo para certificar a causalidade da reação adversa.[15]

Após analisar o caso, é possível confirmar que o medicamento que causou as reações foi a vancomicina, pois o mesmo é nefrotóxico. A reação cutânea – síndrome do homem vermelho – que se manifestou com prurido e rubor de tronco e face poderia ter sido evitada com o ajuste da velocidade de infusão da vancomicina para 1 a 2 horas, configurando uma velocidade de aproximadamente 1,7-0,8 mL/min. A dose a ser utilizada também pode ser estabelecida de acordo com o nível sérico de vancomicina.

A sugestão do farmacêutico clínico para o médico assistente foi a substituição do antimicrobiano pela teicoplanina, por ser menos nefrotóxico e com cobertura antimicrobiana semelhante à vancomicina, ou o ajuste de dose da vancomicina de acordo com o *clearance* de creatinina e da velocidade de infusão.

CONSIDERAÇÕES FINAIS

A atuação do profissional farmacêutico no controle da infecção hospitalar envolve uma complexidade de ações que estão relacionadas aos diferentes saberes dos profissionais envolvidos direta e indiretamente com o cuidado.

A participação em cursos de curta duração ou especialização em gestão da saúde com ênfase em controle de infecção hospitalar, a realização de visitas a outras instituições de saúde, a leitura de artigos relacionados à temática e o entendimento das diretrizes institucionais e da farmácia em relação ao controle e a prevenção das IRAS contribuem para a consolidação da participação do farmacêutico na CCIH. Ressalta-se que a formação clínica do farmacêutico ainda ocorre de forma incipiente em nível de graduação, sendo que a especialização é uma escolha de muitos profissionais que desejam ingressar na área assistencial.

É importante que o profissional busque um curso ou especialização na área de controle de infecção hospitalar com um enfoque multidisciplinar – com conteúdo teórico e realização de atividades práticas e clínicas junto dos pacientes com tutoria de profissionais que as estejam realizando de forma contínua e documentada. A formação unicamente teórica pode estimular novas posturas profissionais, mas dificilmente garante mudanças significativas na prática assistencial.[8]

Além de um conteúdo teórico mínimo, baseado em disciplinas que busquem aprofundar os conhecimentos farmacológicos específicos, é fundamental o conhecimento de outras disciplinas que ampliem a visão do farmacêutico.[8]

É necessário também que o farmacêutico saiba se comunicar com os pacientes e outros profissionais, além de registrar e divulgar os dados coletados no prontuário do paciente, em artigos científicos ou trabalhos para eventos científicos.

REFERÊNCIAS BIBLIOGRÁFICAS

1. Brasil. Conselho Federal de Farmácia. Resolução n. 492, de 26 de novembro de 2008. Regulamenta o exercício profissional nos serviços de atendimento pré-hospitalar, na farmácia hospitalar e em outros serviços de saúde, de natureza pública ou privada [acesso em 15 abr 2012]. Diário Oficial da União, 5 dez 2008. Disponível em: http://www.cff.org.br/userfiles/file/resolucoes/res492_08.pdf.

2. Brasil. Ministério da Saúde. Portaria n. 4.283, de 30 de dezembro de 2010. Aprova as diretrizes e estratégias para organização, fortalecimento e aprimoramento das ações e serviços de farmácia no âmbito dos hospitais [acesso em 15 abr 2012]. Diário Oficial da União, 31 dez 2010. Disponível em: http://portal.saude.gov.br/portal/arquivos/pdf/Portaria_MS_4283_30_12_2010.pdf.

3. Lima CR, Souza ZP. Farmácia hospitalar. In: Martins MA (coord.). Manual de infecção hospitalar – epidemiologia, prevenção e controle. 2.ed. Rio de Janeiro: Medsi; 2001. p.763-81.

4. Lira AAF, Romeu GA. Pacientes recém-nascidos em uso de antimicrobianos: perfil farmacoterapêutico. Rev Sbrafh. 2007;16:15-22.

5. Brasil. Ministério da Saúde. Portaria n. 2.616, de 12 de maio de 1998. Expedir, na forma dos anexos I, II, III, IV e V, diretrizes e normas para a prevenção e o controle das infecções hospitalares [acesso em 15 abr 2012]. Diário Oficial da União, 13 mai 1998. Disponível em: http://www.anvisa.gov.br/legis/portarias/2616_98.htm.

6. Rosa MB, Reis AMM, Lima CR. A farmácia no controle de infecções hospitalares. In: Gomes MJVM, Reis AMM. Ciências farmacêuticas: uma abordagem em farmácia hospitalar. São Paulo: Atheneu; 2001. p.407-28.
7. Brasil. Agência Nacional de Vigilância Sanitária. Lei n. 9.431, de 6 de janeiro de 1997. Dispõe sobre a obrigatoriedade da manutenção de programa de controle de infecções hospitalares pelos hospitais do País [acesso em 10 ago 2012]. Disponível em: http://www.anvisa.gov.br/legis/leis/9431_97.htm.
8. Witzel MDRF. Relato de experiência de formação do farmacêutico para atuação clínica em nível de especialização: desafio de compatibilizar teoria e prática. Rev OFIL. 2010; 20(3-4):84-90.
9. Takaki MSM, Pereira MK, Fontana EA, Riva SBM, Rezende C. Infecção hospitalar neonatal. Infarma. 2011;23(9-12).
10. Janebro ASI, Silva LM, Dornelas Filho AF. Central de material e infecção hospitalar: reflexão sobre o histórico desta relação. Rev Sbrafh. 2009;20:16-9.
11. Reis AMM. Farmácia hospitalar. In: Oliveira AC. Infecções hospitalares – epidemiologia, prevenção e controle. Rio de Janeiro: Guanabara Koogan; 2005. p.637-56.
12. Fernandes AT, Fernandes MOV, Ribeiro Filho N. Infecção hospitalar e suas interfaces na área de saúde, vols. 1 e 2. São Paulo: Atheneu; 2000. p.1721.
13. Cipolle RJ, Strand LM, Morley PC. Pharmaceutical care practice: the clinician's guide. 2.ed. New York: McGraw-Hill; 2004.
14. Bergsten-Mendes G. Uso racional de medicamentos: o papel fundamental do farmacêutico. Ciênc Saúde Coletiva. 2008;(Sup 13):569-77.
15. Naranjo CA, Busto U, Seliers EM, Sandor P, Ruiz I, Roberts EA, et al. A method for estimating the probability of adverse drug reaction. Clin Pharmacol Ther. 1981;30(2):239-45.

BIBLIOGRAFIA SUGERIDA

- Referência bibliográfica 12.
- Couto RC, Carvalho EAA, Pedrosa TMG. Controle das infecções hospitalares. Rio de Janeiro: Rubio; 2009.
- Couto RC, Pedrosa TMG, Nogueira JM. Infecção hospitalar e outras complicações não infecciosas da doença *versus* epidemiologia, controle e tratamento. 3.ed. São Paulo: Medsi; 2003. p.904.
- Gomes MJVM, Reis AMM. Ciências farmacêuticas: uma abordagem em farmácia hospitalar. São Paulo: Atheneu; 2003.
- Martins MA (coord.). Manual de infecção hospitalar – epidemiologia, prevenção e controle. 2.ed. Rio de Janeiro: Medsi; 2001.
- Oliveira AC. Infecções hospitalares – epidemiologia, prevenção e controle. Rio de Janeiro: Guanabara Koogan; 2005.
- Rocha MOC, Pedroso ERP. Fundamentos em infectologia. Rio de Janeiro: Rubio; 2009.
- Tavares W. Antibióticos e quimioterápicos para o clínico. 2.ed. São Paulo: Atheneu; 2009.

LEGISLAÇÃO RELACIONADA

- Referências bibliográficas 5 e 7.

CAPÍTULO **21**

Gestão de riscos sanitários e segurança do paciente

Helaine Carneiro Capucho
Marinei Campos Ricieri

Os serviços de saúde são locais em que há a possibilidade de acontecimento de eventos que podem afetar a integridade física do paciente ou da equipe de saúde. Dessa forma, entende-se que o risco é inerente à assistência à saúde. Por definição, risco é a probabilidade de ocorrência de um incidente.[2,3,7] Por esse motivo, os riscos devem ser gerenciados a fim de evitar que o dano ocorra.

A redução do dano depende de mudanças na cultura e nos processos de trabalho adotados nos hospitais e a gestão de risco vem ao encontro dessa perspectiva cultural e assistencial.

A gestão de riscos é um método de gestão da qualidade que tem sido cada vez mais incorporado à realidade dos hospitais brasileiros. A gestão de riscos hospitalares foi fortalecida no Brasil por meio da criação da Rede de Hospitais-Sentinela da Agência Nacional de Vigilância Sanitária (Anvisa) e o seu conceito vem sendo ampliado para além da farmacovigilância, tecnovigilância e hemovigilância, temas abordados no capítulo 33.

O Ministério da Saúde[10] define gestão de riscos como a

> [...] aplicação sistêmica e contínua de iniciativas, procedimentos, condutas e recursos na avaliação e controle de riscos e eventos adversos que afetam a segurança, a saúde humana, a integridade profissional, o meio ambiente e a imagem institucional.

A gestão de riscos está diretamente ligada a programas de segurança do paciente que, por sua vez, estão incluídos nos programas de certificação de qualidade ou acreditação hospitalar. Ambos os conceitos, gestão de risco e segurança do paciente, bem como suas práticas, são indissociáveis, o que torna imprescindível que o farmacêutico os conheça e saiba aplicá-los na sua rotina técnico-assistencial.

Para a segurança do paciente, a gestão de risco é um processo que requer, inicialmente, que os gestores hospitalares e as lideranças setoriais, em especial o farmacêutico, incorporem a filosofia dessa estratégia e apoiem fortemente sua implantação, vigilância, divulgação das práticas mais seguras e a monitorização dos resultados.[4]

Assim, pode ser obtido um modelo institucional de cultura de segurança do paciente, definida como um conjunto de valores, atitudes, competências e comportamentos que determinam o comprometimento com a gestão da saúde e da segurança, substituindo a culpa e a punição pela oportunidade de aprender com as falhas e melhorar a atenção à saúde.[5]

A cultura de segurança pode ser medida pela percepção do profissional sobre atitudes e iniciativas de segurança em seu local de trabalho.[6] Essa incorporação cultural de segurança é algo requerido pelos programas de qualidade na saúde. Sobre isso, a Organização Mundial da Saúde (OMS) define qualidade como "o grau em que os serviços de saúde, para indivíduos e populações, aumentam a probabilidade de resultados desejados e são consistentes com o conhecimento profissional atual".[7]

Portanto, qualidade e segurança do paciente apropriam-se da gestão de riscos para maximizar a chance de ocorrerem os resultados desejados, preconizando minimizar ou evitar resultados negativos em saúde.

Os resultados negativos podem ser classificados como eventos adversos, porque são incidentes que acarretam dano ao paciente. Entretanto, também podem ser relacionados a incidente, definido como evento ou circunstância que tem potencial para causar dano ao paciente.[7,10]

Os incidentes podem ser classificados em:

- circunstância de risco: houve potencial significativo para o dano, mas o incidente não ocorreu – pode também ser denominado de circunstância notificável;
- *near miss*: incidente que poderia atingir o paciente, causando danos ou não, mas foi interceptado antes de chegar ao paciente,[7] podendo também ser denominado de potencial evento adverso;[8]

- incidente sem dano: incidente que atingiu o paciente, mas não causou dano;
- incidente com dano: incidente que resultou em dano ao paciente – evento adverso.

O dano é resultante ou está associado à prestação da assistência ao paciente e não está relacionado à evolução natural da lesão ou doença de base.[9] Pode ser definido como comprometimento da estrutura ou função do corpo e/ou qualquer efeito dele oriundo, incluindo-se doenças, lesão, sofrimento, morte, incapacidade ou disfunção, podendo, assim, ser físico, social ou psicológico.[10] Ele gera consequências como aumento do tempo de permanência em uma instituição hospitalar, necessidade de intervenções diagnósticas e terapêuticas e até a morte.[11] Por esses motivos, problemas na assistência devem ser monitorados e corrigidos antes que estes resultem em dano ao paciente.[12]

A gestão integrada das equipes em reduzir riscos e evitar incidentes, especialmente os eventos adversos, tem exigido uma atuação permanente e desafiadora do farmacêutico hospitalar, uma vez que este profissional é corresponsável por um dos processos mais complexos e de maior risco para o paciente dentro do hospital: o da cadeia terapêutica.

O farmacêutico deve estar preparado para gerenciar os riscos da cadeia terapêutica, já que os resultados da assistência à saúde dependem diretamente da estrutura e dos processos utilizados nos serviços de saúde. Ademais, a assistência prestada ao paciente, da qual o farmacêutico pode ser agente modificador, promove uma mudança significativa entre o seu estado atual de saúde e o estado futuro.[13]

Para obter resultados esperados (positivos) e evitar os indesejados, deve haver o aprimoramento da assistência ao paciente que, por sua vez, necessita ser efetiva, ter objetivos centrados no paciente, ser oportuna, eficiente e ter equidade.[14] Assim, para a garantia da segurança do paciente, preconiza-se que o farmacêutico trabalhe com foco na monitorização dos riscos e incidentes. Esse processo deve ser contínuo, como propôs Deming, visto que os riscos são inerentes a quaisquer processos complexos como os da saúde.[15] O ideal é que sejam identificados antes que causem dano ao paciente, a tempo de implementar melhorias que evitem o resultado negativo na assistência.

O processo de gestão de riscos é cíclico e com etapas bem definidas, que foram bem retratadas na ABNT NBR ISO 31000:2009, normativa que trata da gestão de riscos, seus princípios e diretrizes, para diversas instituições da área da saúde ou não (Figura 1).

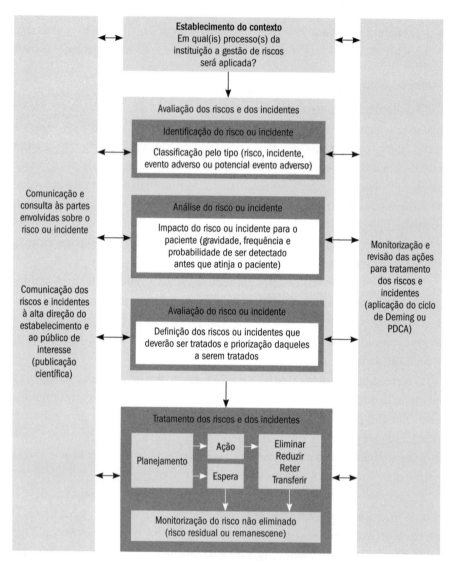

Figura 1 Processo de gestão de riscos em saúde. Adaptada de ISO 31000:2009.

Para cada etapa desse processo, o farmacêutico deverá ter competências, conhecimentos, habilidades e atitudes específicas, conforme descrito na Tabela 1.

Apesar de existirem farmacêuticos especialistas em gestão de riscos, que atuam dentro e fora da farmácia, os conhecimentos básicos, habilidades e atitudes são interessantes e pertinentes a todos os farmacêuticos hospitalares, inde-

Tabela 1   Principais conhecimentos, habilidades e atitudes necessários para atuar na gestão de riscos e incidentes em saúde nos hospitais

Conhecimentos	Perfil nosológico do hospital e região de saúde, quando cabível; normas e regulamentos, processos, protocolos e diretrizes do hospital, especialmente da farmácia; legislação pertinente Métodos para identificação dos riscos, em especial: – análise do tipo e efeito de falha (*failure mode and effects analysis* – FMEA) – análise de causa-raiz – busca ativa de incidentes em saúde – notificações voluntárias de riscos ou incidentes em saúde – categorização de riscos por gravidade, frequência e chance de detecção – ferramentas de *marketing* – métodos de comunicação ativa e passiva – redação e gramática
Habilidades	Saber liderar Saber julgar, escolher e decidir em tempo oportuno Saber mobilizar recursos (incluindo o tempo) e competências Saber aprender Ter visão estratégica
Atitudes	Adaptabilidade Coerência Compromisso com resultados Criatividade Espírito de colaboração Ética Iniciativa Senso de organização

pendentemente da função que exerçam, visto que a avaliação dos riscos costuma ser necessária no cotidiano, ainda que não esteja explicitada ou intitulada como gestão de riscos.

REFERÊNCIAS BIBLIOGRÁFICAS

1. Petramale CA. O projeto dos hospitais-sentinela e a gerência de risco sanitário hospitalar. In: Capucho HC, Carvalho FD, Cassiani SHB. Farmacovigilância: gerenciamento de riscos da terapia medicamentosa para a segurança do paciente. São Caetano do Sul: Yendis; 2011. p.191-224.
2. Brasil. Agência Nacional de Vigilância Sanitária. Resolução RDC n. 2, de 25 de janeiro de 2010. Dispõe sobre o gerenciamento de tecnologias em saúde em estabelecimentos de saúde. Diário Oficial da União, 2010; Seção I.
3. Lopes CD, Lopes FFP. Do risco à qualidade: a vigilância sanitária nos serviços de saúde. Brasília: Anvisa; 2008. p.200.
4. National Patient Safety Agency. Risk assessment programme overview [acesso em 18 set 2013]. Londres: NPSA; 2006; p.25. Disponível em: http://www.nrls.npsa.nhs.uk/EasySiteWeb/getresource.axd?AssetID=60102&...

5. Brasil. Agência Nacional de Vigilância Sanitária. Resolução RDC n. 36, de 25 de julho de 2013. Institui ações para a segurança do paciente em serviços de saúde e dá outras providências. Diário Oficial da União, 2013; Seção I.
6. Wiegmann DA, Thaden TL, Gibbons AM. A review of safety culture theory and its potential application to traffic safety. Washington: AAA Foundation for Traffic Safety; 2007. p.16.
7. Organização Mundial da Saúde. The conceptual framework for the international classification for patient safety, version 1.1. Final technical report. The international classification for patient safety. Key concepts and preferred terms [acesso em 4 jul 2013]. Genebra: OMS; 2009. Disponível em: http://www.who.int/patientsafety/taxonomy/icps_chapter3.pdf.
8. Capucho HC. Near miss: quase erro ou potencial evento adverso? Rev Latino-Am Enf. 2011;19(5).
9. World Alliance for Safety Drafting Group; World Alliance for Patient Safety. Towards an international classification for patient safety: key concepts and terms. Int J Quality Health Care. 2009;21(1):18-26.
10. Brasil. Ministério da Saúde. Portaria n. 529, de 1º de abril de 2013. Institui o Programa Nacional de Segurança do Paciente (PNSP). Diário Oficial da União, 2013.
11. Bohomol E, Ramos LH. Erro de medicação: importância da notificação no gerenciamento da segurança do paciente. Rev Bras Enf. 2007;60(16):32-6.
12. Spath PL. Introduction to healthcare quality management. Chicago: Health Administration Press; 2009. p.266.
13. Donabedian A. La calidad de la atención médica: definición y métodos de evaluación. Cidade do México: La Prensa Médica Mexicana; 1984. p.194.
14. Institute of Medicine. Committee on Quality on Healthcare in America. Crossing the quality chasm: a new health system for the 21th century. Washington: National Academy Press; 2001.
15. Capucho HC. Sistemas manuscrito e informatizado de notificação voluntária de incidentes como base para a cultura de segurança do paciente. [Tese – Mestrado]. Ribeirão Preto: Escola de Enfermagem de Ribeirão Preto da Universidade de São Paulo; 2012.

BIBLIOGRAFIA SUGERIDA

- Referências bibliográficas 3 e 4.
- Capucho HC, Carvalho FD, Cassiani SHB. Farmacovigilância: gerenciamento de riscos da terapia medicamentosa para a segurança do paciente. São Caetano do Sul: Yendis; 2011. p.1-10.

LEGISLAÇÃO RELACIONADA

- Referências bibliográficas 2, 5 e 10.

SITES DE INTERESSE

- http://www.anvisa.gov.br.
- http://www.saude.gov.br.
- http://www.sbrafh.org.br/rbfhss.

CAPÍTULO **22**
Farmácia clínica

Marcelo Polacow Bisson

Historicamente, o farmacêutico é um profissional que mantém contato com pacientes usuários de medicamentos, todavia, a partir da década de 1940, houve uma perda de sua identidade clínica decorrente do processo de industrialização dos medicamentos. Alguns países, percebendo as mudanças que estavam acontecendo, iniciaram um processo de mudança nos currículos dos cursos de farmácia com forte direcionamento clínico. No Brasil, ocorreu um atraso nas mudanças e na mentalidade, e apenas recentemente ocorreu uma mudança de paradigma:

- paradigma antigo: o farmacêutico é o profissional do medicamento;
- paradigma novo: o farmacêutico é o profissional voltado ao usuário do medicamento, tem o paciente como foco.

DIFICULDADES

A execução de ações de farmácia clínica tem sido o grande desafio do farmacêutico nos últimos anos, muitas vezes pela ausência dessa disciplina no currículo de muitos cursos de graduação espalhados pelo Brasil, ou mesmo pela falta de referencial para sua aplicação.

QUAL MODELO SEGUIR?

A grande dúvida que paira no ar é sobre o melhor modelo a ser aplicado no Brasil. Atualmente, porém, com a introdução da globalização em todas as áreas, inclusive a farmacêutica, tem-se caminhado para um modelo universal.

Modelo universal

Esse modelo universal é baseado nas recomendações de entidades como a Organização Mundial da Saúde (OMS) e a Organização Pan-Americana da Saúde (Opas), e de organizações não governamentais (ONG) importantes, como a American Society of Health System Pharmacists (ASHP) e a Sociedade Brasileira de Farmácia Hospitalar e Serviços de Saúde (Sbrafh).

CONCEITOS

O termo "farmácia clínica", apesar de bastante abrangente, tem sido substituído (indevidamente), em parte, pelo termo "atenção farmacêutica" ou, em inglês, *pharmaceutical care*. De acordo com Bisson,[1] conceitua-se farmácia clínica como

> [...] toda ação praticada pelo farmacêutico e voltada direta ou indiretamente para o paciente (p. ex., farmacovigilância, centro de informações de medicamentos, atenção farmacêutica, seguimento farmacoterapêutico, discussão de casos clínicos com a equipe multiprofissional etc.).

Conceito de atenção farmacêutica[2]

O conceito internacionalmente aceito de atenção farmacêutica (*pharmaceutical care*) é o estabelecido por Hepler e Strand em 1990,[2] definido como: "a missão principal do farmacêutico é prover a atenção farmacêutica, que é a provisão responsável de cuidados relacionados a medicamentos com o propósito de conseguir resultados definidos que melhorem a qualidade de vida dos pacientes".

DESAFIOS

O farmacêutico que deseja trabalhar em contato com pacientes deve possuir uma série de conhecimentos e habilidades discutidas adiante. Há grande dificuldade em transportar os conceitos e as ferramentas teóricas para o dia a dia do profissional, passando pela mudança cultural dos próprios farmacêuticos, pela valorização da profissão e dos demais profissionais de saúde perante a sociedade e, principalmente, os administradores de sistemas de saúde e órgãos governamentais.

A farmácia clínica requer a integração de conhecimentos de doenças, farmacoterapia, terapia não medicamentosa, análises clínicas e habilidades em planejamento terapêutico, monitoração de pacientes, avaliação física, informação sobre medicamentos e habilidades em comunicação.

Além desses conhecimentos e habilidades, o farmacêutico precisa dominar os vários campos da farmacologia, entre eles: farmacoepidemiologia, farmacoeconomia, farmacovigilância, farmacogenômica, farmacocinética clínica, interações medicamentosas, gerenciamento de reações adversas e toxicologia.

RESULTADOS OBTIDOS COM AS AÇÕES CLÍNICAS DO FARMACÊUTICO

Os resultados obtidos com as ações clínicas do farmacêutico são:

- melhora na adesão aos tratamentos farmacoterapêuticos;
- melhora na qualidade de vida dos pacientes;
- diminuição na incidência de reações adversas e interações medicamentosas;
- diminuição no tempo de internação;
- diminuição de morbidade e mortalidade dos pacientes;
- diminuição de custos.

A utilização de medicamentos é um processo complexo com diversos fatores e envolve uma variedade de profissionais da saúde. As diretrizes farmacoterápicas adequadas para a condição clínica do indivíduo são elementos essenciais para a determinação do emprego dos medicamentos. Todavia, é importante ressaltar que a prescrição e o uso de medicamentos são influenciados por fatores de natureza cultural, social, econômica e política, além de sofrerem influência direta do processo educacional, das diretrizes das políticas sanitárias e de trabalho, da estrutura do sistema de saúde e do modelo assistencial. Existem duas abordagens de modelos assistenciais: o modelo Dáder e o modelo Minnesota. A primeira investigação sobre o impacto das ações de atenção farmacêutica foi realizada nos Estados Unidos utilizando-se os dados do modelo Minnesota sobre a atenção farmacêutica.

Os resultados mostraram que, após 1 ano, o número de pacientes que alcançaram resultado terapêutico positivo aumentou.

Realizar o acompanhamento farmacoterapêutico requer um método de trabalho rigoroso por vários motivos. Por se tratar de uma atividade clínica e, portanto, com ação de profissionais da saúde capacitados, deve ser realizada com o máximo de informação possível. Por isso, os profissionais necessitam de protocolos, manuais de atuação, consensos etc., para sistematizar parte do seu trabalho. Essas atividades devem ser realizadas com máxima eficiência, com procedimentos de trabalho protocolizados e validados por meio da experiência, de forma a permitir uma avaliação do processo e, sobretudo, dos resultados. É nessas atividades que os modelos assistências têm grande importância, pois oferecem meios adequados para os cuidados com o paciente.

Método Dáder de acompanhamento do tratamento farmacológico

O método Dáder foi desenvolvido em 1999 pelo Grupo de Investigação em Atenção Farmacêutica da Universidad de Granada. Atualmente, é adotado por centenas de farmacêuticos no mundo todo.

O método Dáder se baseia na obtenção da história farmacoterapêutica do paciente, isto é, os problemas de saúde que ele apresenta e os medicamentos que utiliza, e na avaliação de seu estado de situação em uma data determinada, a fim de identificar e resolver os possíveis problemas relacionados com os medicamentos (PRM) apresentados pelo paciente. Após essa identificação, serão realizadas as intervenções farmacêuticas necessárias para resolver os PRM e, posteriormente, serão avaliados os resultados obtidos.

Segundo o Consenso de Granada, PRM são:

> [...] problemas de saúde entendidos como resultados clínicos negativos, derivados do tratamento farmacológico, produzidos por diversas causas, têm como consequência o não alcance do objetivo terapêutico desejado ou o aparecimento de efeitos indesejáveis.

O método Dáder de atenção farmacêutica propõe um procedimento elaborado por meio de um estado e/ou de um objetivo do paciente. O farmacêutico intervém junto com cada profissional clínico. O médico e o paciente decidem o que deve ser feito em função dos conhecimentos e das condições.

O procedimento de acompanhamento farmacoterapêutico comporta as seguintes fases:

- oferta de serviço;
- primeira entrevista;
- estado de situação;
- fase de estudo;
- fase de avaliação;
- fase de intervenção;
- resultado das intervenções;
- novo estado de situação;
- entrevistas sucessivas.

Oferta de serviço

O processo se inicia quando o próprio paciente busca a farmácia por diversos motivos, como para se consultar sobre dúvidas no tratamento farmacológico, obter informação sobre doenças e sua saúde, além de dispensação e verificação de parâmetros fisiológicos (p. ex., pressão arterial, glicemia).

Deve-se oferecer o serviço quando o farmacêutico suspeita da existência de PRM. Porém, deve ser feita a fase de avaliação para saber se há ou não um PRM. No caso de oferta de serviço, o farmacêutico tem como função informar ao paciente sobre os objetivos e sobre o fato de o farmacêutico não substituir os outros profissionais da saúde, além de informá-lo sobre a equipe multidisciplinar e sensibilizar o paciente para aderir ao serviço. Se o doente aceitar as condições, é marcada a primeira entrevista, na qual o paciente deve levar os medicamentos existentes em sua casa e todos os documentos relacionados à sua saúde.

Primeira entrevista

O ambiente deve ser calmo, sem interrupções, de preferência em um local onde o farmacêutico possa ficar ao lado do paciente. Na primeira entrevista, deve-se documentar e registrar a informação recebida do paciente utilizando o modelo de história farmacoterapêutica do paciente. O farmacêutico deve ficar atento ao que o paciente diz, anotar em uma folha à parte e, no final, repassar as informações para a ficha.

A primeira entrevista se estrutura em três partes: fase de preocupações e problemas de saúde do paciente, fase de revisão e fase de estudo.

Fase de preocupações e problemas de saúde do paciente

O objetivo dessa fase é conseguir que o paciente expresse os problemas de saúde que mais o preocupam. Deve-se ouvir o paciente, sem o interromper, e expressar confiança. Isso pode dar pistas ao farmacêutico para elaborar um plano de atuação para resolver os PRM do paciente.

Cada história farmacoterapêutica de um paciente está codificada em sua capa por uma numeração de catorze dígitos (55XX/YYYYY/ZZZZZ). A codificação é interpretada da seguinte forma: os quatro primeiros dígitos identificam o país, sendo o 55 referente ao código internacional para o Brasil, e o XX, o código do Estado segundo o IBGE (codificação disponível em http://www.giaf-ugr.org); os próximos cinco dígitos, YYYYY, referem-se ao número de cadastro da farmácia no CRF (disponível no certificado de regularidade); e os cinco dígitos finais, ZZZZZ, referem-se ao número de registro do paciente na farmácia.

Medicamentos utilizados pelo paciente

O objetivo dessa fase é ter uma ideia do grau de conhecimento do paciente sobre seus medicamentos e da adesão ao tratamento. Nessa fase, utilizam-se dez perguntas (seguidas de uma justificação) que devem ser respondidas pelo paciente:

1. "Está utilizando?" – verificar se o paciente está tomando o medicamento atualmente.
2. "Quem lhe receitou?" – identificar quem prescreveu ou aconselhou o uso do medicamento.
3. "Para quê?" – descobrir qual a visão do paciente sobre a função do medicamento que está utilizando.
4. "Está melhor?" – identificar como o paciente percebe a efetividade do medicamento.
5. "Desde quando?" – verificar quando o paciente iniciou o tratamento. Serve para estabelecer relação causal entre problemas e medicamentos.
6. "Quanto?" – verificar a posologia do medicamento.
7. "Como usa?" – procurar saber como o paciente toma o medicamento durante o dia (durante, antes ou depois das refeições, em que horários etc.).
8. "Até quando? – verificar por quanto tempo deverá utilizar o medicamento.
9. "Sente alguma dificuldade?" – observar algum aspecto relacionado com a forma farmacêutica (dificuldade de engolir, sabor desagradável, medo da injeção).

10. "Sente algo estranho?" – verificar se há alguma relação entre os efeitos indesejáveis e a utilização do medicamento.

Para cada medicamento, o farmacêutico anotará, no final, se o paciente adere ao tratamento e tem conhecimento da forma adequada da utilização do medicamento.

Fase de revisão

Nesse momento, deve-se dizer ao paciente que a entrevista terminou e que se fará uma revisão para comprovar que as informações registradas estão completas e corretas. O objetivo é aprofundar os aspectos, completar informações, descobrir novos PRM ou problemas de saúde que não foram citados e demonstrar interesse, finalizando-se a análise com o registro dos dados demográficos do paciente (endereço, telefone, data de nascimento etc.).

Estado de situação

O estado de situação (ES) é a relação entre problemas de saúde e medicamentos do paciente em uma data determinada, utilizado em sessões clínicas. O primeiro ES é obtido na primeira entrevista. Na parte superior do documento, refletem-se os aspectos singulares do paciente, como idade, sexo, alergias a medicamentos e índice de massa corporal (IMC), que podem influenciar no momento de considerar o ES.

O corpo central é o próprio ES e nele estão refletidos os PRM citados pelo paciente, assim como a avaliação e a intervenção farmacêutica.

Fase de estudo

A partir do ES, os problemas de saúde apresentados pelo paciente e os medicamentos utilizados deverão ser analisados. Como forma de horizontalizar os estudos, aconselha-se aos farmacêuticos estudarem cada problema com os medicamentos utilizados para o tratamento do paciente.

Problemas de saúde

A fase de estudo deve ser iniciada quando algum problema de saúde for diagnosticado pelo médico. Estudando cada doença, será possível correlacionar com o porquê do uso de determinada medicação, seu propósito e utilidade no tratamento, bem como as limitações no controle do problema. O conhecimento a fundo de cada problema de saúde permite estabelecer prioridades quanto às intervenções. Os aspectos mais interessantes para o farmacêutico durante os estudos são:

- sinais e sintomas a controlar ou parâmetros consensuais de controle, que podem dar lugar a suspeitas de falta de efetividade dos tratamentos;
- mecanismos fisiológicos de início da doença, de forma a entender como atuam os medicamentos e como estes interferem no curso da doença ou, então, para relacionar com os problemas de saúde que podem surgir;
- causas e consequências do problema de saúde no paciente com o intuito de entender como realizar prevenção e a educação sanitária e para conhecer os riscos.

Medicamentos

No que diz respeito aos medicamentos e sua utilização, devem ser considerados os seguintes aspectos:

- indicações autorizadas;
- ação e mecanismo de ação;
- posologia;
- margem terapêutica;
- farmacocinética;
- interações;
- interferências analíticas;
- precauções;
- contraindicação;
- problemas de segurança.

Fase de avaliação

Essa fase tem como objetivo principal estabelecer as suspeitas de PRM. Após observar e estudar os problemas de saúde e as medicações utilizadas no tratamento, devem ser feitas três perguntas:

1. "O paciente necessita dos medicamentos?"
2. "A medicação está ou não sendo efetiva?"
3. "A medicação é segura?"

As perguntas avaliam se a farmacoterapia proposta está de acordo com as propriedades que deve apresentar: necessidade, eficácia e segurança.

PRM

Os PRM podem ter origem:

- na utilização de medicamentos sem um problema de saúde que o justifique;
- na automedicação;
- na utilização de medicamentos prescritos por um médico para um problema de saúde diagnosticado que não são efetivos para tratar o referido problema, pois sua origem é consequência da não segurança de outro medicamento.

Após avaliar os três parâmetros citados para cada medicação e identificar os possíveis PRM, a questão volta-se para a existência de algum problema de saúde que ainda não esteja sendo tratado e para o fluxograma da fase de avaliação.

Fase de intervenção

Nessa fase, o objetivo passa por elaborar um plano de ação com o paciente e executar as intervenções necessárias para resolver os PRM identificados. Esse plano poderá sofrer alterações. O farmacêutico e o paciente devem entender de forma clara o objetivo de cada intervenção realizada. A comunicação é de extrema importância nesta fase.

Formas de intervenção

Quando se fala em intervenção, deve-se considerar as seguintes relações entre os envolvidos:

- farmacêutico-paciente: verificar se o PRM observado está relacionado à forma como o paciente tem utilizado o medicamento;
- farmacêutico-paciente-médico: verificar se a estratégia proposta pelo médico não consegue os efeitos esperados ou o paciente apresenta um problema de saúde que não foi diagnosticado.

Resultado das intervenções

Deve-se verificar o resultado obtido com a intervenção farmacêutica para a resolução do problema de saúde apresentado. Não é possível afirmar a existência de um PRM até que o resultado da intervenção tenha sido o desaparecimento ou controle do problema de saúde.

Novo ES

Nessa fase, o objetivo é registrar as mudanças ocorridas nos problemas de saúde e no tratamento farmacológico após a intervenção. Os problemas resolvidos e não resolvidos após a intervenção apontam um novo estado de situação. Em caso de mudanças, uma nova fase de estudos será iniciada levando em conta as alterações realizadas e o novo ES do paciente.

Visitas sucessivas

Os objetivos das visitas sucessivas são: continuar resolvendo os PRMs dos novos planos de ação propostos, estabelecer um plano de acompanhamento para prevenir o aparecimento de novos PRM e obter mais informações, documentar novos ES e melhorar a fase do estudo.

Modelo Minnesota de acompanhamento farmacoterapêutico

O modelo Minnesota busca detectar e resolver PRM por meio da intervenção farmacêutica, visando a uma farmacoterapia racional e à obtenção de resultados definidos e mensuráveis, voltados para melhoria da qualidade de vida do paciente. A avaliação de cada caso e a elaboração de um plano de intervenção e atenção são feitas por meio do preenchimento de formulários específicos do método. Esse modelo é resultado de um projeto de 3 anos em que os farmacêuticos conseguiram elaborar um modelo prático e compreensivo de atenção farmacêutica. O foco era tornar prática a teoria, o que mudava a prática farmacêutica da época. Esse modelo descreve assistência farmacêutica como um meio para definir e responder aos problemas dos pacientes relacionados com os medicamentos. Teve como propósito determinar quando a filosofia de assistência farmacêutica, descrita por Hepler e Strand,[2] pode ser aplicada na comunidade.

Em 1990, Charles Hepler e Linda Strand publicaram um artigo que discutia a importância da atenção farmacêutica e um esboço de como ela deveria ser praticada, sem muitos detalhes. Colocavam a atenção farmacêutica como uma obrigação. Três conceitos importantes foram identificados a partir do projeto de Hepler e Strand, que são a base do modelo Minnesota:

- necessidade social;
- cuidados;
- seleção de pacientes.

Os estudos tiveram início em 1992 e foram conduzidos pela Peters Institute of Pharmaceutical Care da University of Minnesota. Receberam o apoio da Minnesota Pharmacists Association, de convênios médicos dos Estados Unidos e de indústrias farmacêuticas como a Glaxo Inc. e a Merck & Co. e acrescentaram outros serviços ao aconselhamento do *Omnibus Budget Reconciliation Act* (Obra'90), que define em termos o tipo e o quanto de informação é dado aos pacientes.

Informações que o farmacêutico deve coletar

O farmacêutico deve coletar o máximo de informação possível junto ao paciente, levando em conta principalmente:

- a indicação para a terapia medicamentosa;
- os medicamentos que paciente toma (OTC);
- todo o histórico médico.

O paciente tem o direito legal e ético de saber detalhes sobre sua saúde. O serviço é prestado quando se tem prescrição para medicamento novo. No caso de terapias crônicas, o farmacêutico pode ter seus honorários reembolsados pelo convênio médico.

Como é realizada a entrevista?

Normalmente, a entrevista baseia-se em uma conversa com o paciente e dura entre 3 e 5 minutos. O farmacêutico reúne as informações e elabora o plano de ação que é explicado ao paciente em uma nova visita ou pelo telefone. Deve haver retorno quando o farmacêutico julgar necessário.

A duração da primeira conversa com o paciente depende:

- de quantas e quais doenças tem o paciente;
- de quantos medicamentos estão envolvidos;
- do número de problemas com a terapia medicamentosa;
- do nível de interesse;
- da habilidade de comunicação;
- da confiança/relação entre os intervenientes.

O modelo Minnesota utiliza o termo problemas farmacoterapêuticos, definindo-o como "qualquer evento indesejável que apresente o paciente, que envolva ou suspeita-se que envolva a farmacoterapia e que interfere de maneira real ou potencialmente em uma evolução desejada do paciente".[3]

Problemas farmacoterapêuticos

Verifica-se a existência de problemas farmacoterapêuticos quando:

- o tratamento farmacológico é desnecessário;
- existe uma necessidade de medicação adicional;
- o paciente já faz uso de um medicamento e necessita de outro para diminuir o risco de desenvolver nova doença;
- o paciente necessita de outros medicamentos para potencializar o efeito do medicamento de que já faz uso;
- a farmacoterapia se revela ineficaz;
- o medicamento não é mais eficaz para o tratamento;
- a forma farmacêutica não é a apropriada;
- o medicamento não é o indicado para o tratamento;
- a dosagem indicada ao paciente é inferior à necessária;
- a dose empregada é muito baixa para produzir a resposta adequada;
- o intervalo entre as administrações do medicamento é muito grande;
- uma interação diminui a biodisponibilidade do medicamento;
- a duração da farmacoterapia é curta para o tratamento adequado;
- a dose recomendada é superior à necessária;
- a dose é realmente alta se comparada com a usual;
- o intervalo entre as administrações do medicamento é muito curto;
- a duração do tratamento é muito longa;
- uma interação leva a uma intoxicação com o medicamento;
- a dose é administrada mais rapidamente do que deveria;
- verifica-se uma reação adversa;
- o medicamento causa uma reação inesperada ao medicamento;
- o medicamento produz uma reação alérgica;
- o medicamento é contraindicado devido aos fatores de risco;
- constata-se que aderência foi inapropriada ao medicamento;
- o paciente não entendeu as instruções;
- o paciente preferiu não tomar os medicamentos;
- o medicamento é muito caro;
- o paciente não consegue autoadministrar o medicamento;
- o medicamento não está disponível no mercado.

Plano de ação

O plano de ação estabelece metas terapêuticas e um prazo para alcançá-las. Elabora-se um plano de ação para cada problema farmacoterapêutico.

Avaliação do paciente

Em uma avaliação objetiva, pretende-se identificar sinais, sintomas, problemas anteriores e as enfermidades relacionadas. Por outro lado, em uma avaliação subjetiva, o objetivo passa por conhecer a experiência clínica do paciente, interação com ele e suas expectativas.

Metas

- Reduzir/eliminar sinais e sintomas;
- evitar a progressão da doença;
- normalizar os resultados laboratoriais do paciente;
- curar a enfermidade;
- obter sucesso no tratamento;
- equipe multiprofissional;
- todos os profissionais de saúde terão acesso aos dados do paciente: nome, medicamentos utilizados, problema de saúde, motivo de internação;
- organizar reuniões para discutir o problema;
- tomar decisões somente com o consentimento do paciente.

Reavaliação

Ao fazer uma reavaliação, procura-se verificar resultados obtidos na análise anterior, comprovar se as metas terapêuticas foram atendidas e identificar novos problemas, reorganizando o plano de ação.

Comparações e diferença entre método Dáder e modelo Minnesota

A principal diferença na classificação dos problemas farmacoterapêuticos baseia-se na adesão ao tratamento, pois para o método Dáder a não aderência ao tratamento é uma causa dos PRM, enquanto para o modelo Minnesota, a não aderência torna-se um problema farmacoterapêutico. A Tabela 1 apresenta as principais diferenças entre os métodos.

Tabela 1 Principais diferenças entre o método Dáder e o modelo Minnesota

Método Dáder	Modelo Minnesota
A riqueza de detalhes e a padronização encontrada a respeito deste método indicam sua grande universalidade. Abre possibilidades para traduções e interpretações facilitadas de uma língua para outra	Possui maior flexibilidade e pode ser adaptado às condições locais e culturais específicas
É um método cíclico, utilizado continuamente a fim de resolver PRM novos ou persistentes. Segue um modelo similar ao ciclo PDCA	É realizado a fim de resolver todos os problemas farmacoterapêuticos de uma vez só
Devido ao fato de o desenvolvimento envolver apenas a Universidad de Granada, a parte de atenção ao paciente é muito bem desenvolvida	Por haver o envolvimento da University of Minnesota com convênios médicos e industriais, a parte de solução imediata dos problemas é o foco desse método

PRM: problemas relacionados com os medicamentos.

CONSIDERAÇÕES FINAIS

Enquanto o método Dáder foca o paciente, não somente na resolução dos seus problemas de saúde, mas também na sua educação, sendo aplicável a pacientes de convivência contínua, nas drogarias ou farmácias de bairro; o modelo Minnesota foca a solução dos problemas, o que o torna mais prático e aplicável a pacientes de menor convívio ou menos receptivos à atenção farmacêutica.

REFERÊNCIAS BIBLIOGRÁFICAS

1. Bisson MP. Farmácia clínica e atenção farmacêutica. 2.ed. Barueri: Manole; 2007.
2. Hepler CD, Strand LM. Opportunities and responsibilities in pharmaceutical care. Am J Hosp Pharm. 1990;47(3):533-43.
3. Cavallini ME, Bisson MP. Farmácia hospitalar: um enfoque em sistemas de saúde. 2.ed. Barueri: Manole; 2010. p.139-70.
4. Pereira LRL, Freitas O. A evolução da atenção farmacêutica e a perspectiva para o Brasil. Rev Bras Cienc Farm. 2008;44(4).
5. Cipolle R. Strand LM, Morley P. El ejercício de la atención farmaceutica. Madrid: McGraw-Hill Interamericana; 2000.
6. Strand LM, Cipolle RJ, Morley PC, Frakes MJ. The impact of pharmaceutical care practice on the practitioner and the patient in the ambulatory practice setting: twenty five years of experience. Curr Pharm Des. 2004;10(31):3987-4001.
7. Organização Mundial da Saúde. The role of the pharmacist in the health care system. Genebra: OMS; 1994.
8. Bissel P, Ward PR, Noyce PR. Appropriateness measurement: application to advice-giving in community pharmacies. Soc Sci Med. 2000;51:343-59.
9. Machuca M. Curso de introduccion al seguimiento farmacoterapéutico [acesso em 20 set 2012]. Disponível em: http://www.farmacoterapiasocial.es/ftsv2/images/stories/documentos/fts/Tema04_ProcesoAsistencial.pdf.
10. Dáder MJF. Atenção farmacêutica: conceitos, processos e casos. São Paulo: RCN; 2008.

BIBLIOGRAFIA SUGERIDA

- Cipriano SL, Pinto VB, Chaves CE. Gestão estratégica em farmácia hospitalar: aplicação prática de um modelo de gestão para qualidade. São Paulo: Atheneu; 2009.
- Ferracini FT, Filho WMB. Prática farmacêutica no ambiente hospitalar: do planejamento à realização. 2.ed. São Paulo: Atheneu; 2010.
- Grupo de Investigación en Atención Farmacéutica de la Universidad de Granada. II Consenso de Granada. Atención-farmacéutica en internet [acesso em 13 dez 2004]. Disponível em: http//:www.atencion-farmaceutica.com.
- Neto JFM. Farmácia hospitalar e suas interfaces com a saúde. São Paulo: Rx; 2005.

LEGISLAÇÃO RELACIONADA

- Brasil. Conselho Federal de Farmácia. Resolução n. 492, de 5 de dezembro de 2008. Regulamenta o exercício profissional nos serviços de atendimento pré-hospitalar, na farmácia hospitalar e em outros serviços de saúde, de natureza pública ou privada [acesso em 15 abr 2012]. Diário Oficial da União, 5 dez 2008. Disponível em: http://www.cff.org.br/userfiles/file/resolucoes/res492_08.pdf.
- Brasil. Ministério da Saúde. Portaria n. 4.283, de 30 dezembro de 2010. Aprova as diretrizes e estratégias para organização, fortalecimento e aprimoramento das ações e serviços de farmácia no âmbito dos hospitais [acesso em 17 set 2012]. Diário Oficial da União, 31 dez 2010. Disponível em: http://portal.saude.gov.br/portal/arquivos/pdf/Portaria_MS_4283_30_12_2010.pdf.

CAPÍTULO **23**
Atenção farmacêutica/cuidados farmacêuticos

Solange Petilo de Carvalho Bricola
Catarina Gomes Cani
Mariana Dionisia Garcia

Em meados da década de 1960, a profissão farmacêutica passou por um período de transição, no qual ocorreu um aumento das funções do farmacêutico. Nesse contexto, surgiu a farmácia clínica, cujas diversas definições adotadas compartilhavam a necessidade da orientação das atividades centradas nos resultados do tratamento do paciente, o que implicava a aquisição de novos conhecimentos, incluindo os necessários para a interação com outros profissionais da equipe de saúde.

Passadas duas décadas, os farmacêuticos apontavam a necessidade de assumir a responsabilidade social, o que significava direcionar as atividades ao paciente e não apenas aos resultados do uso dos medicamentos. Em 1990, Hepler e Strand, no artigo "Opportunities and responsabilities in pharmaceutical care", discutiram a aceitação da responsabilidade em garantir a efetividade e a segurança da terapia medicamentosa junto aos pacientes. Definiram o conceito de *pharmaceutical care* – ainda o mais utilizado e reconhecido na literatura mundial – como "a provisão responsável da farmacoterapia com o propósito de alcançar resultados definidos que melhorem a qualidade de vida do paciente".[1]

Bem como ocorreu com a farmácia clínica, diferentes conceitos de *pharmaceutical care* foram elaborados em diversos países pelo mundo. Em 2002, com o propósito de harmonizar essas definições e, especialmente, adaptar o conceito à realidade brasileira, houve uma proposta de consenso em que foi adotado o termo atenção farmacêutica, cuja definição é:[2]

É um modelo de prática farmacêutica desenvolvida no contexto da assistência farmacêutica. Compreende atitudes, valores éticos, comportamentos, habilidades, compromissos e corresponsabilidades na prevenção de doenças, promoção e recuperação da saúde, de forma integrada à equipe de saúde. É a interação direta do farmacêutico com o usuário, visando uma farmacoterapia racional e a obtenção de resultados definidos e mensuráveis, voltados para a melhoria da qualidade de vida. Esta interação também deve envolver as concepções dos seus sujeitos, respeitada as suas especificidades biopsicossociais, sob a ótica da integralidade das ações de saúde.

O desenvolvimento da prática da atenção farmacêutica no Brasil vem se pautando na educação do profissional pela inserção da disciplina nas matrizes curriculares da graduação e da pós-graduação e na legislação, que fornece respaldo legal para a prática.

Em 2001, a Resolução n. 357 do Conselho Federal de Farmácia (CFF) aprovou o regulamento técnico das boas práticas de farmácia, que contemplava a prestação de serviços farmacêuticos. A Resolução n. 499, de 17 de agosto de 2009, também do CFF, dispôs sobre a prestação de serviços farmacêuticos em farmácias e drogarias, contemplando, na seção sobre serviços farmacêuticos, o perfil farmacoterapêutico e o acompanhamento da terapêutica medicamentosa.[3,4]

Em 2009, a Diretoria Colegiada da Agência Nacional de Vigilância Sanitária (Anvisa) aprovou a Resolução RDC n. 44, que trata das boas práticas farmacêuticas para o controle sanitário do funcionamento, da dispensação e da comercialização de produtos e da prestação de serviços farmacêuticos em farmácias e drogarias. Essa RDC contempla que a atenção farmacêutica e a perfuração de lobo auricular são serviços farmacêuticos que podem ser realizados em farmácias e drogarias, mediante autorização prévia da autoridade sanitária local.[5]

No âmbito da atenção farmacêutica, a prestação de serviço dessa prática compreende a atenção farmacêutica domiciliar, a aferição de parâmetros fisiológicos e bioquímicos (pressão arterial, temperatura corporal e glicemia capilar) e a administração de medicamentos. Além disso, a resolução prevê o registro e o fornecimento de declaração de prestação de serviço farmacêutico.[5]

Segundo a proposta de consenso brasileiro em atenção farmacêutica, são componentes da atenção farmacêutica:[2] educação em saúde (incluindo a promoção do uso racional de medicamentos), orientação farmacêutica, dispensação, atendimento farmacêutico, acompanhamento farmacoterapêutico, registro sistemático das atividades, mensuração e avaliação dos resultados.

O acompanhamento farmacoterapêutico compreende

> [...] um processo no qual o farmacêutico se responsabiliza pelas necessidades do usuário relacionadas ao medicamento, por meio da detecção, prevenção e resolução de problemas relacionados aos medicamentos (PRM), de forma sistemática, contínua e documentada, com o objetivo de alcançar resultados definidos, buscando a melhoria da qualidade de vida do usuário.

Entende-se como PRM um problema de saúde relacionado ou suspeito de estar relacionado à farmacoterapia, que interfere ou pode interferir nos resultados terapêuticos e na qualidade de vida do usuário.[2]

MÉTODOS DE ACOMPANHAMENTO FARMACOTERAPÊUTICO

Diferentes métodos de acompanhamento farmacoterapêutico foram estruturados, oriundos da necessidade de se obter ferramentas para o desenvolvimento e a prática do raciocínio clínico pelos farmacêuticos.

De maneira geral, o modelo do processo de acompanhamento farmacoterapêutico é estruturado a partir de uma entrevista com o paciente em que, além do estabelecimento da relação profissional-paciente, ocorre a coleta de dados necessários para a identificação de problemas relacionados à terapia medicamentosa. A partir da identificação e avaliação dos problemas, elabora-se um plano de intervenção (com os pacientes e/ou profissionais de saúde), e o acompanhamento por meio de consultas regulares caracteriza o ciclo do acompanhamento farmacoterapêutico (Figura 1), pois os retornos servem para avaliação dos resultados e instauração de novas intervenções.

Subjetivos, objetivos, avaliação e plano (método Soap)

O método Soap é bastante empregado no raciocínio clínico de profissionais da área da saúde e compreende a coleta de dados subjetivos e objetivos, seguida por uma etapa de avaliação dos dados coletados e a estruturação de um plano de cuidado:

- dados subjetivos: são sintomas referidos pelo paciente, familiares e/ou coletados do prontuário médico. Para o farmacêutico, esses dados baseiam-se em possíveis problemas advindos da farmacoterapia;[7]

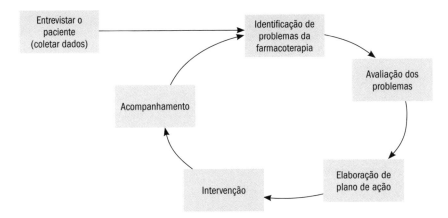

Figura 1 Ciclo do acompanhamento farmacoterapêutico. Adaptada de Rovers, Currie; 2007.[6]

- dados objetivos: constituem sinais vitais (temperatura, pulso, p. ex.), resultados de exames laboratoriais clínicos e de imagem e exame físico, realizado por profissionais legalmente habilitados. Os medicamentos em uso deverão ser registrados nesse momento;
- avaliação: direciona-se a identificar problemas relacionados à terapia farmacológica e propor intervenções para solucioná-los;
- plano de intervenção: planejamento das ações a serem desenvolvidas para solucionar os problemas identificados, considerando todas as intervenções com a equipe e o paciente.

Método Pharmacist's workup of drug therapy (PWDT)

O método PWDT, ou estudo farmacêutico da terapia farmacológica, foi criado em 1988, por Strand et al.,[8] na University of Minnesota. Atualmente, também é denominado *pharmacotherapy workup* e modelo Minnesota. Foi desenvolvido para ser utilizado em farmácias comunitárias e é aplicável a qualquer paciente.[8-10]

O método fundamenta-se na relação farmacêutico-paciente e se desenvolve a partir da análise de dados (coleta e caracterização da farmacoterapia em relação a adequação, efetividade e segurança), de um plano de atenção (resolução dos PRM identificados e prevenção de novos – Tabela 1) e da monitorização e avaliação dos resultados das intervenções e identificação de novas situações.

Tabela 1 Classificação de PRM segundo o método PWDT

Categoria	PRM
Indicação	Farmacoterapia desnecessária
	Necessidade de farmacoterapia adicional
Efetividade	Fármaco inefetivo
	Dosagem muito baixa
Segurança	Reação adversa ao fármaco
	Dosagem muito alta
Adesão	Não adesão à terapia

PRM: problema relacionado ao medicamento; PWDT: Pharmacist's workup of drug therapy.

Método Therapeutic outcomes monitoring (TOM)

O método TOM, ou monitoração dos resultados terapêuticos, foi desenvolvido por Hepler, da University of Florida, para ser utilizado em farmácias comunitárias e apresenta-se como uma derivação do PWDT.[10,11] Compreende:

- coleta, interpretação, registro de informações do paciente (uso de medicamentos, problemas de saúde, dados socioeconômicos e aspectos da expectativa do paciente frente à doença) além da identificação dos problemas farmacoterapêuticos potenciais;
- identificação dos objetivos da prescrição e avaliação dos resultados terapêuticos e orientação do paciente;
- avaliação do plano terapêutico em relação aos objetivos da terapia;
- desenvolvimento do plano de monitorização do paciente e adaptação a protocolos de tratamento para doenças específicas;
- dispensação do medicamento, checando o entendimento do paciente sobre a farmacoterapia;
- agendamento de novo encontro;
- resolução dos problemas identificados e atualização do plano de monitoração;
- avaliação das intervenções.

Método Dáder de acompanhamento farmacoterapêutico

O método Dáder de acompanhamento farmacoterapêutico foi criado em 1999 pelo Grupo de Investigação em Atenção Farmacêutica da Universidad de Granada (GIAF-UGR) para ser utilizado em farmácias comunitárias e é aplicável a qualquer paciente.[12,13] Os dados são coletados e processados conforme uma sequência elaborada para facilitar a coleta e a interpretação dos mesmos. Os passos são:

- oferta do serviço: ocorre quando o farmacêutico identifica a necessidade de acompanhamento farmacoterapêutico, explica ao paciente o serviço que será prestado e recebe sua anuência;
- primeira entrevista: são coletadas informações referentes ao paciente, doenças, tratamento e quando ocorre a elaboração da história farmacoterapêutica do paciente;
- análise situacional: mostra em resumo a relação dos problemas de saúde e dos medicamentos em uso pelo paciente em um determinado período;
- fase de estudo: permite ao farmacêutico aprofundar seus conhecimentos técnico-científicos sobre os problemas de saúde e os medicamentos utilizados pelo paciente;
- fase de avaliação: identifica os resultados negativos associados ao uso dos medicamentos (RNM) (Tabela 2) e as suspeitas deles;
- fase de intervenção: consiste em instituir um plano de ação com o paciente, com o intuito de prevenir e resolver os RNM, além de realizar intervenções para melhorar os resultados positivos alcançados;
- entrevistas sucessivas: tornam o processo cíclico e permitem conhecer os resultados das intervenções e iniciar novas, quando necessário.

CASO CLÍNICO

Senhor P.C., sexo masculino, 73 anos, albino, casado, ex-baterista, atualmente aposentado, mora com esposa e filha.

Tabela 2 Classificação de RNM, segundo o método Dáder[13]

Categoria	RNM
Indicação	Problema de saúde não tratado
	Efeito de medicamento não necessário
Efetividade	Inefetividade não quantitativa
	Inefetividade quantitativa
Segurança	Insegurança não quantitativa
	Insegurança quantitativa

RNM: resultado negativo associado ao uso de medicamento.

O paciente apresentava histórico de acidente vascular cerebral isquêmico, revascularização miocárdica, marca-passo definitivo, plastias de valvas mitral e aórtica, hipotireoidismo, dislipidemia, hipertensão arterial sistêmica, doença pulmonar obstrutiva crônica, doença renal crônica não dialítica e depressão.

Estava em uso dos seguintes medicamentos: hidroxizina 10 mg, dois comprimidos ao dia; carvedilol 25 mg, a cada 12 horas; levotiroxina 100 mcg, em jejum; isossorbida 40 mg, a cada 12 horas; omeprazol 20 mg, em jejum; furosemida 20 mg/dia; enalapril 5 mg, a cada 12 horas; sertralina 50 mg, três comprimidos pela manhã; loratadina 10 mg, à noite; ácido acetilsalicílico 100 mg, dois comprimidos no almoço; relaxante muscular do Hospital das Clínicas da Faculdade de Medicina da Universidade de São Paulo (paracetamol 200 mg; dipirona 200 mg; carisoprodol 100 mg); sinvastatina 10 mg, um comprimido à noite.

O paciente foi admitido na assistência domiciliar por impossibilidade de comparecer às consultas ambulatoriais, por ser portador de retinite actínica decorrente do albinismo. Na época, houve piora significativa da capacidade de seguir as orientações de tratamento adequadamente, uma vez que contava apenas com sua esposa, também idosa e portadora de demência, e de uma filha que trabalhava fora. Nesse contexto, foi solicitada uma avaliação do serviço de farmácia clínica, no tocante à proposição de um esquema terapêutico que permitisse ao paciente maior autonomia na administração de seus medicamentos.

Após a primeira consulta, a farmácia clínica desenvolveu um sistema de caixas em que cada uma representava um horário de tomada de medicamento. Os medicamentos em cada caixa eram identificados em letras grandes para facilitar a leitura pelo próprio paciente, na época com apenas 20% de visão. Dentro de cada caixa, foram colocadas embalagens que continham os medicamentos destinados a uma administração, conforme ilustrado na Figura 2.

Em consulta de acompanhamento farmacoterapêutico, foi constatado que o paciente estava tomando os medicamentos de forma equivocada, pois havia misturado as embalagens dos medicamentos de diferentes horários, em função da piora da acuidade visual. Nessa etapa, as caixas foram substituídas por caixinhas menores e foram adicionados dispositivos táteis a cada uma delas, identificando cada uma por ordem de tomada: primeira tomada = uma bolinha; segunda tomada = duas bolinhas; terceira tomada = três bolinhas, adequando-as aos horários de refeição, conforme a Figura 3.

Em nova consulta, 3 meses após a implantação dos dispositivos táteis, constatou-se que o paciente havia aberto as caixas e permitido a mistura de seus conteúdos quando as mesmas caíram de suas mãos.

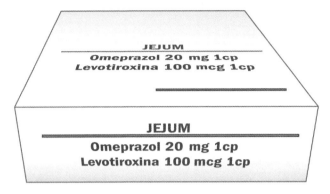

Figura 2 Porta-medicamento do horário do jejum.

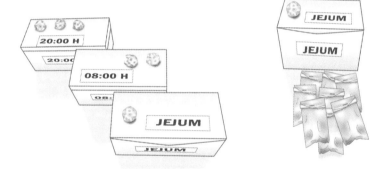

Figura 3 Porta-medicamentos com dispositivo tátil.

Uma nova proposta foi elaborada pelo serviço que, fundamentado em bases farmacotécnicas, idealizava o agrupamento dos medicamentos em uma mesma cápsula, a fim de otimizar a farmacoterapia.

Assim, com o auxílio da manipulação magistral, foi viabilizada a manipulação da fórmula de acordo com as necessidades do paciente, eliminando os medicamentos sem benefícios terapêuticos, ajustando as doses para maior efetividade e substituindo alguns medicamentos para viabilizar a associação na mesma cápsula.

Após a apresentação da proposta à equipe e o aceite da intervenção, novas prescrições foram elaboradas para serem encaminhadas à manipulação (Figura 4).

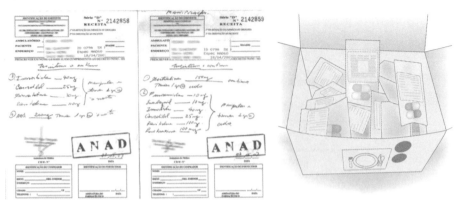

Figura 4 Prescrição dos medicamentos para manipulação magistral.

Na reavaliação do paciente em acompanhamento farmacoterapêutico, foram colhidos exames laboratoriais que serviram de parâmetros de avaliação da adesão e da efetividade das intervenções (Tabela 3).

Tabela 3 Evolução histórica dos parâmetros avaliados

Exames Data	Sem intervenção farmacêutica (17/05/2011)	Última intervenção, com fórmula magistral (14/07/2012)
Colesterol total	269 mg/dL	196 mg/dL
LDL	191 mg/dL	128 mg/dL
TG	341 mg/dL	135 mg/dL
HDL	46 mg/dL	41 mg/dL
TSH	4,39 mcU/mL	2,08 mcU/mL
PA	140 × 90 mmHg	130 × 90 mmHg

HDL: lipoproteína de alta densidade; LDL: lipoproteína de baixa densidade; PA: pressão arterial; TG: triglicérides; TSH: hormônio estimulante da tireoide.

Em discussão com a equipe interdisciplinar de assistência domiciliar, concluiu-se que a discreta melhora observada nos parâmetros avaliados pode ser atribuída à maior adesão do paciente ao esquema terapêutico proposto, considerando a menor quantidade de unidades posológicas a serem ingeridas distribuídas em apenas dois horários no dia.

Outro aspecto digno de destaque está na autonomia conferida ao paciente para gerenciar seus medicamentos, uma vez que sua condição biopsicossocial não lhe favorecia.

Neste caso clínico emblemático, ficou demonstrado que a atenção farmacêutica se propõe a ações que realmente melhoram a qualidade de vida do indivíduo.

REFERÊNCIAS BIBLIOGRÁFICAS

1. Helpler CD, Strand LM. Opportunities and responsabilities in pharmaceutical care. Am J Hosp Pharm. 1990;47(3):533-43.
2. Organização Pan-Americana da Saúde. Consenso brasileiro de atenção farmacêutica: proposta. Brasília: Opas; 2002.
3. Brasil. Conselho Federal de Farmácia. Resolução n. 357, de 20 de abril de 2001. Aprova o regulamento técnico de boas práticas de farmácia [acesso em 15 ago 2012]. Disponível em: http://www.cff.org.br/userfiles/file/resolucoes/357.pdf.
4. Brasil. Conselho Federal de Farmácia. Resolução n. 499, de 17 de dezembro de 2008. Dispõe sobre a prestação de serviços farmacêuticos, em farmácias e drogarias, e dá outras providências [acesso em 15 ago 2012]. Disponível em: http://www.cff.org.br/userfiles/file/resolucoes/res499_08.pdf.
5. Brasil. Agência Nacional de Vigilância Sanitária. Resolução RDC n. 44, de 17 de agosto de 2009. Dispõe sobre boas práticas farmacêuticas para o controle sanitário do funcionamento, da dispensação e da comercialização de produtos e da prestação de serviços farmacêuticos em farmácias e drogarias e dá outras providências [acesso em 15 ago 2012]. Disponível em: http://www.anvisa.gov.br/divulga/noticias/2009/pdf/180809_rdc_44.pdf.
6. Rovers J, Currie J. Guia prático da atenção farmacêutica: manual de habilidades clínicas. 3.ed. São Paulo: Pharmabooks; 2010.
7. Hurley SC. A method of documenting pharmaceutical care utilizing pharmaceutical diagnosis [acesso em 10 ago 2012]. Disponível em: http://www.otc.isu.edu/~hurley/phmdrome.pdf.
8. Strand LM, Cipolle RJ, Morley PC. Documenting the clinical pharmacist's activities: back to basic. Drug Intel Clin Pharm Hamilton. 1988;22(1):63-6.
9. Cipolle RJ, Strand LM, Morley PC. Pharmaceutical care practice: the clinician's guide. 2.ed. New York: McGraw-Hill; 2004.
10. Simpson D. Pharmaceutical care: the Minnesota model. Pharmaceutical J. 1997;258(6949):899-904.
11. Weed L. New connections between medical knowledge and patient care. BMJ. 1997;315(7102):231-5.
12. Grupo de Investigación en Atención Farmacéutica da la Universidad de Granada. Método Dáder: guía de seguimiento farmacoterapéutico. 3.ed. Granada: Universidad de Granada; 2007.
13. Dáder MJF, Muñoz PA, Martínez-Martínez F. Atención farmacêutica: conceitos, processos e casos práticos. São Paulo: RCN, 2008.

BIBLIOGRAFIA SUGERIDA

- Storpirtis S, Mori ALPM, Yochiy A, Ribeiro E, Porta V. Farmácia clínica e atenção farmacêutica. Rio de Janeiro: Guanabara Koogan; 2008.

LEGISLAÇÃO RELACIONADA

- Referência bibliográfica 5.

CAPÍTULO **24**

Informação sobre medicamentos

Emília Vitória da Silva
Pamela Alejandra Saavedra

SITUAÇÃO EM AMBIENTE DE FARMÁCIA HOSPITALAR

Uma enfermeira liga para a farmácia do hospital e explica que é rotina a administração de norepinefrina em equipo comum (sem fotoproteção). Contudo, ao ler a bula do produto contendo esse fármaco, ela observa que o fabricante recomenda o uso de equipo com fotoproteção.

Após essa explicação, a enfermeira pergunta ao farmacêutico se a norepinefrina é ou não fotossensível e se exige ou não equipo com fotoproteção.[2]

A situação anteriormente descrita é muito comum em uma farmácia hospitalar, na qual outros profissionais recorrem ao farmacêutico para tirar dúvidas sobre medicamentos. Essas solicitações de informação são, geralmente, para resolver um caso específico envolvendo um paciente ou para solucionar dúvidas sobre medicamentos em geral.

SERVIÇO E CENTRO DE INFORMAÇÃO SOBRE MEDICAMENTOS

A atividade rotineira e não formalizada de provisão de informação básica sobre medicamentos aos demais profissionais da saúde e aos pacientes assistidos chama-se serviço de informação sobre medicamentos. Isso requer do farmacêutico habilidades e fontes de informação adequadas.[7]

O farmacêutico deve prover informações aplicáveis, claras, precisas, imparciais e em tempo hábil sobre medicamentos, de modo a promover seu uso racional. Essa informação pode ser fornecida de maneira imediata ou após uma pesquisa da literatura conduzida em profundidade.[6]

Diferente desse serviço informal, existe a possibilidade de institucionalização e especialização dessa atividade por meio da implantação de um centro de informação sobre medicamentos (CIM), o qual requer um espaço físico com estrutura adequada e um profissional especializado em informação sobre medicamentos dedicado a este trabalho.

Conceitualmente, os CIM são unidades operacionais que proporcionam informação técnico-científica sobre medicamentos de forma objetiva e oportuna.[12] Outra definição importante é a resultante de um encontro entre diversos CIM ocorrido em 1998, que o define como o local que reúne, analisa, avalia e fornece informação sobre medicamentos, visando ao seu uso racional.[18]

Os CIM apoiam as funções dos profissionais da saúde para fornecer um serviço de alta qualidade no que se refere ao uso dos medicamentos. Para tanto, dispõem de recursos adequados e pessoal qualificado para responder a perguntas complexas, fornecer educação e treinamento em prática de informação sobre medicamentos e dar assistência a outras iniciativas de saúde pública.[7]

Questões como a citada no início do capítulo, assim como outras que são descritas neste texto, são exemplos de solicitações de informação originadas de um hospital e que podem ser atendidas pelos CIM.

Este capítulo procura apresentar as funções e atividades de um CIM em um hospital, a estrutura mínima necessária para sua implantação e funcionamento e as habilidades necessárias para que o farmacêutico hospitalar possa desempenhar esse serviço. Antes, porém, será feita uma abordagem da informação e sua influência no uso racional dos medicamentos.

INFORMAÇÃO SOBRE MEDICAMENTOS E USO RACIONAL

A utilização dos fármacos é influenciada sobremaneira pela informação relativa a eles. Desse modo, para que sejam utilizados de forma racional, é necessário que sejam acompanhados de informação independente, imparcial, atualizada e objetiva.

O uso de um medicamento é pautado pela busca do equilíbrio, procurando-se ampliar os benefícios e reduzir ou até eliminar os riscos do paciente. O objetivo é diminuir a morbimortalidade relacionada aos medicamentos, melhorar a qualidade de vida dos pacientes e reduzir os custos da assistência.

Segundo dados de hospitais brasileiros, verifica-se que as reações adversas a medicamentos contribuem para 6,6% das internações hospitalares e ocorrem quatro vezes mais durante a internação.[13] Outro estudo mostra que 70% das reações adversas podem ser evitadas e seu custo para o sistema de saúde inglês gira em torno de R$ 1,27 bilhão.[14] No tocante às interações medicamentosas, estas podem ocorrer em 37% dos pacientes internados, sendo 12% categorizadas como graves, o que duplica o tempo de internação e custo envolvido.[10] Em estudo realizado no Hospital Universitário Walter Cândido, 24,6% das prescrições analisadas apresentavam erros no processo de decisão, o que mostra deficiência na formação e atualização do corpo médico no que diz respeito à informação sobre farmacoterapia.[11]

Grande parte desses eventos negativos poderia ser evitada se os profissionais envolvidos com o medicamento tivessem acesso a uma informação adequada e de forma oportuna, o que nem sempre é possível.

No que diz respeito à quantidade, o volume de informação sobre medicamentos é muito vasto, o que dificulta o acesso de forma rápida e eficiente. Para se ter uma ideia, no Medline®, um exemplo de indexador de artigos biomédicos, em 2010, foram adicionados mais de 700 mil artigos.[9]

Não obstante esses números, há falta de habilidade dos profissionais para avaliar a qualidade dos artigos científicos – identificar vieses e apreciar criticamente seus resultados de maneira a aplicar tais informações à prática clínica. Ademais, diversos estudos que avaliam fármacos são conduzidos com distorções no planejamento, na apresentação e na interpretação dos resultados, favorecendo aquele que é fabricado pela indústria patrocinadora.[5]

Além disso, constatou-se que a informação sobre medicamentos que está mais acessível aos profissionais biomédicos é aquela disponibilizada pela indústria farmacêutica e, portanto, com alto componente publicitário e promocional.[19]

Em 1998, atendendo a uma recomendação da Organização Mundial da Saúde (OMS), foi publicada no Brasil a Política Nacional de Medicamentos (PNM) (Portaria n. 3.916, de 30 de outubro de 1998, do Ministério da Saúde). Tal política estabelece a promoção do uso racional de medicamentos como uma de suas diretrizes. Isso poderia se dar por meio dos CIM e também por publicação de boletins independentes sobre medicamentos.[19]

Dada a importância desses componentes, o relatório final da 1ª Conferência Nacional de Medicamentos e Assistência Farmacêutica estimula a implantação e implementação, assim como a utilização dos CIM.[20]

ESTRUTURA DE UM CIM

Para o seu pleno funcionamento, o CIM precisa de uma estrutura física, material e de pessoal:

- estrutura física: a literatura mostra que um CIM deve dispor de um espaço delimitado e diferente das outras atividades. Seu acesso deve ser fácil e com uma área mínima de 30 m^2, conforme a documentação brasileira.[19] Contudo, um texto elaborado pela Sociedad Española de Farmacia Hospitalaria recomenda uma área de 2,5 m^2 para cada 100 leitos (no mínimo 10 m^2) para o CIM de farmácia hospitalar;[15]
- estrutura material (equipamentos e mobiliário): um CIM bem estruturado deve ter um microcomputador com acesso à internet, impressora, telefone, fax, fotocopiadora (ou acesso a um equipamento institucional) e móveis de escritório (mesas, cadeiras, estantes, arquivos etc.);[19]
- estrutura pessoal: a equipe de profissionais do CIM deve incluir, no mínimo, um farmacêutico clínico ou farmacologista clínico em tempo integral. A formação e a experiência clínica são essenciais para garantir uma efetiva comunicação com outros profissionais de saúde.[7] As habilidades e competências necessárias a este profissional estão descritas na Tabela 1.

Tabela 1 Perfil do farmacêutico especialista em informação sobre medicamentos[19]

Habilidade e competência para seleção, utilização e avaliação crítica da literatura
Habilidade e competência para a provisão de informação relevante com um mínimo de documentação de suporte
Capacidade para se comunicar sobre farmacoterapia nas formas oral e escrita
Destreza no processamento eletrônico dos dados
Habilidade e competência para participar de comissão de farmácia e terapêutica

FONTES DE INFORMAÇÃO SOBRE MEDICAMENTOS

As fontes de informação necessárias para responder às perguntas dirigidas aos CIM são: textos de farmacologia básica e clínica; monografia de fármacos; livros sobre reações adversas; diretrizes e protocolos terapêuticos; farmacopeias; textos de fisiopatologia e clínica médica; e boletins sobre fármacos e bases de dados eletrônicas.

Classicamente, essas fontes de informação são categorizadas em:[19]

- fontes primárias: artigos científicos que relatam estudos originais e que são publicados em revistas biomédicas, nas quais surge, pela primeira vez, na literatura, qualquer informação científica nova – artigos originais publicados no *New England Journal of Medicine*, por exemplo;
- fontes secundárias: serviços de indexação e resumo da literatura primária que servem como orientadores na busca dessas últimas. O exemplo mais clássico é o PubMed (http://www.pubmed.org);
- fontes terciárias: apresentam informação documentada no formato condensado. São livros-texto, como os de farmacologia clínica, contendo monografias de fármacos (formulário terapêutico nacional – FTN), revisões sistemáticas com metanálise e bases de dados eletrônicas (Micromedex®).

A Tabela 2 traz exemplos de fontes de informação terciária para o funcionamento de um CIM, categorizadas de acordo com seu grau de necessidade.[19]

Tabela 2 Fontes de informação terciárias

Essenciais	American Society of Health-System Pharmacists – AHFS drug information
	British Medical Association/Royal Pharmaceutical Society of Great Britain – British national formulary
	Dorland WAN, Anderson DM, Albert DM, et al. – Dicionário médico ilustrado Dorland
	Fuchs FD, Wannmacher L – Farmacologia clínica: fundamentos da terapêutica racional
	Ministério da Saúde – Formulário terapêutico nacional
	Braunwald E, Fauci AS, Kasper DL, Hauser SL, Longo DL, Jameson JL – Harrison: medicina interna
	Sweetman SC – Martindale: the complete drug reference
	Trissel LA, American Society of Health-System Pharmacists – Handbook on injectable drugs
Recomendadas	Briggs GG, Freeman RK, Yafee SJ – Drugs in pregnancy and lactation
	Borgsdorf LR, Cada DJ, Convington RT, Generali JA – Drug facts and comparisions
	Brunton LL, Lazo JS, Parker KL – Goodman & Gilman: as bases farmacológicas da terapêutica
	Aronson JK, Dukes MNG – Meyler's side effects of drugs
	Gennaro AR – Remington: a ciência e a prática da farmácia
	Rowe RC, Sheskey PJ, Weller PJ – Handbook of pharmaceutical excipients
Úteis	Agência Nacional de Vigilância Sanitária – Formulário nacional da farmacopeia brasileira
	O'Neil MJ, Heckelman PE, Koch CB, Roman KJ – The Merck index: an encyclopedia of chemicals, drugs, and biologicals

PROCESSO DE INFORMAÇÃO REATIVA

A função básica de um CIM é responder a uma pergunta de um solicitante, de forma a solucionar um problema relacionado ao uso de medicamentos (informação reativa).[18] A informação reativa é a principal atividade de um CIM, configurando-se até mesmo como uma função característica e diferenciadora desse serviço, ou seja, a maior parte do tempo do centro deve ser dedicada a responder às perguntas dos solicitantes.[19]

Nos Estados Unidos, um estudo envolvendo 68 CIM demonstrou que o tempo dedicado à informação reativa equivale a 35% do trabalho dos seus profissionais, seguido de 14% dedicado às comissões de farmácia e terapêutica.[16] A Figura 1 apresenta um fluxograma do trabalho de informação reativa em um CIM.

Apesar do esquema simplificado, a atividade de informação reativa pode ser complexa, requerendo maestria do farmacêutico do CIM para evitar falhas na comunicação e dificuldades de interpretação da questão formulada. Nesse sentido, com a finalidade de identificar a verdadeira necessidade de informação do solicitante, o farmacêutico do CIM deve estar ciente de que:[8]

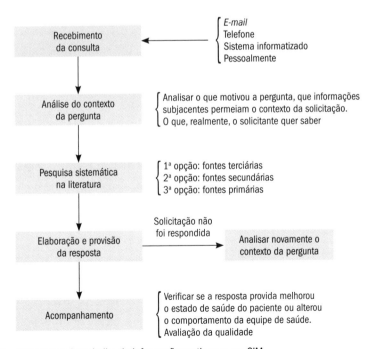

Figura 1 Fluxograma do trabalho de informação reativa em um CIM.

- a maioria das questões não é puramente acadêmica ou de natureza geral; e muitas vezes envolvem pacientes específicos ou circunstâncias únicas, por exemplo, um médico que pergunta sobre a relação entre a lovastatina e hepatotoxicidade provavelmente não o faz por mera curiosidade. Ele talvez possua um paciente que desenvolveu problemas hepáticos que podem estar associados com o uso deste fármaco;
- os solicitantes costumam ser vagos quando estão realizando as perguntas e somente fornecem informação específica quando perguntados;
- nem sempre os solicitantes sabem que dados clínicos relacionados à sua pergunta são necessários para que o farmacêutico do CIM possa elaborar uma resposta mais adequada. Cabe ao profissional, portanto, obter tais informações, por meio de perguntas estratégicas, por exemplo, idade do paciente, existência de outras doenças relacionadas etc.;
- o farmacêutico informador deve entender e assumir a responsabilidade de obter a informação de forma completa e eficiente;
- não se deve desconsiderar a informação referente ao paciente, o contexto em que surgiu a dúvida e como a informação provida pelo CIM será aplicada.

Para contextualizar as situações citadas, toma-se como exemplo uma solicitação de informação formulada dessa forma: a ranitidina pode causar trombocitopenia? Nesse caso, o solicitante pode querer saber mais do que uma resposta simples à pergunta apresentada, como a incidência da trombocitopenia induzida pela ranitidina, se há algum fator de predisposição conhecido, quais os sintomas da trombocitopenia, se está relacionada à posologia do fármaco etc.[8]

De uma forma geral, as questões recebidas pelo CIM são categorizadas por tema ou assunto. Além de contribuir para a avaliação do serviço (por meio da obtenção de estatísticas periódicas), essa ação facilita a elaboração da estratégia de busca adequada e efetiva da informação na literatura. Conforme o tema solicitado, há fontes específicas para se buscar tal informação.

A Tabela 3 mostra a relação de alguns temas de solicitações e as fontes terciárias correspondentes para respondê-las.

OUTRAS ATIVIDADES DE UM CIM

Além da informação reativa, os CIM podem desenvolver diversas atividades visando promover o uso racional dos medicamentos. Nesse sentido, podem contribuir com a comissão de farmácia e terapêutica, a análise de prescrições, o suporte ao serviço de farmácia clínica, entre outros.

A classificação seguinte, retirada de um documento da Sociedad Española de Farmacia Hospitalaria, mostra as diversas atividades possíveis para um CIM e as categoriza em básicas e assistenciais.[15]

Tabela 3 Fontes terciárias classificadas quanto ao tema da pergunta[1]

Tema da pergunta	Sugestões de fontes
Indicação de uso	British Medical Association/Royal Pharmaceutical Society of Great Britain – British national formulary American Society of Health-System Pharmacists – AHFS drug information Sweetman SC – Martindale: the complete drug reference Fuchs FD, Wannmacher L – Farmacologia clínica: fundamentos da terapêutica racional Ministério da Saúde – Formulário terapêutico nacional Ministério da Saúde – protocolos clínicos e diretrizes terapêuticas (http://portal.saude.gov.br/portal/saude/profissional/visualizar_texto.cfm?idtxt=35490)
Posologia/dose/via e modo de administração	American Society of Health-System Pharmacists – AHFS drug information Drugdex System – Thomson Micromedex® Sweetman SC – Martindale: the complete drug reference British Medical Association/Royal Pharmaceutical Society of Great Britain – British national formulary British Medical Association/Royal Pharmaceutical Society of Great Britain – British national formulary for children Ministério da Saúde – Formulário terapêutico nacional Fuchs FD, Wannmacher L – Farmacologia clínica: fundamentos da terapêutica racional
Estabilidade e compatibilidade de medicamentos	Trissel LA, American Society of Health-System Pharmacists – Handbook on injectable drugs Trissel LA, American Pharmacists Association – Trissels stability of compounded formulations American Society of Health-System Pharmacists – AHFS drug information Drugdex System – Thomson Micromedex®
Contraindicações e precauções	American Society of Health-System Pharmacists – AHFS drug information Drugdex System – Thomson Micromedex® Sweetman SC – Martindale: the complete drug reference British Medical Association/Royal Pharmaceutical Society of Great Britain – British national formulary Ministério da Saúde – Formulário terapêutico nacional
Reações adversas	Aronson JK, Dukes MNG – Meyler's side effects of drugs Davies DM, Ferner RE, Glanville H – Davies's textbook of adverse drug reactions American Society of Health-System Pharmacists – AHFS drug information Drugdex System – Thomson Micromedex® British Medical Association/Royal Pharmaceutical Society of Great Britain – British national formulary Ministério da Saúde – Formulário terapêutico nacional
Interações medicamentosas	Stockley IH – Drug interactions Tatro DS – Drug interaction facts American Society of Health-System Pharmacists – AHFS drug information

(continua)

Tabela 3 Fontes terciárias classificadas quanto ao tema da pergunta[1] *(continuação)*

Tema da pergunta	Sugestões de fontes
Informações sobre doenças	Braunwald E, Fauci AS, Kasper DL, Hauser SL, Longo DL, Jameson JL – Harrison: medicina interna Beers MH, Berkow R – The Merk manual of diagnosis and therapy Behrman RE, Kliegman RM, Jenson HB – Nelson textbook of pediatrics Ministério da Saúde – protocolos clínicos e diretrizes terapêuticas (http://portal.saude.gov.br/portal/saude/profissional/visualizar_texto.cfm?idtxt=35490) Russell JG, Harris ND – Pathology and therapeutics for pharmacists: a basis for clinical pharmacy practice
Medicamentos na gravidez e lactação	Briggs GG, Freeman RK, Yafee SJ – Drugs in pregnancy and lactation Drugdex System (http://www.micromedexsolutions.com) American Society of Health-System Pharmacists – AHFS drug information Sweetman SC – Martindale: the complete drug reference
Farmacodinâmica e farmacocinética	Brunton LL, Lazo JS, Parker KL – Goodman & Gilman: as bases farmacológicas da terapêutica Silva P – Farmacologia Drugdex System – Thomson Micromedex® Sweetman SC – Martindale: the complete drug reference

Atividades básicas

- Informes técnicos para a seleção e o estabelecimento de critérios de utilização de medicamentos, como comissão de farmácia e terapêutica, comissão de profilaxia e política de antibióticos, de nutrição etc.;
- elaboração do guia de farmacoterapêutica (lista de medicamentos selecionados com base em critérios de eficácia, segurança e custo);
- elaboração de fichas farmacoterapêuticas de novos medicamentos;
- elaboração de guias de administração de medicamentos;
- participação na elaboração de guias de práticas e vias clínicas;
- edição de boletins de informação de medicamentos;
- formação contínua do serviço de farmácia.

Atividades assistenciais

- Resolução de questões farmacoterapêuticas com melhoria do cuidado do paciente (orientação que pode modificar, suspender um tratamento farmacológico, identificar uma reação adversa etc.);

- informações complementares à solicitação de informação sobre medicamentos disponíveis no exterior;
- programa de farmacovigilância (acompanhamento de pacientes com tratamento estabelecido);
- elaboração de alertas sobre segurança e qualidade de medicamentos;
- colaboração para o desenvolvimento de informação ao paciente (aspectos relacionados à administração correta).

A importância da interface entre os CIM e a prática da farmácia clínica é demonstrada por Hutchinson et al.,[6] que concluíram que quanto maior for a atividade do farmacêutico do CIM – na visita às áreas de cuidados com o paciente, revisão do prontuário, análise das prescrições, manipulação de medicamentos e maior comunicação com a equipe médica e enfermagem –, maior é a demanda por seus serviços e tem-se um aumento da detecção de problemas relacionados aos medicamentos.[6]

Frente a essa ampla gama de atividades possíveis, o CIM mostra um enorme potencial de melhoria nos serviços prestados pelo hospital nos cuidados de saúde do paciente.

CONSIDERAÇÕES FINAIS

Em um hospital (instituição em que o gasto e o consumo de medicamentos é relevante), os CIM são estratégicos para promover o uso racional dos medicamentos.

As informações contidas neste capítulo servem para que farmacêuticos hospitalares conheçam e se conscientizem da importância da implantação e da manutenção de um CIM no hospital.

Além de ajudar na inserção do farmacêutico na equipe de saúde e na valorização do seu trabalho, o CIM é um suporte fundamental às atividades de farmácia clínica,[6] aproximando-se mais do seu objetivo primordial, que é contribuir para o uso racional da farmacoterapia e melhorar os resultados do paciente.

Nesse sentido, pode-se presumir que um CIM, nos moldes descritos neste capítulo, tenha uma abrangência maior do que dados sobre medicamentos. Talvez por isso seja coerente a mudança de sua denominação para centro de informação farmacoterapêutica, o que implicaria um salto qualitativo, com a valorização do medicamento no contexto do paciente individualmente.

REFERÊNCIAS BIBLIOGRÁFICAS

1. Centro Brasileiro de Informação sobre Medicamentos. Procedimento operacional-padrão para uso de fontes de informação para resposta de solicitações. Brasil: CFF; 2012.
2. Conselho Federal de Farmácia. Farmacoterapêutica. Dia a dia. Farmacoterapêutica. 2010;2.
3. Conselho Federal de Farmácia. Farmacoterapêutica. Dia a dia. Farmacoterapêutica. 2002;4.
4. Conselho Federal de Farmácia. Farmacoterapêutica. Dia a dia. Farmacoterapêutica. 2001;4.
5. Fuchs FD. Corporate influence over planning and presentation of clinical trials: beauty and the beast. Expert Rev Cardiovasc Ther. 2010;8(1):7-9.
6. Hutchinson R, Burkholder DF. Clinical pharmacy practice – in functional relationship to drug information service. Ann Pharmacother. 2006;40:316-20.
7. International Pharmaceutical Federation. Requeriments for drug information centres. FIP Pharm Inform Section. 2005.
8. Malone PM, Mosdell KW, Kiier KL, Stanovich JE. Drug information: a guide for pharmacists. 2.ed. New York: McGraw-Hill; 2001.
9. Medline® is the US National Library of Medicine's® (NLM) [acesso em 3 set 2012]. Disponível em: http://www.nlm.nih.gov./pubs/factsheets/medline.html.
10. Moura C, Acurcio F, Belo N. Drug-drug interactions associated with length of stay and cost of hospitalization. J Pharm Pharmaceutical Sci. 2009;12(3):266-72.
11. Néri EDR. Determinação do perfil dos erros de prescrição de medicamentos em um hospital universitário. [Dissertação – Mestrado]. Faculdade de Farmácia, Odontologia e Enfermagem da Universidade Federal do Ceará; 2004.
12. Organização Pan-Americana da Saúde. Centros de información de medicamentos: una estrategia de apoyo al uso racional de medicamentos. Santo Domingo: Grupo de Trabajo Regional; 1995.
13. Pfaffenbach G, Carvalho OM, Bergsten-Mendes G. Reações adversas a medicamentos como determinantes da admissão hospitalar. Rev Assoc Med Bras. 2002;48(3):237-41.
14. Joseph M. Adverse drug reactions as cause of admission to hospital: prospective analysis of 18 820 patientes. Br Med J. 2004;329:15-9.
15. Pla R. Información de medicamentos. In: Planas MCG (org.). Farmacia hospitalaria. Madrid: Sociedad Española de Farmacia Hospitalaria; 2002.
16. Rosenberg JM, Koumis T, Nathan JP, Cicero LA, McGuire H. Current status of pharmacist-operated drug information centers in the United States. Am J Health System Pharm. 2004;61:2023-32.
17. Vidotti CCF, Hoefler R, Silva EV, Bergsten-Mendes G. Sistema brasileiro de informação sobre medicamentos – SISMED. Cad Saúde Pública. 2000;16(4):1121-6.
18. Vidotti CCF, Silva EV, Hoefler R. Centro de informação sobre medicamentos e sua importância para o uso racional de medicamentos. In: Gomes MJVM, Reis AMM. Ciências farmacêuticas: uma abordagem hospitalar. São Paulo: Atheneu; 2000.
19. Vidotti CCF, Silva EV, Hoefler R. Implantação e desenvolvimento de centro de informação sobre medicamentos em hospital como estratégia para melhorar a farmacoterapia. Pharm Bras. 2010.
20. Brasil. Ministério da Saúde. 1ª Conferência Nacional de Medicamentos e Assistência Farmacêutica. Relatório final. Brasília; 2005.

BIBLIOGRAFIA SUGERIDA

- Referências bibliográficas 7, 8, 12, 15, 16, 17, 18 e 19.

- Conselho Federal de Farmácia. Centro de informação sobre medicamentos: análise diagnóstica no Brasil. Brasília: CFF/Opas; 2000.

SITES DE INTERESSE

- http://www.cff.org.br.
- http://rebracim.webnode.com.br.

CAPÍTULO 25

Pesquisa clínica

Sílvia Storpirtis
Daniel Rossi de Campos
Conceição Aparecida Accetturi

A investigação biomédica, compreendida de forma ampla, inclui diversos tipos de investigação, ou seja, a fundamental ou básica, a clínica, a epidemiológica e social em saúde, bem como a investigação em serviços de saúde. Tem como finalidade primordial o desenvolvimento de conhecimento generalizável para contribuir com a melhoria da qualidade de vida das populações. Entretanto, no que se refere aos ensaios clínicos que incluem seres humanos, a ciência e a ética devem caminhar juntas para proteger e promover a dignidade das pessoas.[1]

Nesse sentido, apesar da seriedade na realização dos ensaios clínicos, a experiência da Food and Drug Administration (FDA), agência reguladora dos Estados Unidos, com auditorias sobre a documentação das solicitações de registro de novos medicamentos para uso humano, demonstrou a necessidade de critérios rigorosos na elaboração e execução de normas de segurança para a avaliação de produtos farmacêuticos.[2]

No Brasil, segundo Lousana,[3] no início da década de 1990, uma empresa multinacional americana instalada no país deu início a um estudo clínico caracterizado como *megatrial* para avaliar a segurança e a eficácia de um inibidor de protease desenvolvido para o tratamento de pacientes com HIV/Aids. No estudo, empregaram cerca de novecentos sujeitos de pesquisa distribuídos entre a Universidade de São Paulo (Casa da Aids), o Hospital Emílio Ribas, o Centro de Referência e Treinamento em DST/Aids, a Universidade Federal de São Paulo (Unifesp) e a Universidade de Campinas (Unicamp). Essas instituições criaram infraestruturas específicas para atender às normas locais e aos requisitos internacionais relacionados às boas práticas clínicas, e desenvolveram novos instrumentos de trabalho e controles específicos, envolvendo profissionais que cumpriam funções até então desconhecidas no país nesse âmbito.[3]

Em 1996, a FDA esteve no Brasil para auditar duas das instituições participantes no referido estudo, originando a aprovação e o registro de novo medicamento pela FDA e, posteriormente, pela Secretaria Nacional de Vigilância Sanitária (SNVS). A experiência com a condução desse ensaio clínico no Brasil demonstrou a necessidade da estruturação de um centro de pesquisa para a condução exclusiva desses estudos, o que se efetivou posteriormente na Unifesp.[3]

Embora existisse a Resolução do Conselho Nacional de Saúde (CNS) n. 1/1988 e a Portaria n. 911/1998 da SNVS, havia a necessidade de regulação específica para a condução de estudos com seres humanos, o que ocorreu a partir de 1996, com a publicação da Resolução n. 196 do CNS, que aborda aspectos éticos da pesquisa em seres humanos, e que deu origem aos comitês de ética em pesquisa (CEP) e à Comissão Nacional de Ética em Pesquisa (Conep). Contudo, a evolução dessa regulamentação está relacionada ao aprimoramento das práticas regulatórias e à criação da Agência Nacional de Vigilância Sanitária (Anvisa), em 1999.[4] Recentemente, foi publicada a Resolução n. 466/2012 do CNS, que atualiza aspectos éticos e operacionais da pesquisa clínica no Brasil.[5]

Em termos de oportunidades, destacam-se atividades diversas em um mercado em fase de consolidação, com a necessidade de uma profissionalização crescente relativamente aos métodos de pesquisa, bioética, regulação e inspeção.[6]

Este capítulo tem como objetivo apresentar definições e informações técnicorregulatórias nacionais e internacionais sobre a pesquisa clínica, bem como formação, capacitação e habilidades necessárias aos profissionais da saúde envolvidos na condução de ensaios clínicos.

PESQUISA CLÍNICA

O termo ensaio clínico (*clinical trial*) foi empregado pela primeira vez na literatura científica em 1931, referindo-se ao estudo destinado a avaliar a eficácia de novos tratamentos. Houve ampla discussão sobre esse conceito, decidindo-se, posteriormente, utilizar os termos ensaio clínico e estudo clínico como sinônimos.[7]

Por outro lado, o termo pesquisa clínica foi definido pela International Conference of Harmonisation (ICH) como

> [...] qualquer investigação em seres humanos, objetivando descobrir ou verificar os efeitos farmacodinâmicos, farmacológicos, clínicos e/ou outros efeitos do produto investigado, e/ou identificar reações adversas ao produto em investigação, e/ou estudar a absorção, distribuição, metabolismo e excreção do produto em investigação, com o objetivo de averiguar sua segurança e/ou eficácia.[8]

Outras normativas latino-americanas, como o Documento das Américas de 2005, definem o termo pesquisa clínica como

> [...] um estudo sistemático de medicamentos e/ou especialidades medicinais em voluntários humanos que seguem estritamente as diretrizes do método científico. Seu objetivo é descobrir ou confirmar os efeitos e/ou identificar as reações adversas ao produto investigado e/ou estudar a farmacocinética dos ingredientes ativos, de forma a determinar sua eficácia e segurança.[9]

No Brasil, a Resolução n. 466/2013[5] não define o termo pesquisa clínica, mas "pesquisa envolvendo seres humanos", como sendo "uma pesquisa que, individual ou coletivamente, envolva o ser humano, de forma direta ou indireta, em sua totalidade ou partes dele, incluindo o manejo de informações ou materiais".

Assim, as diversas regulamentações possibilitam o entendimento de que a pesquisa clínica é um estudo sistemático que segue métodos científicos, conduzido de acordo com critérios éticos, em sujeitos de pesquisa, sendo esses pacientes ou voluntários sadios.

Aspectos éticos

Os estudos clínicos devem ser conduzidos considerando-se princípios que garantam o bem-estar do sujeito de pesquisa, historicamente definidos pelo Código de Nuremberg de 1947, pela Declaração de Helsinque (versões de 1964, 1975, 1983, 1989, 1996, 2000, 2002, 2004 e 2008), pelo Relatório de Belmont de 1978 e pelas Pautas Éticas Internacionais na Investigação Biomédica em Seres Humanos preparadas pelo Council for International Organizations of Medical Sciences (CIOMS), da Organização Mundial da Saúde (OMS), de 1992 e 2000. O CIOMS/OMS promoveu a discussão sobre as questões relativas aos estudos conduzidos por países desenvolvidos, mas realizados nos países em desenvolvimento, envolvendo populações vulneráveis.[1]

Em consonância com os princípios definidos nos documentos anteriormente citados, a ética em pesquisa com seres humanos no Brasil, de acordo com a Resolução n. 466/2013,[5] implica:

- consentimento livre e esclarecido dos indivíduos-alvo e a proteção a grupos vulneráveis e aos legalmente incapazes (autonomia). Nesse sentido, a pesquisa envolvendo seres humanos deverá sempre tratá-los em sua dignidade, respeitá-los em sua autonomia e defendê-los em sua vulnerabilidade;
- ponderação entre riscos e benefícios, tanto atuais como potenciais, individuais ou coletivos (beneficência), comprometendo-se com o máximo de benefícios e o mínimo de danos e riscos;
- garantia de que danos previsíveis serão evitados (não maleficência);
- relevância social da pesquisa com vantagens significativas para os sujeitos da pesquisa e minimização do ônus para os sujeitos vulneráveis, o que garante a igual consideração dos interesses envolvidos, não perdendo o sentido de sua destinação sócio-humanitária (justiça e equidade).

Assim, os estudos clínicos são conduzidos somente após a aprovação do protocolo de pesquisa pelo CEP e assinatura do termo de consentimento livre e esclarecido pelos sujeitos de pesquisa.

Aspectos regulatórios

A evolução na elaboração das leis e suas regulamentações relativas à pesquisa clínica no mundo contempla a experiência relevante dos Estados Unidos e de países da Europa. No contexto latino-americano, os pioneiros nessa área foram Argentina, Brasil, Chile, Colômbia, México, Nicarágua, Peru e Venezuela.[1]

O registro de novas moléculas é realizado no Brasil a partir da apresentação de dossiê completo referente aos estudos pré-clínicos (não clínicos) e clínicos realizados pelo proponente à Anvisa.

De acordo com a Resolução RDC n. 136/2003,[10] um medicamento inovador contém princípios ativos sintéticos ou semissintéticos associados ou não, sendo que tais ativos podem ser novos sais, isômeros, embora a entidade molecular correspondente já tenha sido registrada.

Junto ao órgão regulatório o responsável pela avaliação desses estudos é a Gerência Geral de Medicamentos (GGMED), incluindo-se a Coordenação de Pesquisas e Ensaios Clínicos e Medicamentos Novos (Copem) e a Gerência de Avaliação de Segurança e Eficácia (Gesef).

Segundo a Anvisa, os estudos pré-clínicos devem contemplar os tópicos discutidos no guia para condução de estudos não clínicos de segurança ao desenvolvimento de medicamentos.[11] Esse documento estabelece os ensaios de eficácia, segurança e toxicidade que devem ser conduzidos com o novo fármaco empregando-se modelos animais e/ou *in vitro*.

De acordo com a Resolução n. 251/1997 do CNS,[12] é condição preliminar que os estudos de uma nova molécula em seres humanos sejam precedidos pela avaliação farmacocinética e farmacodinâmica, incluindo estudos *in vitro* e estudos toxicológicos, em diversas espécies animais. Ressalta-se que, segundo a Lei n. 11.794/2008,[13] que regulamenta o inciso VII do § 1º do art. 225 da Constituição Federal, estabelecendo procedimentos para o uso científico de animais, todos os estudos em animais devem ser aprovados por um sistema definido pelo Conselho Nacional de Controle de Experimentação Animal (Concea) e pelas comissões de ética no uso de animais (Ceua).

No caso dos estudos envolvendo seres humanos, a normativa nacional que estabelece os requerimentos normativos e éticos é a Resolução n. 196/1996 do CNS.[5] Dessa forma, as fases dos estudos clínicos conduzidos previamente à submissão do dossiê à Anvisa (fases I a III) são realizadas somente após a aprovação do protocolo clínico por um CEP e, em alguns casos, com a aprovação adicional da Conep.

Além disso, de acordo com a RDC n. 39/2008,[14] o protocolo deve receber a anuência da Anvisa para que o ensaio clínico possa ser conduzido. Ainda, deve-se considerar a Resolução n. 251/1997 do CNS,[12] que apresenta as definições sobre as fases de um estudo clínico (Tabela 1).

O registro de medicamentos genéricos e similares é norteado no Brasil a partir de um conjunto de regulamentações que possibilitam garantir que tais formulações são equivalentes terapêuticos ao medicamento de referência (indicado pelo órgão regulatório).

O medicamento de referência é definido como um produto inovador registrado no órgão federal responsável pela vigilância sanitária e comercializado no país, cuja eficácia, segurança e qualidade foram comprovadas cientificamente junto ao órgão federal competente, por ocasião do registro, conforme a definição do inciso XXII, art. 3º, da Lei n. 6.360, de 1976 (com redação dada pela Lei n. 9.787, de 10 de fevereiro de 1999).[15,16] A avaliação dos estudos de bioequivalência e biodisponibilidade relativa é realizada na Anvisa pela Coordenação de Bioequivalência (Cobio).

Para que um medicamento seja considerado genérico, deve haver a comprovação de sua equivalência *in vitro* (equivalência farmacêutica) e *in vivo* (bioequivalência) em relação ao medicamento de referência.[17,18]

Tais ensaios são conduzidos com os mesmos lotes do medicamento candidato a genérico e do medicamento de referência, de acordo com a Resolução n. 16/2007.[19]

Tabela 1 Fases dos estudos clínicos para o registro de um novo fármaco no Brasil

Fase	Definições de acordo com a Resolução n. 251/1997[11]
I	É o primeiro estudo realizado com seres humanos em pequenos grupos de voluntários, geralmente sadios, de um novo princípio ativo ou nova formulação. As pesquisas se propõem a estabelecer uma evolução preliminar da segurança e do perfil farmacocinético e, quando possível, um perfil farmacodinâmico
II (estudo terapêutico-piloto)	Busca estabelecer a segurança do princípio ativo em curto prazo em pacientes afetados por uma determinada enfermidade ou condição patológica. As pesquisas realizam-se em um número limitado (pequeno) de pessoas e frequentemente são seguidas de um estudo de administração. Deve ser possível, também, estabelecer-se as relações dose-resposta, com o objetivo de obter sólidos antecedentes para a descrição de estudos terapêuticos ampliados
III (estudo terapêutico ampliado)	São estudos realizados em grandes e variados grupos de pacientes, com o objetivo de determinar: o resultado do risco-benefício em curto e longo prazos das formulações do princípio ativo; e, de maneira global (geral), o valor terapêutico relativo. Exploram-se nesta fase o tipo e o perfil das reações adversas mais frequentes, assim como as características especiais do medicamento e/ou especialidade medicinal, p. ex., interações clinicamente relevantes, principais fatores modificatórios do efeito, como idade etc.

Os ensaios de equivalência farmacêutica são definidos como o conjunto de ensaios físico-químicos e, quando aplicáveis, microbiológicos e biológicos, que comprovam que dois medicamentos são equivalentes farmacêuticos de acordo com a Resolução n. 31/2010.[20] Além disso, segundo essa Resolução, a formulação candidata a genérico deve apresentar perfil de dissolução semelhante àquele obtido com o medicamento referência.

Os estudos de biodisponibilidade relativa/bioequivalência são conduzidos por meio de três etapas denominadas: clínica, analítica e estatística. A etapa clínica, conduzida de acordo com critérios éticos definidos pela Resolução n. 196/1996,[6] e critérios técnicos estabelecidos pela RE n. 1.170/2006 visa ao recrutamento de voluntários sadios, segundo critérios de inclusão e exclusão (após a assinatura do termo de consentimento livre e esclarecido), bem como a definição do número de coletas de amostras biológicas.[21] Todos esses parâmetros devem estar definidos no protocolo do estudo elaborado de acordo com a RE n. 894/2003.[22]

A etapa analítica, delineada a partir dos critérios apresentados pela RDC n. 27/2012,[23] corresponde à etapa relacionada à quantificação do fármaco em amostras biológicas, enquanto a etapa estatística, conduzida de acordo com a RE n. 898/2003, determina o número de voluntários que devem ser incluídos no estudo.[24]

No caso dos medicamentos similares, o registro é norteado pela Resolução RDC n. 17/2007,[25] segundo a qual um medicamento similar corresponde àquele que contém o mesmo ou os mesmos princípios ativos, apresenta a mesma concentração, forma farmacêutica, via de administração, posologia e indicação terapêutica, e é equivalente ao medicamento registrado no órgão federal responsável pela vigilância sanitária, podendo diferir somente em características relativas a tamanho e forma do produto, prazo de validade, embalagem, rotulagem, excipientes e veículo, devendo sempre ser identificado por nome comercial ou marca.

Os requerimentos técnicos para o registro de medicamentos similares são os mesmos descritos para os medicamentos genéricos.

CENTRO DE PESQUISA

Pode-se conceituar centro de pesquisa como uma organização composta por estrutura física e condições funcionais que possibilitam a condução de estudos clínicos de acordo com as recomendações nacionais e internacionais de boas práticas clínicas e que ofereça segurança aos sujeitos de pesquisa.[4]

O grande aumento no número de estudos no mundo levou ao surgimento de organizações especializadas que são responsáveis por parte dos trabalhos relacionados à condução de um estudo clínico. Houve também o aumento do número de empresas especializadas no transporte de material biológico, na contratação de monitores, no desenvolvimento de documentos empregando suporte da informática (*case report form*), nas análises clínicas e diagnósticas, bem como na busca ativa de sujeitos de pesquisa, o que gerou a necessidade de formação de recursos humanos capacitados.[3]

Uma pesquisa multicêntrica internacional envolve, em geral, as seguintes etapas:

1. identificação do centro/pesquisador-responsável interessado em participar da pesquisa;
2. convite e assinatura do termo de confidencialidade;
3. recebimento do resumo da pesquisa (inclui o perfil do sujeito de pesquisa, as condições do estudo e as intervenções a serem realizadas);
4. avaliação preliminar das características do centro de pesquisa;
5. visita de qualificação (em geral, realizada pelo monitor da Clinical Research Organisation – CRO envolvida);
6. contratação;
7. avaliação da documentação por CEP/Conep/Anvisa;
8. implantação do estudo (inclui treinamento promovido pelo patrocinador do estudo ou CRO);

9. coleta de dados (identificação dos sujeitos de pesquisa, assinatura do termo de consentimento livre e esclarecido);
10. execução do protocolo do estudo;
11. análise e consolidação dos dados;
12. elaboração de relatório técnico-científico segundo as normas vigentes.

COMPETÊNCIAS E HABILIDADES REQUERIDAS PARA PROFISSIONAIS ENVOLVIDOS EM ESTUDOS CLÍNICOS

Os profissionais que atuam em pesquisa clínica apresentam formação diversificada (área da saúde, administradores, advogados, estatísticos, entre outros), visto que a execução de estudos clínicos implica, entre outras atividades, a redação de contratos de prestação de serviço, definição de orçamentos, planejamento dos estudos, inspeção e definição de centros de pesquisa, monitoria dos estudos, elaboração de relatórios, discussões técnico-científicas com órgãos regulatórios e gestão de pessoas.

Assim, os profissionais da área da saúde envolvidos com a execução de estudos clínicos devem apresentar conhecimentos sólidos das normativas nacionais e internacionais que norteiam tais ensaios, de boas práticas clínicas, ética em pesquisa, monitoria clínica, bioestatística, bem como de gestão de projetos e garantia de qualidade. Além disso, o profissional deve apresentar disponibilidade para viagens nacionais e internacionais, fluência em inglês e/ou espanhol, bem como conhecimentos sólidos em farmacologia e análises clínicas e toxicológicas.

FORMAÇÃO E CAPACITAÇÃO DE PROFISSIONAIS ENVOLVIDOS EM ESTUDOS CLÍNICOS

Para a condução de estudos clínicos, os profissionais de saúde necessitam de competências adquiridas por meio de cursos de formação em pesquisa clínica ou pós-graduação *lato sensu*. No Brasil, entidades como faculdades e centros de pesquisa disponibilizam semestral e/ou anualmente cursos que apresentam as ferramentas regulatórias, éticas, de bioestatística, de gestão da qualidade e de gestão de projetos, entre outras, que são fundamentais para o planejamento, a condução e a avaliação dos resultados de estudos clínicos.

A Sociedade Brasileira de Profissionais em Pesquisa Clínica (SBPPC), criada em junho de 1999, promove a discussão de temas como regulamentações nacionais e internacionais, as atribuições dos monitores e coordenadores de estudos, além da certificação dos profissionais, realizada anualmente por meio dessa sociedade.[3]

A atualização constante dos profissionais envolvidos em pesquisa clínica é indispensável. Para tanto, citam-se algumas fontes de informação consideradas de grande relevância:

- CNS – http://conselho.saude.gov.br.
- Anvisa – http://anvisa.gov.br.
- SBPPC – http://sbppc.org.br.
- Sociedade Brasileira de Vigilância de Medicamentos – http://www.sobravime.org.br.
- FDA – http://www.fda.gov.

PERSPECTIVAS

Os avanços na área de biotecnologia apontam para alterações significativas nos processos de desenvolvimento, pesquisa clínica, produção, registro e uso de medicamentos para os próximos anos. As próximas gerações terão menos contato com medicamentos que contêm fármacos de origem sintética (sínteses derivadas da química orgânica), o que requer, por parte dos profissionais da pesquisa clínica, conhecimentos específicos sobre os medicamentos biológicos, cujas particularidades levam ao estudo de processos diferenciados de fabricação a partir de células vivas ou partes destas células.[26-28]

As pesquisas em farmacogenética, que também evolui a passos largos, estão concentradas no desenvolvimento de novos medicamentos para o tratamento de doenças cardíacas, infecciosas, neurovegetativas, câncer, depressão e dor. Os tratamentos são cada vez mais personalizados, com o emprego de medicamentos de forma individualizada em termos de composição e dose, de acordo com o perfil genético do paciente, o que abre novas fronteiras na ciência que envolve a pesquisa clínica.[28,29]

CONSIDERAÇÕES FINAIS

O aprimoramento da regulamentação da pesquisa clínica, assim como a necessidade de formação e capacitação de recursos humanos, é um processo contínuo, que considera a realidade das mudanças constantes no campo da terapêutica medicamentosa.

Os profissionais da pesquisa clínica devem conscientizar-se da responsabilidade que lhes cabe nesse aprimoramento, que sempre deve ser pautado pela ética.

Cada segmento envolvido pode e deve contribuir com a evolução dessa área, de modo a qualificar cada vez mais os processos envolvidos e garantir a proteção dos sujeitos de pesquisa.

REFERÊNCIAS BIBLIOGRÁFICAS

1. Guilhem D, Novaes MRG. Ética e investigação em seres humanos. In: Novaes MRG, Lolas F, Quezada A. Ética e farmácia. Uma abordagem latino-americana em saúde. Brasília: Thesaurus; 2009. p.219-49.
2. Oliveira GG, Husseini-de-Oliveira SA, Bonfim JRA. O desenvolvimento da terapêutica. In: Agência Nacional de Vigilância Sanitária. Ensaios clínicos: princípios e prática. Brasília: Anvisa; 2006. p.23-43.
3. Lousana G. Breve histórico da pesquisa clínica no Brasil. In: Agência Nacional de Vigilância Sanitária. Ensaios clínicos: princípios e prática. Brasília: Anvisa; 2006. p.45-53.
4. Rosa EM, Lopes EF. Pesquisa clínica: uma abordagem prática. São Paulo: Ícone; 2011.
5. Brasil. Ministério da Saúde. Conselho Nacional de Saúde. Resolução n. 466, de 12 de dezembro de 2010 [acesso em 16 set 2013]. Disponível em: http://conselho.saude.gov.br/resolucoes/2012/Reso466.pdf.
6. Brasil. Ministério da Saúde. Conselho Nacional de Saúde. Resolução n. 196, de 10 de outubro de 1996. Diretrizes e normas reguladoras de pesquisas envolvendo seres humanos [acesso em 22 abr 2013]. Disponível em: http://www.anvisa.gov.br.
7. Baños DJE, Albaladejo MF. Princípios de farmacología clínica – bases científicas de la utilización de medicamentos. Barcelona: Masson; 2002.
8. International Conference of Harmonisation of technical requirements for registration of pharmaceuticals for human use. ICH harmonised tripartite guideline. Guideline for good clinical practice E6(R1) [acesso em 22 abr 2013]. Disponível em: http://www.ich.org.
9. Organização Pan-Americana da Saúde, Organização Mundial da Saúde. Rede pan-americana para harmonização da regulamentação farmacêutica. Boas práticas clínicas. Documento das Américas, de 2 de março de 2005 [acesso em 22 abr 2013]. Disponível em: http://www.anvisa. gov.br.
10. Brasil. Agência Nacional de Vigilância Sanitária. Resolução n. 136, de 29 de maio de 2003. Aprova o regulamento técnico para medicamentos novos ou inovadores com princípios ativos sintéticos ou semissintéticos [acesso em 22 abr 2013]. Disponível em: http://www.anvisa.gov.br/legis/index.htm.
11. Brasil. Agência Nacional de Vigilância Sanitária. Guia para a condução de estudos não clínicos de segurança necessários ao desenvolvimento de medicamentos [acesso em 22 abr 2013]. Disponível em: http://portal.anvisa.gov.br/wps/content/Anvisa+Portal/Anvisa/Inicio/Medicamentos/Assunto+de+Interesse/Pesquisa+clinica/20100303.
12. Brasil. Ministério da Saúde. Conselho Nacional de Saúde. Resolução n. 251, de 7 de agosto de 1997. Normas de pesquisas envolvendo seres humanos para a área temática de pesquisa com novos fármacos, medicamentos, vacinas e testes diagnósticos [acesso em 22 abr 2013]. Disponível em: http://www.anvisa.gov.br/legis/index.htm.
13. Brasil. Lei n. 11.794, de 8 de outubro de 2008. Regulamenta o inciso VII, do § 1º, do art. 225 da Constituição Federal, estabelecendo procedimentos para o uso científico de animais; revoga a Lei n. 6.638, de 8 de maio de 1979; e dá outras providências [acesso em 22 abr 2013]. Disponível em: http://www.planalto.gov.br/ccivil_03/_Ato2007-2010/2008/Lei/L11794.htm.

14. Brasil. Agência Nacional de Vigilância Sanitária. Resolução n. 39, de 5 de junho de 2008. Aprova o regulamento para a realização de pesquisa clínica e dá outras providências [acesso em 22 abr 2008]. Disponível em: http://www.anvisa.gov.br/legis/index.htm.
15. Brasil. Agência Nacional de Vigilância Sanitária. Lei n. 9.787, de 10 de fevereiro de 1999. Aprova o regulamento para a realização de pesquisa clínica e dá outras providências [acesso em 22 abr 2013]. Disponível em: http://www.anvisa.gov.br/legis/index.htm.
16. Brasil. Lei n. 6.360, de 23 de setembro de 1976. Dispõe sobre a vigilância sanitária a que ficam sujeitos os medicamentos, as drogas, os insumos farmacêuticos e correlatos, cosméticos, saneantes e outros produtos, e dá outras providências [acesso em 22 abr 2013]. Disponível em: http://www.planalto.gov.br/ccivil_03/leis/l6360.htm.
17. Storpirtis S. Ética na qualidade dos medicamentos e sua relação com parâmetros de biodisponibilidade, segurança e eficácia. In: Novaes MRG, Lolas F, Quezada A. Ética e farmácia. Uma abordagem latino-americana em saúde. Brasília: Thesaurus; 2009. p.159-93.
18. Storpirtis S, Gai MN. Biofarmacotécnica: princípios de biodisponibilidade, bioequivalência, equivalência farmacêutica, equivalência terapêutica e intercambialidade de medicamentos. In: Storpirtis S, Gonçalves JE, Chiann C, Gai MN. Biofarmacotécnica. Rio de Janeiro: Guanabara Koogan; 2009. p.3-11.
19. Brasil. Agência Nacional de Vigilância Sanitária. Resolução RDC n. 16, de 2 de março de 2007. Aprova o regulamento técnico para medicamentos genéricos [acesso em 22 abr 2013]. Disponível em: http://www.anvisa.gov.br/legis/index.htm.
20. Brasil. Agência Nacional de Vigilância Sanitária. Resolução RDC n. 31, de 11 de agosto de 2010. Dispõe sobre a realização dos estudos de equivalência farmacêutica e de perfil de dissolução comparativo [acesso em 22 abr 2013]. Disponível em: http://www.anvisa.gov.br/legis/index.htm.
21. Brasil. Agência Nacional de Vigilância Sanitária. Resolução RE n. 1.170, de 19 de abril de 2006. Aprova o regulamento técnico para medicamentos genéricos [acesso em 22 abr 2013]. Disponível em: http://www.anvisa.gov.br/legis/index.htm.
22. Brasil. Agência Nacional de Vigilância Sanitária. Resolução RE n. 894, de 29 de maio de 2003. Determina a publicação do guia para protocolo e relatório técnico de estudo de bioequivalência [acesso em 22 abr 2013]. Disponível em: http://www.anvisa.gov.br/legis/index.htm.
23. Brasil. Agência Nacional de Vigilância Sanitária. Resolução RDC n. 27, de 17 de maio de 2012. Dispõe sobre os requisitos mínimos para a validação de métodos bioanalíticos empregados em estudos com fins de registro e pós-registro de medicamentos [acesso em 22 abr 2013]. Disponível em: http://www.anvisa.gov.br/legis/index.htm.
24. Brasil. Agência Nacional de Vigilância Sanitária. Resolução RE n. 898, de 29 de maio de 2003. Determina a publicação do Guia para planejamento e realização da etapa estatística de estudos de biodisponiblidade relativa/bioequivalência [acesso em 22 abr 2013]. Disponível em: http://www.anvisa.gov.br/legis/index.htm.
25. Brasil. Agência Nacional de Vigilância Sanitária. Resolução RDC n. 17, de 2 de março de 2007. Dispõe sobre o Registro de Medicamento Similar e dá outras providências [acesso em 22 abr 2013]. Disponível em: http://www.anvisa.gov.br/legis/index.htm.
26. Crommelin D, van Winder E, Mekking A. Liberação de proteínas farmacêuticas. In: Aulton ME. Delineamento de formas farmacêuticas. 2.ed. Porto Alegre: Artmed; 2005. p.546-55.
27. Greene RJ, Harris ND. Patologia e terapêuticas para farmacêuticos – bases para a prática da farmácia clínica. 3.ed. Porto Alegre: Artmed; 2011.
28. Helman CG. Cultura, saúde e doença 5.ed. Porto Alegre: Artmed; 2009.
29. Gonçalves JE, Storpirtis S. Farmacogenética – polimorfismo genético e suas implicações na disposição de fármacos. In: Storpirtis S, Gai MN, Campos DR, Gonçalves JE. Farmacocinética básica e aplicada. Rio de Janeiro: Guanabara Koogan; 2011. p.126-32.

CAPÍTULO **26**

Comunicação e relacionamento entre o farmacêutico e os pacientes

Divaldo Pereira de Lyra Júnior
Alessandra Rezende Mesquita
Anne Caroline Oliveira dos Santos

Desde a década de 1980, estudos sobre a comunicação interpessoal têm mostrado o quanto esta habilidade possui um papel essencial no cuidado e na promoção à saúde. No âmbito hospitalar, a comunicação interpessoal adquire maior relevância, visto que o hospital é um sistema complexo que envolve diversos profissionais. O farmacêutico hospitalar, em geral, comunica-se com médicos, equipe de enfermagem, equipe de farmácia, centros de informação sobre medicamentos, pacientes e familiares, indústrias farmacêuticas, universidades, outros farmacêuticos comunitários e da atenção primária, conselhos e sindicatos profissionais.

Nesse contexto, o desenvolvimento das habilidades de comunicação pode ser fundamental para a formação do farmacêutico, possibilitando a construção de relacionamentos efetivos, a otimização da farmacoterapia e a satisfação dos pacientes e demais profissionais. Por essa razão, a Organização Mundial da Saúde (OMS), em 1997, elaborou o relatório "The role of the pharmacist in the health care system, preparing the future pharmacist", o qual descreveu as novas competências (conhecimentos, habilidades e atitudes) necessárias para o profissional farmacêutico desempenhar o seu papel social. Dentre as competências mencionadas, destaca-se ser um bom comunicador.[1]

Apesar do conceito mais usado definir que a comunicação é um processo que envolve a troca de informações entre sujeitos, alguns autores vão além. Para Freire, a comunicação deve envolver não só a transmissão de mensagens de um sujeito para outro, mas a sua coparticipação no ato de compreender as mensagens.[2] Shah e Chewning afirmam que a comunicação farmacêutico-paciente deve ser vista como um diálogo desenvolvido no contexto de confiança mútua, concordância e intimidade entre os participantes.[3] Para Lyra Jr., neste vínculo, os valores, crenças e atitudes dos envolvidos devem ser respeitados.[4]

Na prática, a comunicação interpessoal pode ser subdividida em comunicação verbal e comunicação não verbal. A comunicação verbal está associada às palavras, por meio da linguagem falada ou escrita.[5] Na comunicação verbal de profissionais de saúde, o conteúdo e a forma como a mensagem é transmitida devem ser claros e acessíveis à compreensão, logo, é preciso avaliar se as variações socioeconômicas, culturais e as possíveis deficiências (auditivas e cognitivas) estão sendo consideradas.

A comunicação verbal no ambiente hospitalar utiliza a linguagem baseada em aspectos técnicos e permite a compressão aos demais profissionais de saúde, mas, usualmente, não é acessível aos usuários. Outro aspecto da comunicação verbal que deve ser adequado é o tom de voz, que deve estar de acordo com as expressões emocionais e ao conteúdo da mensagem a transmitir. Ademais, para uma efetividade da comunicação, o farmacêutico deve desenvolver a habilidade da escuta, prestando atenção nas palavras e no conteúdo destas, tomando o cuidado para não interromper, demonstrando interesse no que está sendo dito.[6] No referente à comunicação escrita, esta é considerada parte fundamental no sistema de comunicação entre o serviço de farmácia e dos outros serviços no âmbito hospitalar. Além disso, a comunicação escrita é útil para estabelecer vínculos e é complementar à comunicação verbal na orientação aos pacientes.

Associada à comunicação verbal, tem-se a comunicação não verbal, que inclui as expressões faciais, contato visual, posturas e gestos. Essa linguagem é reflexo do estado emocional do indivíduo e deve estar em consonância com a comunicação verbal. A influência da comunicação não verbal na saúde pode ser exemplificada com o contato visual. Segundo Berger, não estabelecer contato visual enquanto se conversa com um paciente pode demonstrar desinteresse. Por outro lado, manter o contato visual auxilia na captação de sinais da comunicação não verbal do paciente, como medo, angústia ou incompreensão.[7]

Em suma, quando a comunicação das mensagens não é efetiva, seja por falta de clareza ao falar, pelo tom de voz inapropriado, por falta de atenção do usuário ou mesmo por uma comunicação não verbal inadequada, ocorrem os ruídos na comunicação que podem prejudicar a obtenção dos resultados esperados. Portanto, é possível observar que no ambiente hospitalar a comunicação e a construção de relacionamentos é influenciada pela relação profissional-profissional, profissional-instituição e paciente-instituição.[8]

No estudo realizado por Mak et al., a falta de comunicação ou isolamento entre farmacêuticos em farmácias de setores diferentes do hospital é um dos grandes problemas enfrentados na prática.[9] Além disso, o estudo mostra que a má comunicação entre os farmacêuticos e outros profissionais de saúde é recorrente, especialmente com os médicos.[9]

Outro estudo demonstrou que, no processo de dispensação e distribuição de medicamentos, há diversos problemas de comunicação entre as equipes de farmácia, de enfermagem e médicos.[10]

Com relação à instituição, a revisão de literatura realizada por O'Halloran et al. mostrou que fatores como ambiente físico, tipos de serviços hospitalares e política institucional influenciam a capacidade dos pacientes e profissionais de saúde em se comunicar.[11] Nesse sentido, Maldonado e Canela afirmam que as más condições de trabalho e o consequente descontentamento de profissionais e de pacientes com a instituição podem influenciar nas relações entre os profissionais de saúde e os pacientes.[8]

No hospital, há muitos profissionais de saúde, familiares e pacientes com interesses e necessidades diversos, o que pode acarretar conflitos, insatisfações e dificuldades na comunicação. Além disso, a fragmentação do cuidado e o estímulo ao atendimento impessoal e padronizado, tanto nas instituições públicas quanto privadas, dificultam a formação de vínculos e pode levar a uma comunicação deficiente.

Diante dessa situação, o uso de formas benéficas de comunicação é essencial para atenuar as dificuldades. Para isso, torna-se necessária uma mudança no ensino na área de saúde, com inclusão da comunicação em seu currículo-base. Em outros países, as faculdades de farmácia têm reconhecido a importância de se desenvolver as habilidades de comunicação para a prática profissional e promovido mudanças curriculares na formação farmacêutica. Essas alterações visam otimizar as habilidades de comunicação de seus estudantes, enfatizando a importância das relações verdadeiras e da compreensão do paciente a respeito das orientações fornecidas.[1]

No Brasil, Amorim et al. e Lyra Jr et al. mostraram deficiências na formação de um grupo de estudantes de farmácia e ressaltaram a importância de se incluir a comunicação no currículo.[12,13] Embora a maioria das universidades brasileiras ainda não tenha introduzido competências específicas em seus currículos, em 2002, as "Diretrizes nacionais para o ensino de graduação em farmácia" incluíram o treinamento formal em habilidades de comunicação como parte integrante da formação dos futuros farmacêuticos,[14] e em 2005, o Ministério da Saúde destacou a comunicação e a informação em saúde com um capítulo na sua agenda nacional de prioridades em saúde.[15]

Ante ao exposto, consideráveis esforços têm sido gerados no sentido de desenvolver métodos efetivos para ensinar habilidades de comunicação a estudantes de farmácia.[16] Nas últimas décadas, educadores em saúde têm utilizado diversas técnicas como paciente simulado, paciente padronizado e *role-playing* associado às disciplinas teóricas, no ensino das habilidades de comunicação.[17]

Normalmente, os termos "paciente simulado" e "paciente padronizado" são usados de maneira intercambiável, mas não apresentam necessariamente o mesmo significado. Paciente simulado, como definido por Barrows, é uma pessoa que é treinada para apresentar os sinais e sintomas de um paciente real.[18] Paciente padronizado é um termo mais amplo que abrange tanto paciente real quanto simulado e é definido como uma pessoa com ou sem doença real que é treinada para retratar um caso médico.[19] Já o *role-playing* envolve a interação entre alunos ou membros do corpo docente, aos quais é dada a função de representar uma determinada situação com o propósito de aquisição de conhecimentos ou desenvolvimento de habilidades em particular.[18,20]

No Brasil, são poucos os estudos sobre orientação farmacêutica utilizando essas técnicas,[16] contudo, o Laboratório de Ensino e Pesquisa em Farmácia Social (LEPFS) da Universidade Federal de Sergipe (UFS) já as tem praticado tanto para a avaliação de farmacêuticos na prática quanto para o aprimoramento das habilidades de comunicação de estudantes durante a graduação em farmácia.

O primeiro estudo nessa área foi desenvolvido como dissertação de mestrado da discente Alessandra Mesquita, no ano de 2010. Esse estudo teve como objetivo utilizar a técnica do paciente simulado para avaliar as habilidades de comunicação e conhecimentos de farmacêuticos no atendimento a pacientes de farmácias comunitárias. Os resultados obtidos demonstraram baixo desempenho quanto ao uso das habilidades de comunicação desses farmacêuticos em farmácias comunitárias. Diante disso, constatou-se a necessidade de futuros estudos que utilizem a ferramenta do paciente simulado, não só para o diagnóstico da prática do cuidado, mas como ferramenta educacional para o desenvolvimento das competências necessárias à orientação ao paciente.[21]

Outra dissertação de mestrado realizada por Anne Caroline Oliveira dos Santos visou desenvolver práticas de simulação que aperfeiçoem o ensino das competências farmacêuticas no cuidado aos pacientes. A fim de cumprir com o objetivo citado, foram realizadas a tradução e a validação do instrumento Medication counseling behavior guidelines: counseling assessment inventory para o português do Brasil. Esse instrumento será utilizado para avaliar as competências específicas necessárias para um bom atendimento farmacêutico.[24]

Associados a essas técnicas, alguns instrumentos têm sido desenvolvidos para facilitar a compreensão dos pacientes sobre sua farmacoterapia, com destaque para os pictogramas. Dessa forma, a mestranda Izadora Menezes da Cunha Barros realizou uma dissertação de mestrado para validar um conjunto de pictogramas desenvolvidos pela United States Pharmacopea-Dispensing Information (USP-DI) para utilização como instrumento de orientação sobre o uso de medicamentos. É importante destacar que pictogramas são instrumentos de comunicação que associam figuras e conceitos com o intuito de transmitir de forma clara, ágil e simples, informação sobre os produtos para os profissionais de saúde e pacientes, especialmente com baixo letramento ou déficits cognitivos, como analfabetos, idosos, crianças etc. Além disso, na tese de doutorado de Blície Jennifer Balisa-Rocha foi desenvolvida uma ferramenta educativa do paciente virtual com o objetivo de ensinar as habilidades e os conhecimentos necessários para a prática da atenção farmacêutica, como a comunicação.[26]

Em nível hospitalar, além das aulas práticas de comunicação ministradas nas disciplinas de farmácia hospitalar e farmácia clínica, outra estratégia adotada pelo LEPFS tem como objetivo melhorar a comunicação dos farmacêuticos com equipes multiprofissionais. Dessa forma, o doutorado de Tatiane Cristina Marques, em andamento, e a dissertação de mestrado de Genival dos Santos Araújo Júnior buscam o desenvolvimento do programa denominado Serviços de Cuidados Farmacêuticos que visa realizar orientação a pacientes atendidos no ambulatório do Hospital Universitário da UFS.[27] Os atendimentos envolvem estudantes de farmácia e têm ocorrido junto aos médicos e acadêmicos de medicina. O estudo visa realizar o processo de revisão da farmacoterapia desses pacientes, otimizando as prescrições e o tratamento e diminuindo os problemas relacionados a medicamentos e os gastos para o sistema de saúde. Vale ressaltar que esse serviço está em fase de integração com a residência multiprofissional em saúde desenvolvida naquele hospital.

A iniciativa converge com um novo cenário nacional em que estratégias governamentais têm sido desenvolvidas para assegurar a adequação e a qualificação das práticas de saúde, o que pode influenciar em médio e longo prazos a formação dos farmacêuticos hospitalares. Assim, os Ministérios da Saúde e da Educação têm fomentado programas de ensino em serviço em nível de graduação e pós-graduação, como o Programa Nacional de Reorientação Profissional em Saúde (Pró-Saúde), de 2005; a residência multiprofissional em saúde, de 2007; e o Programa de Educação pelo Trabalho para Saúde (PET-Saúde), de 2008.

Outro dado importante é o crescente uso de metodologias ativas da formação na área da saúde, com práticas de aprendizagem baseadas em problemas e problematização. O estudante de farmácia ou farmacêutico residente amplia seu conhecimento sobre gestão e clínica com os outros profissionais, com a socialização, experiências e trabalhos realizados. Ademais, o atendimento em clínicas ampliadas permite a composição de arranjos que incrementam as habilidades de comunicação da equipe multiprofissional por meio do acompanhamento de pacientes, da discussão de casos clínicos e das tomadas de decisão associadas à farmacoterapia.

Apesar de ser recente, a inserção do conhecimento sobre a comunicação no ensino de farmácia é fundamental e precisa ser estimulado. Em suma, novas pesquisas, disciplinas e conteúdos precisam ser introduzidos nas matrizes curriculares de farmácia, em nível de graduação e pós-graduação, de modo a instrumentalizar os estudantes e farmacêuticos para os novos desafios de otimizar a prática multiprofissional em saúde e o cuidado ao paciente.

REFERÊNCIAS BIBLIOGRÁFICAS

1. Organização Mundial da Saúde. The role of the pharmacist in the health care system, preparing the future pharmacist: curricular development: report of a third WHO consultative group on the role of the pharmacist. Vancouver: OMS; 1997.
2. Freire P. Extensão ou comunicação? 12.ed. Rio de Janeio: Paz e Terra; 2002.
3. Shah B, Chewning B. Conceptualizing and measuring pharmacist-patient communication: a review of published studies. Res Social Adm Pharm. 2006;2(2):153-85.
4. Lyra Jr DP. Impacto de um programa de atenção farmacêutica no cuidado de um grupo de idosos atendidos na unidade básica distrital de saúde Dr. Ítalo Baruffi. [Tese – Doutorado]. Faculdade de Ciências Farmacêuticas de Ribeirão Preto da Universidade de São Paulo; 2005.
5. Silva MJP. A comunicação tem remédio. São Paulo: Loyola, 2003.
6. Lyra Jr DP, Marques TC. As bases da dispensação racional de medicamentos para farmacêuticos. São Paulo: Pharmabooks; 2012.
7. Berger BA. Habilidades de comunicação para farmacêuticos: construindo relacionamentos, otimizando o cuidado aos pacientes. São Paulo: Pharmabooks; 2011.
8. Maldonado MT, Canela P. Recursos de relacionamento para profissionais de saúde: a boa comunicação com clientes e seus familiares em consultórios, ambulatórios e hospitais. Ribeirão Preto: Novo Conceito; 2009.
9. Mak VSL, Clark A, Poulsen JH, Udengaard KU, Gilbert AL. Pharmacists' awareness of Australia's health care reforms and their beliefs and attitudes about their current and future roles. Int J Pharm Pract. 2011;20:33-40.
10. Carmargo Silva AEB, Cassiani SHB, Miasso AI, Opitz SP. Problemas na comunicação: uma possível causa de erros de medicação. Acta Paul Enferm. 2007;20(3):272-6.
11. O'Halloran R, Worrall L, Hickson L. Environmental factors that influence communication between patients and their healthcare providers in acute hospital stroke units: an observational study. Int J Lang Commun Disord. 2011;46(1):30-47.
12. Amorim ELC, Lyra Jr DP, Oliveira MAC. Aconselhamento ao paciente: uma proposta de inclusão no currículo farmacêutico. Infarma. 1999;10:47-9.
13. Lyra Jr DP, Sá Barreto LCL, Oliveira MAC, Oliveira ATC, Santana DP. Atenção farmacêutica: paradigma da globalização. Infarma. 2000;12:76-9.
14. Brasil. Ministério da Educação. Conselho Nacional de Educação. Diretrizes nacionais para o ensino da graduação em farmácia. Diário Oficial da União, 2002; Seção 1, p. 9.
15. Ministério da Saúde. Secretaria de Ciência, Tecnologia e Insumos Estratégicos. Departamento de Ciência e Tecnologia. Agenda nacional de prioridades de pesquisa em saúde. 2.ed. Brasília: Ministério da Saúde; 2005.
16. Mesquita AR, Lyra Jr DP, Brito GC, Balisa-Rocha BJ, Aguiar PM, Almeida Neto AC. Developing communication skills in pharmacy: a systematic review of the use of simulated patient methods. Pat Educ Couns. 2010;78:143-8.

CAPÍTULO 26 | COMUNICAÇÃO E RELACIONAMENTO ENTRE O FARMACÊUTICO E OS PACIENTES **239**

17. Rickles NM, Tieu P, Myers L, Galal S, Chung V. The impact of a standardized patient program on student learning of communication skills. Am J Pharm Educ. 2009;73(1):4.
18. Barrows HS. An overview of the uses of standardized patients for teaching and evaluating clinical skills. Acad Med. 1993;68:443-51.
19. Researchers of Clinical Skills Assessment. Consensus statement of the researchers of clinical skills assessment (RSCA) on the use of standardized patients to evaluate clinical skills. Acad Med. 1993;68:475-7.
20. Galloway SJ. Simulation techniques to bridge the gap between novice and competent healthcare professionals. OJIN. 2009;14(2):3.
21. Mesquita AR. Avaliação das habilidades e conhecimentos do farmacêutico por meio da técnica do paciente simulado. [Dissertação – Mestrado]. Universidade Federal de Sergipe; 2010.
22. Mesquita AR, Sá DABO, Santos APA, Almeida Neto A, Lyra Jr DP. Assessment of pharmacist's recommendation of non-prescription medicines in Brazil: a simulated patient study. Int J Clin Pharm. 2013;35:647–55.
23. Santos AP, Mesquita AR, Oliveira KS, Lyra Jr DP. Assessment of community pharmacists' counselling skills on headache management by using the simulated patient approach: a pilot study. Pharm Pract. 2013;11(1):3-7.
24. Santos ACO. Tradução e validação do instrumento Medication counseling behavior guidelines para o português do Brasil. [Dissertação – Mestrado]. Universidade Federal de Sergipe; 2013.
25. Barros IMC. Utilização dos pictogramas desenvolvidos pela United States Pharmacopea-Dispensing Information (USP-DI) para orientação aos idosos sobre o uso de medicamentos. [Dissertação – Mestrado]. Universidade Federal de Sergipe; 2013.
26. Balisa-Rocha BJ. O paciente virtual no ensino de competências para a prática da Atenção Farmacêutica. [Tese – Doutorado]. Universidade Federal de Sergipe; 2013.
27. Santos Jr GA. Avaliação de indicadores de estrutura e processo em um serviço de revisão da farmacoterapia. [Dissertação – Mestrado]. Universidade Federal de Sergipe; 2013.

BIBLIOGRAFIA SUGERIDA

- Referências bibliográficas 3, 5, 6, 7 e 8.
- Jo-Ellan D, Mazzarella M. Decifrar pessoas: como entender e prever o comportamento humano. São Paulo: Alegro; 2000.
- Pease A, Pease B. Desvendando os segredos da linguagem corporal. Rio de Janeiro: Sextante; 2005.
- Weil P, Tompakow R. O corpo fala: a linguagem silenciosa da comunicação não verbal. 55.ed. Petrópolis: Vozes; 1986.

LEGISLAÇÃO RELACIONADA

- Brasil. Agência Nacional de Vigilância Sanitária. Resolução n. 44, de 17 de agosto de 2009. Dispõe sobre boas práticas farmacêuticas para o controle sanitário do funcionamento, da dispensação e da comercialização de produtos e da prestação de serviços farmacêuticos em farmácias e drogarias e dá outras providências. Diário Oficial da União, 13 jul 2007; Seção 1.

CAPÍTULO 27

Comunicação e relacionamento entre o farmacêutico e os demais colaboradores da farmácia hospitalar e do hospital

Sandra Gonçalves Gomes Lima
Roberto Ribeiro Malveira

Ao longo dos últimos anos, tem-se verificado na prática a mudança do papel do profissional farmacêutico, especialmente o farmacêutico hospitalar. Às suas atribuições de agente manipulador e dispensador de medicamentos têm sido gradualmente imputadas responsabilidades de membro efetivo da equipe interdisciplinar de saúde como fornecedor de serviços e informação. Equipes interdisciplinares de saúde podem ser veículos otimizadores da tomada de decisão em relação à prescrição de medicamentos.[1] Albanese e Rouse[2] afirmam que, após médicos e enfermeiros, os farmacêuticos constituem o terceiro maior grupo de profissionais de saúde e a eles são atribuídas pelo público altas taxas de confiança.

Com a mudança de foco da atuação desse profissional, da gestão de produtos para provedor de cuidados em saúde, sua participação no cuidado a pacientes envolve também ser cuidador, comunicador, tomador de decisão, professor, aprendiz constante, líder e gerente, conforme discutido por Wiedenmayer et al.[3] e Hutchison e Castleberry.[1] Essas diferentes funções constituem o conceito do "farmacêutico sete estrelas", introduzido pela Organização Mundial da Saúde (OMS).[4] Wiedenmayer et al.[3] ainda acrescentam a estes itens a função de pesquisador. Nesse contexto, ao ser membro atuante da equipe de saúde, esse profissional deve fazer-se entender e, para isso, além de sólidos conhecimentos técnicos, são fundamentais competências relacionadas à capacidade de comunicação e de relacionamento.

Essas competências são mencionadas em diversos trechos da Resolução CNE/CES n. 2/2002 do Ministério da Educação,[5] que instituiu as Diretrizes Curriculares Nacionais do curso de graduação em farmácia. Por exemplo, no artigo 4º desse documento, registram-se os conhecimentos requeridos em sua formação para o exercício de competências e habilidades gerais: atenção à saúde, tomada de decisões, comunicação, liderança, administração e gerenciamento, educação permanente. Especificamente quanto à comunicação, afirma que os profissionais farmacêuticos

> [...] devem ser acessíveis e devem manter a confidencialidade das informações a eles confiadas, na interação com outros profissionais de saúde e o público em geral. A comunicação envolve comunicação verbal, não verbal e habilidades de escrita e leitura; o domínio de, pelo menos, uma língua estrangeira e de tecnologias de comunicação e informação.

No que tange a relacionamentos, citam-se os itens liderança e administração e gerenciamento:[5]

> ■ liderança: no trabalho em equipe multiprofissional, os profissionais de saúde deverão estar aptos a assumirem posições de liderança, sempre tendo em vista o bem-estar da comunidade. A liderança envolve compromisso, responsabilidade, empatia, habilidade para tomada de decisões, comunicação e gerenciamento de forma efetiva e eficaz;
> ■ administração e gerenciamento: os profissionais devem estar aptos a tomar iniciativas, fazer o gerenciamento e administração tanto da força de trabalho, dos recursos físicos e materiais e de informação, da mesma forma que devem estar aptos a serem empreendedores, gestores, empregadores ou lideranças na equipe de saúde.

Nota-se, assim, que a comunicação eficaz e o respeito no relacionamento interprofissional são fatores determinantes e imprescindíveis para o sucesso e a qualidade da atuação do farmacêutico hospitalar. Esses compromissos são também evidenciados no artigo 17 do *Código de ética da profissão farmacêutica*,[6] que ainda destaca os deveres do profissional farmacêutico nas relações com todos os profissionais de saúde, como ética, cordialidade, colaboração, confiança, harmonia e unidade de ação.

Mas, afinal, o que se entende por comunicação e relacionamento? No dicionário, define-se comunicação como "capacidade de trocar ou discutir ideias, de dialogar, de conversar, com vista ao bom entendimento entre pessoas".[7] Para as organizações de saúde, a comunicação tem valor relevante e estratégico, dado o tipo de serviço prestado. Conforme destacado por Nassar,[8] o ambiente hospitalar é diferenciado em função das distintas relações que lá se estabelecem, haja vista a presença de grupos de profissionais com diferentes competências e especificidades. Nesse contexto, a comunicação refletirá necessariamente a cultura da instituição. Os profissionais devem ser capazes de fazer chegar de modo eficiente as informações necessárias aos diversos públicos. Para tal, são importantes elementos verbais (escrita ou fala) e não verbais (imagens, figuras, símbolos, postura corporal, gestos etc.).

Relacionamento aqui significa estar ligado profissionalmente a pessoas que têm objetivos e interesses em comum, impõe convivência, interação e comunicação. Bons relacionamentos desenvolvem-se quando há confiança, respeito, empatia e harmonia entre as pessoas envolvidas. Em equipes interdisciplinares, para que os objetivos comuns sejam alcançados, pressupõe-se que haja bom relacionamento profissional entre os membros, que passam a agir como parceiros e não como competidores.

É importante notar que comunicação e relacionamento são formas de interação que estão interligadas: um bom relacionamento pressupõe uma boa comunicação, e uma boa comunicação facilita o bom relacionamento.

O conhecimento técnico é um dos pilares que permitirá ao profissional farmacêutico hospitalar alcançar o respeito e a confiança dos profissionais com os quais se comunica e se relaciona. Além disso, conforme discutido em Bernardino et al.,[9] o desenvolvimento de habilidades e o uso da empatia para entender e motivar pessoas e grupos é fundamental nas relações interpessoais. Pode-se dividir os públicos de relacionamento em dois grupos: interno e externo à farmácia.

O público interno compreende os colaboradores da farmácia, que são os farmacêuticos e os técnicos ou auxiliares. O farmacêutico exerce frequentemente a função de liderança na farmácia, independentemente do cargo que ocupa. É imprescindível que ao se relacionar com este público seja capaz de exercitar os dois propósitos principais da comunicação, conforme definidos por Carvalho:[10] proporcionar informação para que as pessoas possam conduzir-se nas suas tarefas; proporcionar atitudes que promovam motivação, cooperação e satisfação nos seus clientes internos e externos. Acrescente-se que o desenvolvimento e o envolvimento dos colaboradores, seja individualmente ou em equipe, são primordiais para o sucesso da farmácia hospitalar.[9] Portanto, é também importante ser bom ouvinte, saber negociar, gerenciar conflitos e respeitar os colaboradores.

O público externo inclui os membros da equipe de saúde (médicos, enfermeiros, assistentes sociais, nutricionistas etc.), os demais profissionais de apoio e administrativos, além dos pacientes. A comunicação e o relacionamento entre farmacêuticos e demais membros da equipe interdisciplinar em saúde é alvo de estudos na literatura.[1,11-14] Neles, há evidências de que uma comunicação não efetiva entre os profissionais da equipe de saúde é a base da maior parte dos erros médicos, incluindo-se os erros de medicação.[15]

Gallagher e Gallagher[13] afirmam que apesar da mudança cultural na prática da farmácia, as relações interprofissionais entre médicos e farmacêuticos ainda estão distantes do ideal, com contradições de ambos os lados, falta de comunicação e de cooperação. Esses autores discutem que a relação entre esses profissionais depende do entendimento de que suas respectivas responsabilidades para com o paciente estão indissociavelmente ligadas, apesar das distintas bases de conhecimento e subculturas profissionais, ou seja, o respeito ao conhecimento e ao papel profissional individuais, a confiança mútua e as atitudes são fatores-chave para o sucesso do relacionamento, válidos igualmente para a relação entre o farmacêutico e os demais profissionais de apoio e administrativos.

Ao realizar-se uma pesquisa nas grades curriculares dos cursos de graduação em farmácia das instituições federais de ensino superior, verificou-se que não há disciplinas específicas que abordem os temas comunicação e relacionamento. No entanto, ter uma base teórica e técnica sólida sobre os diferentes aspectos relacionados à assistência farmacêutica é primordial para que o profissional farmacêutico transmita segurança em suas ações aos demais profissionais e aos seus clientes. Em algumas universidades, há a oferta da disciplina de farmácia hospitalar durante a graduação em farmácia. Contudo, entende-se que a carga horária a ela dedicada é insuficiente para aportar todos ou a grande maioria dos conteúdos técnicos relacionados à diversidade de ações que o farmacêutico hospitalar desempenha. É também percebido que disciplinas do campo social e humanístico, que abordariam os temas comunicação, relacionamento e correlatos, são escassas ou inexistentes. Dessa forma, é recomendável que o profissional farmacêutico busque adquirir ou aprimorar competências relacionadas às habilidades de comunicação e de relacionamento por meio de cursos pós-graduação, seja em farmácia hospitalar, gestão em saúde, em cursos similares ou relacionados às disciplinas sociais e humanas. Durante a graduação, o aluno pode buscar conhecimentos sobre esses temas em disciplinas de outros cursos, como os de psicologia e de administração, nos quais são abordados, por exemplo, tópicos relativos a gestão de pessoas e técnicas de negociação.

A atualização profissional constante é indubitavelmente importante, seja para consolidar os conhecimentos técnicos ou para aprimorar a capacidade de comunicação e de relacionamento do profissional farmacêutico. Citam-se, por exemplo, a participação em eventos técnico-científicos para intercâmbio de informações, em cursos de extensão na área de atuação; acompanhamento dos avanços das pesquisas acadêmica e clínica publicados em livros e periódicos da especialidade; entre outros. Não se pode deixar de citar as buscas e pesquisas realizadas em sítios eletrônicos de órgãos de classe, sociedades científicas, entre outros.

Por fim, registra-se que as atitudes, habilidades e conhecimentos relacionados à comunicação e ao relacionamento do profissional farmacêutico com os demais membros da equipe interdisciplinar de saúde e com os demais colaboradores da farmácia hospitalar e do hospital não serão totalmente adquiridas em sala de aula. A vivência e a prática diárias serão suporte para o aperfeiçoamento das habilidades aqui abordadas, com consequente minimização de conflitos e maior comprometimento, colaboração e cooperação de todos. Isso alavancará o sucesso da atividade profissional.

REFERÊNCIAS BIBLIOGRÁFICAS

1. Hutchinson LC, Castleberry A. The pharmacist's new role as part of an interdisciplinary care team. J Am Soc Aging. 2011;35(4):62-8.
2. Albanese NP, Reuse MJ. Scope of contemporary pharmacy practice: roles, responsibilities, and functions of pharmacists and pharmacy technicians. Washington: The Council on Credentialing in Pharmacy. 2009.
3. Wiedenmayer K, Summers RS, Mackie CA, Gous AGS, Everard M. Developing pharmacy practice: a focus on patient care. Amsterdam: OMS/IPF; 2006.
4. Organização Mundial da Saúde. The role of the pharmacist in the health care system. Genebra: OMS; 1997.
5. Brasil. Ministério da Educação. Conselho Nacional de Educação. Câmara de Educação Superior. Resolução CNE/CES n. 2, de 19 de fevereiro de 2002. Institui Diretrizes Curriculares Nacionais do curso de graduação em farmácia [acesso em 10 ago 2013]. Diário Oficial da União, 4 mar 2002. Disponível em: http://portal.mec.gov.br/cne/arquivos/pdf/CES022002.pdf.
6. Brasil. Conselho Federal de Farmácia. Resolução n. 417, de 29 de setembro de 2004. Aprova o Código de Ética da Profissão Farmacêutica [acesso em 20 mai 2012]. Disponível em: http://www.cff.org.br/sistemas/geral/revista/pdf/76/08-codigodeetica.pdf.
7. Aurélio BHF. Mini-dicionário da língua portuguesa. Rio de Janeiro: Nova Fronteira; 1993.
8. Nassar MRF. Comunicação organizacional e relações públicas em hospitais. In: Anais do XXXII Congresso Brasileiro de Ciências da Comunicação. Curitiba; 2009.
9. Bernardino HMOM, Tuma IL, Néri EDR. Gestão de pessoas na farmácia hospitalar e serviços de saúde. Rev Pharm Bras. 2010;77.
10. Carvalho DR. Dar e receber feedback: um grande desafio da competência interpessoal [acesso em 31 jul 2012]. Disponível em: http://www.racine.com.br/setor-industrial/portal-racine/setor--industrial/dar-e-receber-feedback-um-grande-desafio-da-competencia-interpessoal.
11. Lorentzen RL, Escayol DP. Que saben y opinan los medicos acerca de los farmacéuticos hospitalarios? Resultados de una encuesta en un hospital general. Farm Hospit. 1997;21(1):34-44.

12. Sandeep N, Jasdeep G, Sukhjinder N. Effective collaboration between doctors and pharmacists. Hosp Pharmacist. 2008;15(5):179-82.
13. Gallagher RM, Gallagher HC. Improving the working relationship between doctors and pharmacists: is inter-professional education the answer? Adv Health Sci Educ. 2012;17:247-57.
14. Gillespie U, Mörlin C, Hammarlund-Udenaes M, Hedström M. Perceived value of ward-based pharmacists from the perspective of physicians and nurses. Int J Clin Pharm. 2012;34:127-35.
15. Ferner RE, Anonson JK. Medication errors, worse than a crime. Lancet. 2000;355:947-8.

BIBLIOGRAFIA SUGERIDA

- Harvard Business Review Book. Comunicação eficaz na empresa: como melhorar o fluxo de informações para tomar decisões correta. Rio de Janeiro: Campus; 1999.
- Katz LR. As habilitações de um administrador eficiente (coleção Harvard de Administração). São Paulo: Nova Cultural; 1986. p.57-92.
- Robbins SP. Comportamento organizacional. 11.ed. São Paulo: Pearson Education; 2005.
- Santos GAA. Relacionamento multiprofissional. In: Gestão de farmácia hospitalar. São Paulo: Senac; 2006. p.163-86.
- Silva MJP. Comunicação tem remédio: a comunicação nas relações interpessoais em saúde. 4.ed. São Paulo: Loyola; 2005.
- Tuneu L, Poveda JL. Comunicación del farmacéutico de hospital con los equipos de salud. In: Planas MCG. Farmacia hospitalaria. 3.ed. Madrid: Sociedad Española de Farmacia Hospitalaria; 2002. p.307-24.

CAPÍTULO **28**

Farmacêutico hospitalar e a política

George Washington Bezerra da Cunha
Lílian Calado Cavalcante Montano
Valter Garcia Santos
Mariana Cappelletti Galante

A política institucional, a motivação, a criatividade, a comunicação e, principalmente, a proatividade são ferramentas valiosas na condução de pessoas, estoques e materiais. Vive-se o século da qualidade, no qual a concorrência se estabelece da noite para o dia, com a ajuda de gestores habilidosos e capazes de transformar a necessidade em alegre expectativa do cliente.

Dentre outros setores que se destacam no atendimento ao público, a farmácia hospitalar teve uma ascensão significativa, propiciando ao paciente uma série de vantagens, como a entrega dos medicamentos em casa e a implantação da distribuição por dose unitária.

No que se refere à melhoria dos processos de trabalho, vale a pena citar o treinamento e a reciclagem de conhecimentos com o intercâmbio multiprofissional de cursos e congressos, assim como o papel da educação permanente, disseminando conhecimentos e agregando valor à cultura dos colaboradores.

O farmacêutico hospitalar tem um perfil de condutor de processos, sendo que as normas, rotinas e procedimentos fazem parte do universo de conhecimentos que subsidiam a qualidade da assistência farmacêutica.

ESTRUTURA ORGANIZACIONAL

A organização é um sistema de esforço cooperativo, no qual cada participante tem um papel definido a desempenhar, deveres e tarefas a executar. Esse modelo fundamenta-se na cisão entre trabalho intelectual e manual, na valorização da autoridade, da disciplina e da direção com subordinação da maioria às decisões da gerência, estruturas rigidamente hierarquizadas, em que o apego a regras, normas e regulamentos rege o trabalho. Essa tendência, apesar de demonstrar sinais de esgotamento, ainda é majoritária.[1]

Atualmente, por conta do novo modelo de gestão implantado nos hospitais, as unidades sofrem o impacto de uma ruptura com os modelos anteriores de gestão.[2]

As inovações tecnológicas têm provocado importantes mudanças no contexto empresarial, com reflexos no mercado de trabalho, em especial, na área da saúde, reduzindo os cargos, aumentando as diferenças salariais, criando novas profissões e descredenciando outras, constituindo-se em um desafio para o homem moderno que necessita promover sua adaptação, seu desenvolvimento pessoal e profissional para conviver nessa nova realidade.[3]

Nessa perspectiva, as unidades passam por um repensar e uma redefinição de suas funções, de maneira a assegurar seu papel e seu compromisso com a sociedade.[4] É no contexto dessas mudanças que se devem situar as novas perspectivas das políticas de saúde e do trabalho gerencial. Essas modificações colocam não só novas demandas para a profissão como encerram novas determinações na própria organização e dinâmica de seu processo de trabalho administrativo.[5]

No serviço de farmácia, que possui uma grande diversidade e complexidade de atividades realizadas, além de um grande número de colaboradores, fica clara a real necessidade da separação do trabalho, assim como a inter-relação entre as áreas envolvidas.

Kurcgant[6] informa que os serviços de enfermagem, que possuem na sua estrutura um grande número de níveis hierárquicos, apresentam sérios problemas em relação à velocidade das decisões, chegando a uma situação tal que, quando a decisão é tomada, já não se aplica à situação que a gerou. Tal definição pode ser aplicada a todos os serviços hospitalares, incluindo o de farmácia, já que as instituições de saúde possuem alta diversidade de níveis hierárquicos.

Modelos de estruturas organizacionais

Não existe um modelo ideal de estrutura organizacional. O importante é que ela funcione de maneira eficaz, atingindo os objetivos e cumprindo a missão da organização. A estruturação dos serviços de uma organização não implica adotar os mesmos critérios de agrupamento de funções para todas as unidades. Pode-se dizer que a organização mais recomendável para cada instituição depende de sua realidade (interior e exterior) e a tendência atual apresenta organizações horizontalizadas compostas por órgãos temporários.[7]

Tipos

Algumas das dificuldades encontradas na farmácia podem se relacionar com as estruturas organizacionais e com a posição ocupada na estrutura da organização e, consequentemente, ocasionar danos ao trabalho desenvolvido pela equipe, gerando descontentamento e interferindo no trabalho direcionado ao paciente.

Tabela 1 Tipos de organizações

Tipo	Vantagens	Desvantagens
Estrutura linear	Autoridade única Indicado para pequenas empresas Facilita a unidade de mando e disciplina Clara delimitação de responsabilidade e autoridade	Tendência burocratizante Diminui o poder de controle técnico Comando único e direto Comunicação demorada e com distorções Não favorece o espírito de cooperação e equipe
Estrutura linear *staff*	Agrega conhecimento novo e especializado à organização Facilita a utilização pelos especialistas Possibilita a concentração de problemas específicos nos órgãos de *staff*	Unidades de *staff* incrementam a formação de "técnicos de gabinete" Os membros dos órgãos *staff* não aceitam com facilidade as limitações dos cargos que lhe são pertinentes e tendem a exercer atividades próprias dos órgãos de linha
Estrutura funcional	Facilita a especialização, nos escalões hierárquicos superiores Dá maior flexibilidade de adaptação à empresa O especialista sente-se mais valorizado	Muitas chefias, causando confusão Não há unidade de mando, o que dificulta a disciplina A coordenação é mais fácil É mais dispendiosa Aumento do conflito interfuncional
Estrutura com colegiados	Possibilita o desenvolvimento do espírito crítico construtivo Apresenta soluções mais "fortes" com o desenvolvimento de visão abrangente Há maior ponderação nos processos decisórios Há redução dos conflitos decorrentes de decisões tomadas	Responsabilidade fracionada Lentidão nos processos decisórios Exige um presidente (do colegiado) com excepcional senso de coordenação e negociação Custos mais elevados Perigo de soluções conciliatórias
Estrutura matricial	Forma efetiva para conseguir resultados em projetos ou problemas complexos Mais fortemente orientada para resultados	Conflito linha/projeto Duplicidade de autoridade e comando

Adaptada de Picciai.[7]

Deve-se aproveitar o momento e discutir o assunto junto às instituições de ensino, pois o mercado necessita de profissionais alinhados com a organização e capazes de desenvolver pessoas com a finalidade de atingir e fortalecer as metas das organizações.

Torna-se, portanto, essencial uma análise de situação desses estabelecimentos, de seus serviços ou de suas ações, para que possam funcionar como parâmetros e suscitem uma futura avaliação da implementação dessas políticas.

É necessário fornecer educação e recursos que estimulem a criatividade para proporcionar sucessos e que os fracassos sejam compartilhados e discutidos junto à equipe, para assegurar que os padrões continuem os mesmos, além de desenvolver diretrizes que reflitam as práticas atuais e as melhores práticas visando ao futuro. Dessa forma, cria-se oportunidade para o farmacêutico liderar iniciativas para melhorar a segurança, a qualidade e a comunicação com os demais profissionais.

Sylvia e Barr[8] evidenciam três papéis fundamentais para todos os profissionais de saúde: o cuidado voltado ao paciente, o cuidado baseado na população e o gerenciamento de sistemas. Destacam também o desenvolvimento de cinco habilidades: profissionalismo, autoaprendizagem, liderança e direitos e deveres, colaboração interprofissional e competência cultural. Os futuros currículos serão desenvolvidos com base nas premissas apontadas, centrados mais na recuperação de informação do que no seu armazenamento, possibilitando aos estudantes um aprendizado com variedade de experiência altamente interativa e realista.

EQUIPE MULTIDISCIPLINAR – A QUALIDADE DAS RELAÇÕES

O desenvolvimento do farmacêutico não termina simplesmente na graduação. Pelo contrário, após a formação, o processo de aperfeiçoamento e experiência prática inicia-se, buscando sempre a melhoria da assistência prestada ao usuário.

Independentemente da área de atuação, o profissional farmacêutico deve ser sempre um aprendiz e, por meio de treinamento permanente, deve sempre buscar parcerias sólidas com as equipes de saúde envolvidas no cuidado, dando assistência integrada com estabelecimento do uso racional do medicamento.

A Organização Mundial da Saúde (OMS)[9] sugere que o farmacêutico seja formado para atuar no sistema de saúde como membro de uma equipe multiprofissional, pautado pela atenção farmacêutica, visando não só a melhorar a qualidade de vida do usuário, mas também à realização dos objetivos de saúde do sistema como um todo.

No Brasil, para oficializar esta equipe, a Portaria n. 2.117 do Ministério da Saúde, de 3 de novembro de 2005, criou a Comissão Nacional de Residência Multiprofissional (CNRM), com o intuito de integrar as equipes envolvidas no cuidado ao paciente, excetuando o médico.[10]

A realização desses objetivos se dá pelo estabelecimento de relações de colaboração com respeito entre os profissionais, de habilidades de comunicação e de trabalho em equipe, honestidade, credibilidade e atenção às necessidades dos outros profissionais, tanto entre farmacêuticos quanto entre médicos e enfermeiros.[11]

A participação do farmacêutico na equipe multiprofissional refere-se às seguintes ações:[12]

- participação em comitês para a seleção de medicamento;
- promoção do gerenciamento do estoque, armazenamento e dispensação de medicamentos;
- promoção da atenção farmacêutica ao paciente;
- orientação quanto ao uso racional de medicamentos à população.

A troca de informações entre os profissionais é essencial para o atendimento especializado, que busca resultados eficientes na terapêutica do paciente. Dentre os principais profissionais envolvidos na assistência hospitalar, podem-se destacar o grupo de enfermagem e a equipe médica. A troca de informações entre esses profissionais é essencial para o atendimento especializado, que visa a resultados eficientes na terapêutica do paciente.

As características a seguir são fundamentais para a organização do trabalho desempenhado pelas profissões que compõem uma equipe de sucesso: objetivos comuns, respeito, competência e aptidão dos membros para o trabalho em equipe.[13]

O papel do farmacêutico surge para que se tenha, além da provisão de medicamentos e materiais específicos, contato direto com ambas as equipes para o aperfeiçoamento das atividades desempenhadas pelos profissionais da farmácia, agregando qualidade na assistência prestada.

O hospital precisa criar um ambiente que satisfaça tanto às demandas de cuidado do paciente quanto às ações dos profissionais, favorecendo o relacionamento entre estes, contribuindo, assim, com o desempenho e visando ao cuidado integral do paciente.[11]

Todos os participantes envolvidos na assistência prestada ao paciente devem falar a mesma linguagem e estar voltados para um objetivo comum. Dessa maneira, as informações serão adequadamente transmitidas e entendidas.[14]

Por outro lado, podem-se citar dois obstáculos capazes de interferir nas relações interprofissionais: distorção da comunicação e desequilíbrio emocional.[15]

A Figura 1 demonstra um relacionamento favorável entre os profissionais atuantes no hospital, que, além de ser essencial para o desenvolvimento do tratamento, também pode estimular um ambiente de cuidado harmônico para o paciente.

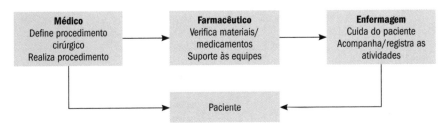

Figura 1 Sistema assistencial em centro cirúrgico. Adaptada de Olm.[14]

Participação do farmacêutico em comissões

A Portaria n. 4.283 do Ministério da Saúde,[16] de 30 de dezembro de 2010, sugere, para o adequado desempenho das atividades da farmácia hospitalar, que se habilite a efetiva participação do farmacêutico, de acordo com a complexidade do estabelecimento, nas comissões multiprofissionais existentes (Tabela 2).

REDISCUTINDO PARADIGMAS

O mundo todo está exercitando a arte do questionamento, discutindo a validade de alguns valores que se acreditava serem imutáveis. O que era novo, jovem, ficou antigo, necessitando de uma reordenação como fonte de atualização de processos.

Da mesma forma, a estrutura organizacional dos serviços da saúde necessitou readequar-se para fazer frente aos altos custos da assistência médica hospitalar.

Conceitos como os de seleção de medicamentos, drogas essenciais, racionalização da terapêutica, farmacoeconomia, qualidade da receita e satisfação do cliente foram incorporados no dia a dia dos hospitais, tornando necessárias equipes multidisciplinares preparadas para desempenhar suas atividades em um mundo competitivo em tempo real.[21]

Tabela 2 — Participação do farmacêutico nas comissões multiprofissionais

Comissão	Regulamentação	Principais competências
Avaliação de tecnologias[17-19]	Portaria n. 593, de 25 de agosto de 2000, atualizada pela Portaria n. 406, de 14 de outubro de 2005	Monitorizar, agregar e analisar as notificações de queixas técnicas e ocorrência de eventos adversos de equipamentos e produtos diagnósticos Fomentar estudos epidemiológicos Identificar o que estiver obsoleto tecnologicamente
Controle de infecção hospitalar[18-20]	Lei n. 9.431, de 6 de janeiro de 1997 Portaria n. 2.616, de 12 de maio de 1998 RDC n. 48, de 2 de junho de 2000	Promover uso racional de antimicrobianos, germicidas e produtos para a saúde Definir a política de seleção e utilização de antimicrobianos Elaborar protocolos clínicos para a profilaxia antibiótica e para o uso terapêutico, considerando dados farmacoeconômicos
Educação permanente[18,19]	Portaria n. 1.996, de 20 de agosto de 2007	Exercer atividades de ensino, por meio de programas educacionais e de formação Promover ações de educação para o uso racional de medicamentos, produtos para saúde e saneantes Articular parcerias interinstitucionais, acadêmicas e comunitárias
Ética em pesquisa[18,19]	Resolução n. 196, de 10 de outubro de 1996, do Conselho Nacional de Saúde	Revisar protocolos clínicos Emitir parecer ético sobre os projetos de pesquisa Acompanhar o desenvolvimento dos protocolos por meio de relatório anual
Farmácia e terapêutica[18,19,21]	Resolução n. 449, de 24 de outubro de 2006, do Conselho Federal de Farmácia	Selecionar e padronizar medicamentos Elaborar e atualizar o guia farmacoterapêutico, as diretrizes para o uso racional de medicamentos, as normas para prescrição e dispensação Promover e elaborar protocolos clínicos de tratamento Analisar o perfil farmacoepidemiológico e de impacto econômico dos medicamentos nas instituições da saúde
Farmacovigilância[18,19]		Desenvolver ações de gerenciamento de riscos hospitalares, como detecção de reações adversas a medicamentos; queixas técnicas; problemas com produtos para a saúde, saneantes e kits diagnósticos
Gerenciamento de resíduos de serviços de saúde[18,19]	Resolução RDC n. 306, de 7 de dezembro de 2004	Constituir um conjunto de procedimentos de gestão, minimizando a produção de resíduos e proporcionar aos resíduos gerados, o encaminhamento adequado, atendendo as normas sanitárias e de saúde ocupacional, visando à proteção dos trabalhadores, a preservação da saúde pública e do meio ambiente
Terapia antineoplásica[11,18,19]	Resolução RDC n. 220, de 21 de setembro de 2004	Manipular os quimioterápicos Atuar no suporte e farmacoterapia Desenvolver protocolos de avaliação, indicação, prescrição e acompanhamento da terapia antineoplásica
Terapia nutricional[11,18,19]	Portaria SUS n. 272, de 8 de abril de 1998	Participar da visita aos pacientes submetidos à nutrição parenteral e enteral Orientar sobre compatibilidade e estabilidade das formulações Manipular as nutrições parenterais

Dentro desse contexto, discute-se o complexo processo da dispensação e administração correta dos medicamentos com segurança, eficácia, rapidez e controle.[23]

A administração de medicamentos com segurança e qualidade passou a ser uma das mais importantes ações do farmacêutico hospitalar e da equipe multiprofissional, pois busca resultados satisfatórios na terapêutica e proporciona a garantia do cuidado integral ao paciente internado.

A distribuição de medicamentos nas instituições hospitalares ocorria predominantemente pelo sistema tradicional, segundo o qual a partir da prescrição médica, a enfermagem solicitava a medicação em quantidades maiores que o consumo e a administrava. A inexistência de mecanismos eficientes de controle capazes de assegurar sua efetiva aplicação trouxeram as formas de distribuição por dose unitária, o que permite um controle mais efetivo dos estoques devido à centralização na farmácia e uma menor manipulação do medicamento pela enfermagem, dando segurança na assistência ao paciente e promovendo, com a equipe multiprofissional, uma campanha de promoção do uso racional de medicamento.

REFERÊNCIAS BIBLIOGRÁFICAS

1. Cury A. Organização e métodos: uma visão holística. 8.ed. São Paulo: Atlas; 2005.
2. Chiavenato I. Gestão de pessoas. 3.ed. São Paulo: Campus; 2009.
3. Munari DB, Merjane TVB, Prado MA. A educação de laboratório no processo de formação do enfermeiro: estratégia para o desenvolvimento da competência. [Monografia – Especialização]. Sociedade Brasileira de Psicoterapia, Dinâmica de Grupos e Psicodrama; Universidade Católica de Goiás; 2003. p.55.
4. Simoes ALA, Favero N. Aprendizagem da liderança: opinião de enfermeiros sobre a formação acadêmica. Rev Lat Am Enf. 2000;8(3):91-6.
5. Azevedo SC. O processo de gerenciamento $\times$ gestão no trabalho do enfermeiro. [Dissertação – Mestrado]. Faculdade de Enfermagem; Universidade do Rio Grande do Norte; 2000.
6. Kurcgant P. Administração em enfermagem. São Paulo: EPU; 1991.
7. Picciai D. Estruturas organizacionais – modelos [acesso em 23 ago 2012]. Disponível em: http://dgi.unifesp.br/seplan/templates/docs/seplan-modelos_de_estruturas_organizacionais_material.pdf.
8. Sylvia LM, Barr JT. Pharmacy education – what matters in learning and teaching. Boston: Jones & Bartlett Learning; 2011.
9. Organização Mundial da Saúde. The role of the pharmacist in the health care system. Genebra: OMS; 1994.
10. Brasil. Ministério da Saúde. Portaria n. 2.117, de 3 de novembro de 2005. Institui o Programa de Bolsas para Educação pelo Trabalho e cria a Comissão Nacional de Residência Multiprofissional em saúde. Disponível em: http://portal.saude.gov.br/portal/arquivos/pdf/2117.pdf.
11. Storpirtis S, Mori ALPM, Yochiy A, Ribeiro E, Porta V. Farmácia clínica e atenção farmacêutica. Rio de Janeiro: Guanabara Koogan; 2008.
12. Sociedade Brasileira de Cardiologia. V diretrizes brasileiras de hipertensão arterial. Rev Bras Hipertens. 2006;13(4):260-312.

13. Pinho MCG. Trabalho em equipe: limites e possibilidades de atuação eficaz. Ciênc Cognição. 2006;8:86-7.
14. Olm ICK. O relacionamento enfermeiro-médico-farmacêutico. Hosp Moderno. 1987;4(5):6-7.
15. Montano LCC, Silva AV, Cunha GW. Encarte: atuação do farmacêutico no centro cirúrgico. Farm Hospit. 2011;(13).
16. Brasil. Ministério da Saúde. Portaria n. 4.283, de 30 dezembro de 2010. Aprova as diretrizes e estratégias para organização, fortalecimento e aprimoramento das ações e serviços de farmácia no âmbito dos hospitais [acesso em 17 set 2012]. Diário Oficial da União, 31 dez 2010. Disponível em: http://portal.saude.gov.br/portal/arquivos/pdf/Portaria_MS_4283_30_12_2010.pdf.
17. Agência Nacional de Vigilância Sanitária. Manual de tecnovigilância: abordagens de vigilância sanitária de produtos para a saúde comercializados no Brasil. Brasília: Ministério da Saúde; 2010.
18. Conselho Regional de Farmácia de São Paulo. Farmácia hospitalar. 2.ed. São Paulo: Comissão Assessora de Farmácia Hospitalar; 2011.
19. Dantas SCC. Farmácia e controle das infecções hospitalares. Pharm Bras. 2011;80.
20. Cipriano SL, Moreira RPP, Cunha GWB, Sforsin ACP, Pinto VB. Comissão de farmácia e terapêutica. Pharm Bras. 2011;83.
21. Cunha GWBC. Calidad de la prescripción. Una cuestión de receta. In: IV Curso sobre administración de medicamentos. Anales: Alicante; 1998. p.221-8.
22. Jeldres CD. Descripción del sistema de dispensación de medicamentos mediante dosis unitarias. In: Arancibia A, Cid E, Domecq C, Paulos C, Pezzani M, Pinilla E, et al. Fundamentos de farmacia clínica. Santiago de Chile: Opus; 1993.

CAPÍTULO **29**

Participação em sociedades técnico-científicas, entidades profissionais e movimentos estudantis

Maria José Sartório
Ana Paula de Almeida Queiroz

O farmacêutico hospitalar é um profissional com muitas atribuições, as quais são sempre consideradas urgentes e imprescindíveis, o que inviabiliza muitas vezes sua participação em qualquer atividade fora do âmbito do hospital, seja em entidades profissionais ou em eventos promovidos pelas sociedades técnico-científicas.

Conciliar as ocupações profissionais com a participação nessas atividades torna-se o diferencial do profissional.

Para compor qualquer grupo técnico e político, basta que o farmacêutico se sinta motivado e inicie sua participação nas assembleias do sindicato de sua região, na plenária do seu conselho regional e nos eventos profissionais. A constante participação exerce um efeito importante de interiorização da capacidade de articulação, mobilização e senso crítico quanto ao que acontece ao redor. Nesse processo, são desenvolvidas as habilidades necessárias para uma representação de maior envergadura, como as diretorias de sindicatos, conselhos e sociedades técnico-científicas.

Essa perspectiva da atuação do farmacêutico ou indivíduo nos grupos sociais remonta à concepção de Morin sobre o gênero humano:[1]

> Os indivíduos são mais que produtos do processo reprodutor da espécie humana [...]. As interações entre indivíduos produzem a sociedade e esta retroage sobre os indivíduos. Assim, indivíduo, sociedade e espécie não são apenas inseparáveis mas coprodutores um do outro. Toda a concepção do gênero hu-

mano significa desenvolvimento conjunto das autonomias individuais, das participações comunitárias e do sentimento de pertença à espécie humana.

As relações sociais determinam o desenvolvimento da percepção de mundo e o desenvolvimento da linguagem e aprendizado no ser humano. O homem, sendo um produto social, necessita estar atento ao que ocorre à sua volta e compreender a realidade da vida cotidiana que é apresentada como um mundo intersubjetivo, em que participa juntamente com outros homens. Não é possível existir na vida sem estar continuamente em interação e comunicação com os outros.[2]

Nesse sentido, é fundamental que cada cidadão assuma um papel social de construção e transformação da realidade. Essas representações sociais, conforme Moscovici *apud* Cavedon,[3] "seriam as teorias de senso comum que ao serem interiorizadas permitem a organização da realidade". Nessa perspectiva, Farr *apud* Cavedon[3] entende que "o indivíduo é fruto do social e ao mesmo tempo agente passível de provocar mudanças neste contexto social".

Torna-se interessante observar que a interação do indivíduo com a realidade e a disposição de provocar mudanças perpassa pela sua capacidade de fazer escolhas e delas nasce a atitude.

Em uma visão ampla sobre o que é essencial no ser humano, Covey[4] afirma que "nós nos autodeterminamos por meio de nossas escolhas". Isso significa que o indivíduo pode decidir permanecer alheio ao que acontece à sua volta ou se propor a intervir na realidade. Esse autor cita três frases que norteiam a questão e possibilita direcionar para o estado da atitude: "Entre o estímulo e a resposta há um espaço. Nesse espaço está nossa liberdade e a capacidade de escolher nossa resposta. Nessas escolhas estão nosso crescimento e nossa felicidade".

A atitude de participar de entidades profissionais, sociedades técnico-científicas e movimentos sociais gera realização enquanto cidadão, enquanto na transformação social ocorre uma grande e importante transformação pessoal. Por intermédio da contribuição de cada profissional, a categoria ganha com elaboração eficaz de políticas de saúde, de diretrizes e políticas profissionais e fortalecimento das entidades pela aglutinação de forças.

Por outro lado, o profissional sai do seu âmbito restrito, principalmente nas atividades hospitalares que consomem seu tempo, e ganha em inserção em uma rede de relacionamentos com profissionais de outras áreas de atuação, em conhecimento profundo da legislação e sua aplicação, mantém-se atualizado sobre as demandas do momento, incorpora uma atitude e percepção crítica e reflexiva e desenvolve maior maturidade profissional.

ENTIDADES PROFISSIONAIS

As entidades profissionais desempenham um importante papel gerador de preceitos de conduta profissional e também viabilizam uma visão crítica e reflexiva sobre sua atuação.

Desde a graduação, o estudante deve ser apresentado a esse tema com maior aprofundamento pelo docente da disciplina deontologia e legislação farmacêutica, não inviabilizando que os docentes das demais disciplinas também abordem os assuntos relativos à profissão, conduta e postura profissional e entidades profissionais, sempre no sentido de reforçar a relevância das mesmas e também da participação de todos os profissionais. É vital que os docentes dos cursos de farmácia estejam preparados para essa atividade, e não importa qual seja sua área de atuação, visto que devem possuir esses princípios como norteadores de sua conduta profissional e consequentemente utilizar metodologias de educação para a vida. Assim, sua abordagem passa a ser a mais próxima da realidade possível, visando concretude e postura crítica e reflexiva.

Entidade de classe

Conselho de Farmácia

O Conselho Federal de Farmácia e os conselhos regionais foram criados pela Lei n. 3.820, de 11 de novembro de 1960, como autarquias federais. Assim, os conselhos possuem autonomia administrativa e financeira, natureza jurídica e executam atividades típicas da administração pública.[5]

Nesse sentido, devem observar os princípios da Administração Pública, destacando-se a prestação de contas aos órgãos de controle. Dentre suas atribuições, as mais importantes são a inscrição profissional, a fiscalização do exercício profissional, a defesa do âmbito profissional e a elaboração e publicação do código de ética profissional.[6]

Todo farmacêutico pode participar de atividades promovidas pelos conselhos de farmácia, nas reuniões plenárias, para atender convocação quando necessário debater algum tema ou também para prestar esclarecimentos ou votar no período de eleição.

Para os profissionais que desejam compor diretoria ou ser conselheiros, é obrigatória a candidatura e concorrer às eleições e essas funções exercidas são consideradas de relevância pública. As eleições para diretoria ocorrem a cada 2 anos, e para conselheiro, o mandato é de 4 anos. Cada Estado da federação possui um conselheiro federal e um suplente representante no Conselho Federal de Farmácia (CFF), sendo uma de suas funções legislar sobre o âmbito profissional. Para tanto, deve estar atento às demandas da sociedade com relação a novas áreas de atuação do farmacêutico.

Para exercer qualquer dessas funções, não há necessidade de cursar pós-graduação em nenhuma área, basta o desejo de participar e ter postura responsável e ética perante os colegas e à profissão e frente às exigências legais inerentes à administração pública.

Entidades da categoria

Sindicato, federação e confederação

Os sindicatos nascem da vontade coletiva de um grupo de profissionais e representam a defesa do profissional. São prerrogativas dos sindicatos:

- representar, perante as autoridades administrativas e judiciárias, os interesses gerais da respectiva categoria ou os interesses individuais dos associados relativos à atividade exercida;
- celebrar contratos coletivos de trabalho;
- colaborar com o Estado, como órgãos técnicos e consultivos, no estudo e solução dos problemas que se relacionam com a profissão.[5]

Compor diretoria de sindicato implica estar em permanente estado de alerta para as datas base e o período de negociação com os sindicatos patronais, a defesa do trabalhador, a melhoria nas condições e nos ambientes de trabalho. Nesse momento, toda a categoria espera uma materialização de suas reivindicações, o que nem sempre ocorre devido à precariedade nas relações de trabalho devido aos ditames do mercado.

A não obrigatoriedade para filiação e as atribuições dos sindicatos fazem com que permaneçam à margem das prioridades de participação dos profissionais, fragilizando sua força.

Os sindicatos são filiados à federação e esta possui a prerrogativa de atuar politicamente em âmbito nacional. No Brasil, existem duas federações: Federação Nacional dos Farmacêuticos (Fenafar), criada em 1974 e filiada à Confederação Nacional dos Trabalhadores Universitários Regulamentados (CNTU), e a Federação Interestadual dos Farmacêuticos (Feifar), criada no ano de 1999 e filiada à Confederação Nacional dos Profissionais Liberais (CNPL).

CAPÍTULO 29 | PARTICIPAÇÃO EM SOCIEDADES TÉCNICO-CIENTÍFICAS, ENTIDADES PROFISSIONAIS **259**

É fundamental que os sindicatos estejam vinculados a uma federação e a federação a uma confederação cuja representação seja a mais ampla possível, visando fortalecer e viabilizar o poder de negociação e de abertura nos meios sociais e políticos.

Dentro do cenário de participação das entidades nos movimentos e debates políticos, há que se ressaltar a atuação da Fenafar, cuja finalidade sempre foi a defesa do trabalhador, a valorização do trabalho e sua desprecarização visando sempre à melhoria das ações e serviços farmacêuticos. Sabe-se que sem envolvimento nos debates e na elaboração de políticas sociais e de saúde não se verificam avanços.

Desde sua criação, tem sido protagonista nos principais momentos políticos refletindo em um importante ganho técnico, social e político para o profissional. Logo de início esteve presente em todas as conferências de saúde, inclusive as temáticas, sendo a principal articuladora para a 1ª Conferência Nacional de Assistência Farmacêutica; nos debates políticos junto aos Ministérios da Educação e da Saúde, em grupos técnicos de trabalho no Ministério da Saúde; assento no Conselho Nacional de Saúde (CNS); composição na Mesa Nacional de Negociação Permanente do Sistema Único de Saúde (SUS); integrante do Fórum Permanente do Mercosul para o Trabalho em Saúde; membro efetivo no Comitê sobre o Uso Racional de Medicamentos; composição no Fórum de Entidades Nacionais dos Trabalhadores em Saúde (Fentas); promoveu encontros científicos em conjunto com o Ministério da Saúde e Associação Brasileira de Ensino Farmacêutico (Abenfar); bem como inseriu o debate do controle social em seus congressos, a fim de aproximar e trazer o olhar do farmacêutico para essa participação.[7]

Associações profissionais

As associações profissionais são constituídas com a finalidade de estudo, coordenação, proteção, com o intuito de colaboração com os poderes públicos e as demais associações, no sentido de solidariedade da classe farmacêutica e de sua subordinação aos interesses nacionais.[5]

Dentre as prerrogativas das associações, destacam-se:

- representar perante as autoridades administrativas e judiciárias os interesses individuais dos associados, relativamente à categoria dos farmacêuticos;
- promover e organizar eventos técnico-científicos de interesse dos associados.

As associações podem ser constituídas por área de atuação. Das associações profissionais de âmbito nacional que agregam os interesses dos farmacêuticos destacam-se:

- Associação Brasileira de Farmacêuticos Homeopatas (ABFH);
- Associação Nacional de Farmacêuticos Magistrais (Anfarmag);
- Associação Nacional de Farmacêuticos Industriais (Anfi);
- Sociedade Brasileira de Farmacognosia (SBF);
- Sociedade Brasileira de Análises Clínicas (Sbac);
- Associação Brasileira de Ensino Farmacêutico e Bioquímico (Abenfarbio);
- Abenfar;
- Sociedade Brasileira de Farmacêuticos em Oncologia (Sobrafo);
- Sociedade Brasileira de Farmácia Hospitalar e Serviços Saúde (Sbrafh).

A Sobrafo permeia a atuação do farmacêutico hospitalar, focada na oncologia. Foi fundada em 2001, constituída associação, de caráter científico, sem fins lucrativos, integrada por farmacêuticos, estudantes de farmácia-bioquímica e demais interessados em atividades na área de oncologia e tem personalidade jurídica própria. São objetivos da Sobrafo:

- promover a padronização da prática farmacêutica em oncologia;
- promover a formação e o aperfeiçoamento de profissionais farmacêuticos na área de oncologia, por meio de cursos, conferências, seminários, reuniões técnicas e outras atividades certificadas por esta entidade;
- colaborar com entidades educacionais ou culturais, no sentido de divulgar os estudos e trabalhos científicos, na área da oncologia e também em outras áreas de interesse geral.[8]

A Sbrafh foi criada em 1995 com a finalidade de congregar os farmacêuticos hospitalares e posteriormente seu âmbito de atuação foi ampliado para inclusão dos farmacêuticos de outros serviços de saúde. É uma associação de caráter profissional, humanitário e cultural sem fins econômicos, lucrativos, político-partidários ou religiosos, com personalidade jurídica própria, destinada a contribuir para a integração dos farmacêuticos hospitalares, incentivar o desenvolvimento da farmácia em serviços de saúde e apoiar atividades científicas, culturais e sociais.

Essa entidade tem como finalidade geral desenvolver eventos científicos, atividades de pesquisas, de assessoramento, de aprimoramento e de capacitação profissional de farmacêuticos atuantes em hospitais e em serviços de saúde, com a divulgação da assistência farmacêutica. Dentre as finalidades específicas da Sbrafh, destacam-se:

- estabelecer critérios técnicos para a prática profissional de seus associados, buscando manter ou elevar o nível de prestação de serviços de acordo com as necessidades dos serviços de saúde;
- exercer a função de órgão técnico consultivo para o governo, entidades jurídicas em geral ou de pessoas físicas, e em associações ou sociedades que abranjam subdivisões da farmácia hospitalar e outros serviços de saúde na solução de problemas farmacêuticos, hospitalares e sanitários;
- organizar cursos, palestras, simpósios e eventos correlacionados, podendo para tanto convidar conferencistas brasileiros e estrangeiros com o intuito de se obter intercâmbio de informações em níveis nacional e internacional.[9]

As associações de ensino têm também um papel social e profissional de extrema importância visto que colocam em discussão os projetos políticos, econômicos, sociais e culturais, culminando na relação de trabalho. Nessas discussões, são propostas intervenções para mudanças na formação profissional, sempre tendo como norte a identidade profissional.

A Abenfar e Abenfarbio são as associações de ensino farmacêutico existentes no Brasil. O objetivo principal de criação e atuação das duas entidades é de propor e defender políticas que promovam a qualificação da formação, da capacitação e do aperfeiçoamento do pessoal docente e dos profissionais de farmácia e promover a inserção do farmacêutico nas políticas governamentais da saúde e representar e defender os interesses da educação farmacêutica nos órgãos e instituições de educação e saúde.[10,11] As duas entidades estão em fase de fusão, sob o lema: "unir para fortalecer".[10] A partir da fusão, será criada a Associação de Educação Farmacêutica (Abef).

No âmbito da Fenafar e da Abenfar, nasceu a Escola Nacional dos Farmacêuticos (ENF), cuja missão é fazer com que o farmacêutico seja reconhecido como um profissional de saúde, com capacidade de intervir sobre a realidade social de forma ética, crítica e qualificada científica e tecnicamente, com domínio político sobre o seu meio.

Um dos objetivos da ENF é promover e organizar cursos, seminários, simpósios, congressos, ciclos de debates, palestras e afins, de interesse dos estudantes e profissionais de farmácia. Já realizou três Simpósios Nacionais de Assistência Farmacêutica, dois Encontros dos Farmacêuticos no Controle Social e o primeiro seminário, intitulado "Farmácia: ciência e tecnologia a favor da vida".[12]

De modo geral, os profissionais participam das associações profissionais de suas áreas de atuação ou que tenham afinidade com o tema. Para se associar a qualquer associação, não há exigência formal quanto à necessidade de especialização prévia. Inclusive são aceitos alunos de graduação como associados. Algumas das vantagens nessas participações são a troca de informações e conhecimento e a oferta de cursos de atualização ou pós-graduação na área.

MOVIMENTO ESTUDANTIL

O profissional que participou de movimentos estudantis durante a graduação percebe o quanto é marcante para toda sua vida visto que o impulsiona à militância e ao olhar crítico sobre os aspectos técnicos e políticos da profissão e ao contexto no qual ela está situada num dado momento.

É necessário enfatizar que o incentivo dos docentes nas faculdades e universidades e dos profissionais nos serviços contribui para o enriquecimento do movimento e com a mobilização e articulação dos estudantes.

O Movimento Estudantil de Farmácia (MEF) construiu a Executiva Nacional dos Estudantes de Farmácia (Enefar), entidade que organiza nacionalmente a luta dos estudantes. A Enefar prega que a organização dos estudantes é fundamental à luta pela transformação da universidade em um espaço crítico e diretamente ligado às necessidades da imensa maioria do povo brasileiro.

A Enefar incorpora o lema "democracia e luta", pois acredita que a luta por uma sociedade de fato democrática não se dará sem a luta dos estudantes e do povo. Sua tarefa principal é articular os centros e diretórios acadêmicos dos cursos de farmácia ou criar estes espaços onde ainda não existem. Conforme afirmam seus integrantes, "os estudantes têm o direito e o dever de se organizarem".[13]

Contudo, para que a participação seja efetiva e decisiva, é necessário que o farmacêutico seja atuante e sabedor de suas atribuições e tenha o conhecimento de nossa legislação profissional, além de possuir habilidades e competências para se impor diante de situações que exijam sua intervenção.

Esses representantes devem trazer legitimidade às decisões tomadas nesses espaços e, dessa forma, construir uma representação que contribua para o atendimento das necessidades e interesses do segmento farmacêutico e da sociedade, ou seja, participar exige iniciativa e significa se envolver, opinar, discutir, propor e compartilhar ideias.

REFERÊNCIAS BIBLIOGRÁFICAS

1. Morin E. Os sete saberes para a educação do futuro. Lisboa: Instituto Piaget; 2002.
2. Berger PL, Luckmann T. A construção social da realidade. 23.ed. Petrópolis: Vozes; 2003.
3. Cavedon NR. Antropologia para administradores. Porto Alegre: UFRGS; 2003.
4. Covey SR. O 8º hábito: da eficácia à grandeza. 8.ed. Rio de Janeiro: Elsevier.
5. Zubioli A. Ética farmacêutica. São Paulo: Sociedade Brasileira de Vigilância de Medicamentos; 2004.
6. Brasil. Lei n. 3.820, de 11 de novembro de 1960. Cria o Conselho Federal e os Conselhos Regionais de Farmácia, e dá outras Providências. Diário Oficial da União, 21 nov 1960 [acesso em 16 jun 2013]. Disponível em: http://www.cff.org.br.
7. Federação Nacional dos Farmacêuticos. História [acesso em 21 jun 2013]. Disponível em: http://www.fenafar.org.br.
8. Sociedade Brasileira dos Farmacêuticos em Oncologia. Estatuto social [acesso em 22 jun 2013]. Disponível em: http://www.sobrafo.org.br.
9. Sociedade Brasileira de Farmácia Hospitalar e Serviços de Saúde. Estatuto social [acesso em 22 jun 2013]. Disponível em: http://www.sbrafh.org.br.
10. Associação Brasileira de Ensino Farmacêutico. Estatuto [acesso em 22 jun 2013]. Disponível em: http://www.abenfar.org.br.
11. Associação Brasileira de Ensino Farmacêutico e Bioquímico. Estatuto [acesso em 22 jun 2013]. Disponível em: http://www.abenfarbio.org.br.
12. Escola Nacional dos Farmacêuticos (Escola dos Farmacêuticos). Apresentação [acesso em 23 jun 2013]. Disponível em: http://www.escoladosfarmaceuticos.org.br.
13. Executiva Nacional dos Estudantes de Farmácia. Você conhece a Enefar? [acesso em 23 jun 2013]. Disponível em: http://enefar.wordpress.com.

CAPÍTULO **30**

Participação em Conselhos e Conferências de Saúde

Israel Murakami

Com a promulgação da Constituição Federal do Brasil, em 1988, teve início uma nova era na saúde do país com a criação do Sistema Único de Saúde (SUS). A inovação está na garantia da participação da comunidade na construção da saúde de acordo com os interesses regionais e locais.

Em 1990, com a publicação da Lei n. 8.080/1990, que referenda a participação da comunidade como princípio básico na construção da saúde no país, inicia-se a implantação do SUS no Brasil.

No mesmo ano, é publicada a Lei n. 8.142/1990, que consolida definitivamente a participação popular, não só na construção, mas na fiscalização dos recursos públicos empregado na saúde. As instâncias colegiadas que garantem a participação da população no SUS são as Conferências de Saúde e o Conselho de Saúde, definida na referida lei nas esferas federal, estadual e municipal, sendo a primeira representada por vários segmentos sociais para avaliar e propôr diretrizes para formulação de políticas de saúde em todas as esferas de governo.

As Conferências ocorrem a cada 4 anos, e tanto as estaduais, como as municipais acontecem anteriormente à Conferência Nacional. Dessa forma, tudo o que foi discutido e proposto nas instâncias municipais e estaduais é debatida, depois, no âmbito nacional.

O processo de discussão inicia-se na esfera municipal com o tema já definido para a Conferência Nacional. Das discussões, são tiradas propostas que contribuam para a melhora da política de saúde de cada município, que serão levadas à Conferência Estadual, juntamente com as outras propostas construídas pelos outros municípios que compõem cada Estado da federação e elegerem seus delegados dentre os seus conselheiros municipais de saúde, que discutirão com mais amplitude as propostas na Conferência Estadual. Após essa discussão, votarão nas propostas que atendam os anseios da saúde estadual.

O ciclo das Conferências fecha com a realização da Conferência Nacional de Saúde, em que todas as propostas aprovadas nas Conferências Estaduais são novamente discutidas e votadas. Assim, constroem-se, de forma democrática e participativa, as políticas de saúde que serão replicadas, agora, no movimento contrário, ou seja, em todos os estados e municípios.

Por outro lado, os Conselhos de Saúde têm um caráter permanente e deliberativo composto por um colegiado formado por representantes do governo, profissionais da saúde, prestadores de serviço e usuários do SUS. O número de conselheiros será definido pelos Conselhos de Saúde e constituídos em lei.

Os Conselhos de Saúde atuam na formulação de ações e no controle da execução da política de saúde, principalmente nos aspectos econômicos e financeiros nas esferas de governo, tendo suas decisões homologadas pelo gestor de saúde legalmente constituído.

Existe a possibilidade da descentralização dos Conselhos de Saúde por meio de conselhos regionais, locais e distritais, incluindo os conselhos dos distritos sanitários especiais indígenas, sob a coordenação dos conselhos de saúde da esfera correspondente, ampliando a participação da comunidade nas políticas e administração da saúde.

É importante destacar que a representatividade dos usuários, tanto nas Conferências de Saúde como nos Conselhos de Saúde, são paritárias em relação aos demais segmentos desse colegiado. As normas de funcionamento e organização das Conferências de Saúde e do Conselho de Saúde são definidas por regimento próprio, aprovado pelo respectivo Conselho, assim como a periodicidade para realização da Conferência e suas reuniões.

CONSELHO DE SAÚDE

Todo e qualquer farmacêutico pode participar de um Conselho de Saúde de diversas formas:

- representando os usuários: participando de alguma entidade de representação de bairro ou comunidade. Essa entidade deve disputar uma vaga destinada aos representantes dos usuários no Conselho de Saúde, podendo ocorrer por meio de eleição entre as partes interessadas ou por consenso, dependendo do número de entidades em relação às vagas disponíveis para representantes de usuários;

- representando organização social, sindicato, organização não governamental, associação, entidade de classe: o farmacêutico deve estar à frente ou ser indicado pelo seu par. A participação de cada categoria tem que estar definida na lei municipal que cria o Conselho de Saúde ou no regimento interno que a categoria se enquadre;

- representando a gestão pública (forma mais comum): divide-se em dois grupos:

  – representando os funcionários públicos da saúde: o farmacêutico se candidata a uma das vagas eletivas e, dependendo do número de candidatos em relação ao número de vagas, ele pode tornar-se titular ou suplente;

  – representando a gestão municipal: o farmacêutico pode ser indicado pelo gestor municipal.

A participação do farmacêutico, tanto nos Conselhos de Saúde como nas Conferências de Saúde, confere-lhe um alto grau de importância, pois são nesses colegiados que são discutidas as políticas de saúde que impactam diretamente nos usuários dos serviços de saúde e muitas delas contemplam o medicamento como ferramenta para a recuperação da saúde.

Ele participa levando informações sobre o papel da assistência farmacêutica como parte integrante na gestão da saúde e do próprio farmacêutico como membro efetivo de uma equipe multiprofissional, trabalhando em conjunto na promoção, proteção e recuperação da saúde, quebrando paradigmas e mitos sobre os medicamentos, elevando, assim, sua importância e valorização frente a outros profissionais de saúde, além do reconhecimento pela sociedade.

A PRÁTICA

Durante o mandato como titular ou como suplente, em qualquer instância e representando qualquer segmento no Conselho de Saúde, o farmacêutico tem um papel fundamental de propôr e discutir ações voltadas para a assistência farmacêutica. Para isso, é necessário que o profissional detenha vasto conhecimento em políticas públicas de saúde, principalmente aquelas que tratam do medicamento.

Conhecer as políticas de saúde é a principal ferramenta do farmacêutico para argumentar no colegiado (formado por diversos segmentos de pessoas e ideias).

Muitas vezes, as pessoas que integram esses colegiados não conhecem as políticas de saúde por causa da falta de capacitação para exercer a função,[6] principalmente por parte dos representantes dos usuários, que têm perfis diversos, ou seja, baixa escolaridade ou até interesses políticos, o que dificulta as discussões e proposições de ações para a saúde.

O farmacêutico, enquanto conselheiro de saúde, pode ser um instrumento privilegiado na busca dos direitos, no rompimento da tradicional forma de gestão, possibilitando a ampliação dos espaços de discussões, decisões e ações. Contudo, o farmacêutico é um potencial capacitador social para processos participativos mais amplos e de interlocução técnico e político. Ele tem um papel fundamental, principalmente nas discussões dada a falta de capacitação de seus integrantes. É nesse instante que o conhecimento, não apenas técnico, mas de saúde pública, faz a diferença na discussão.

Um exemplo são as maiorias das resoluções aprovadas em um Conselho Municipal de Saúde, onde são aprovados programas e projetos, oriundos da Secretaria da Saúde, referentes à reforma, aquisição de material e equipamento para unidades de saúde, qualificação de serviços já existentes ou criação de novos serviços.[7]

O exemplo demonstra que a prática desse Conselho de Saúde parece ser burocratizada, sem que seja visualizada nenhuma proposição de políticas de saúde. A forma como as resoluções vêm sendo formalizadas não caracteriza seu encaminhamento, muito menos a visibilidade das ações para a população em geral. Nesse caso, sinaliza-se que o mero funcionamento regular deste Conselho de Saúde não garante um efetivo controle social.

Outro exemplo é a falta de informação por parte da população e dos seus pares – não sabem o que é discutido e deliberado nas reuniões dos Conselhos de Saúde.[8]

CONSIDERAÇÕES FINAIS

A participação do farmacêutico como profissional de saúde, interventor em discussões que extrapolam os limites das políticas de saúde, assim como interlocutor de informações, que difunde à população, e ainda como conhecedor das políticas de saúde do país, elevando as discussões a patamares produtivos com informações pertinentes e condizentes com o tema, não só no Conselho de Saúde, mas também na Conferência de Saúde, tornam a profissão e o profissional reconhecidos e valorizados pela sociedade.

REFERÊNCIAS BIBLIOGRÁFICAS

1. Brasil. Constituição (1988). Constituição da República Federativa do Brasil. Brasília: Senado Federal; 1988.
2. Brasil. Lei n. 8.080, de 19 de setembro de 1990. Dispõe sobre as condições para a promoção, proteção e recuperação da saúde, a organização e o funcionamento dos serviços correspondentes e dá outras providências [acesso em 16 ago 2013]. Disponível em: http://planalto.gov.br/ccivil_03/leis/l8080.htm.
3. Brasil. Lei n. 8.142, de 28 de dezembro de 1990. Dispõe sobre a participação da comunidade na gestão do Sistema Único de Saúde (SUS) e sobre as transferências intergovernamentais de recursos financeiros na área da saúde e dá outras providências. Diário Oficial da União, 1990;249(4):I.
4. Brasil. Ministério da Saúde. Conselho Nacional de Saúde. Resolução CNS n. 453, de 10 de maio de 2012. Aprovar as seguintes diretrizes para instituição, reformulação, reestruturação e funcionamento dos Conselhos de Saúde. Diário Oficial da União, 2012;109(138):I.
5. Ministério da Saúde. O SUS no seu município: garantindo saúde para todos. Brasília: Ministério da Saúde; 2009.
6. Souza TO, Silva JM, Nóbrega SS, Constâncio JF. Controle social: um desafio para o conselheiro de saúde. Rev Bras Enf. 2012;65(2).
7. Landerdahl MC. Resoluções do Conselho de Saúde: instrumento de controle social ou documento burocrático? Ciênc Saúde Coletiva. 2010;15(5).
8. Cotta RMM, Cazal MM, Martins PC. Conselho Municipal de Saúde: (re)pensando a lacuna entre o formato institucional e o espaço de participação social. Ciênc Saúde Coletiva. 2010;15(5).

SITES DE INTERESSE

- http://www.conselho.saude.gov.br.
- http://www.conass.org.br.
- http://www.conasems.org.br.
- http://www.retsus.epsjv.fiocruz.br/upload/42/Retsus42_EmRede.pdf.
- http://portal2.tcu.gov.br/portal/pls/portal/docs/2057626.PDF.3

CAPÍTULO **31**

Relacionamento do farmacêutico com entidades profissionais, gestores hospitalares, gestores públicos e outros profissionais de saúde

Eugenie Desirèe Rabelo Néri
Wilma-Ney Lopes Bastos
Raquel Libório Feitosa

Atualmente, as instituições de saúde vivem novos paradigmas nas demandas assistenciais em decorrência dos avanços no uso das tecnologias em saúde, da mudança da lógica conceitual e operacional dos modelos de atenção, e da alteração do comportamento e do padrão de exigência dos clientes, componentes de uma sociedade mais madura e assegurada por legislação no aspecto dos direitos sociais, dentre eles o de saúde.

No âmbito dessas organizações, estão inseridos os profissionais da saúde, dentre eles o farmacêutico, como intermediadores da relação paciente-organização.

RELACIONAMENTO PROFISSIONAL

Etimologicamente, a palavra relacionamento vem do latim *relatio* e significa, essencialmente, "estabelecer uma ligação entre".[1] Assim, o relacionamento entre pessoas no ambiente de trabalho diz respeito à forma de tratamento e à comunicação entre elas. O relacionamento entre farmacêuticos e outros profissionais, da mesma categoria ou não, constitui-se fator relevante para o sucesso individual e organizacional.

Em essência, o homem possui a sociabilidade como traço significativo, a qual frequentemente se expressa em suas relações. As relações entre as pessoas e das pessoas com seus ambientes se dá por meio da comunicação. É pela comunicação que são passadas a informação e a compreensão, que são relacionadas por meio de ideias, fatos, pensamentos e valores, sendo este o ponto que liga umas pessoas às outras e possibilita compartilhar sentimentos e conhecimento.[1]

Ao fazer a opção profissional, o farmacêutico escolhe participar de um grupo com características e interesses comuns. Essa escolha pressupõe ainda que o profissional possua conhecimentos, habilidades e atitudes que correspondam ao padrão atitudinal, ético e moral considerado aceitável para o grupo e gera inúmeras possibilidades e oportunidades de relacionamento.

No mercado de trabalho, em hospitais, clínicas e demais serviços de saúde, as interações humanas são múltiplas e requerem competência interpessoal.[2] Nos diversos tipos de relacionamento profissional, as competências interpessoal e social são amplamente requeridas, visto envolverem elementos relacionados ao trabalho em equipe, capacidade de negociação, mediação e interação. Requer do farmacêutico que trabalhe aspectos relacionados à sua autoconfiança, bem como à construção e à manutenção das redes de contato social. Segundo Pacheco, as competências cognitivas (comunicação, pensamento lógico e linguagem), a resolução de problemas, a autoaprendizagem e o autoconhecimento, além das competências interpessoal, social e motivação para o trabalho, são essenciais para o desenvolvimento pessoal.[3]

Seja entre seus pares em associações profissionais ou em organizações de saúde, o farmacêutico pode, pelas vias do relacionamento profissional, estabelecer elevado padrão de comunicação e participação efetiva, buscando:

- contribuir para o desenvolvimento e respeito de sua categoria profissional;
- excelência no padrão assistencial ofertado aos pacientes;
- integração com demais membros da equipe multiprofissional;
- resultados institucionais que promovam uma maior visibilidade externa e interna da instituição onde atua;
- promoção do avanço em sua prática profissional.

Para tanto, é fundamental:

- constante aperfeiçoamento técnico;
- flexibilidade cognitiva: abertura e disponibilidade para mudança de paradigmas; facilidade de adaptação a novos contextos, conceitos, comportamentos e atitudes;
- visão holística: percepção global da organização;
- atitude proativa: comportamento assertivo, criativo, ágil, capacidade de buscar soluções em vez de concentrar-se nos problemas;

- motivação: empenho e intensidade na realização de determinada tarefa ou alcance de um objetivo;
- negociação: busca da decisão conjunta do tipo ganha-ganha.

O relacionamento profissional está diretamente ligado às características elencadas e constitui, nos dias de hoje, diferencial competitivo de empregabilidade.

RELACIONAMENTO DO FARMACÊUTICO COM ENTIDADES PROFISSIONAIS

É salutar que o farmacêutico, durante sua graduação, acompanhe e participe ativamente de atividades político-sociais junto a centros acadêmicos, diretórios acadêmicos e centros de estudo, e acompanhe o movimento político de sua categoria pelos *sites* das entidades (sindicatos, associações, Conselho Regional e Conselho Federal de Farmácia). Quando profissional, sugere-se a participação político-social direta como meio de estimular o permanente desenvolvimento e a renovação dos ideais profissionais da categoria.

Quanto mais útil, ética e organizada for uma profissão ou categoria, maior será o respeito por parte da sociedade. Dessa forma, ao pertencer a uma categoria profissional e a uma instituição, deve-se zelar pelos preceitos morais que conduzem as mesmas ao respeito dos demais profissionais e sociedade em geral. Nesse sentido, deve-se conhecer as entidades profissionais e contribuir com o seu desenvolvimento, visto ter reflexo direto sobre o desenvolvimento e reconhecimento profissional individual.

RELACIONAMENTO DO FARMACÊUTICO COM GESTORES HOSPITALARES

Ao fazer a opção por atuar em um hospital ou clínica, o farmacêutico também opta por imergir em um cenário que reúne elementos técnicos de diferentes campos do conhecimento, disponibilizando seu conhecimento para toda a organização e pessoas que a compõem.[4]

A competência interpessoal deve ser amplamente utilizada no relacionamento com gestores e corresponde à capacidade de comunicação, relacionamento e articulação com as outras pessoas para o estabelecimento das parcerias, sejam internas ou externas ao ambiente de trabalho. Trata-se de um processo de aprendizagem permanente, ao longo do desenvolvimento da pessoa, que pode inclusive ser desenvolvido por meio da aprendizagem vivencial, que, por sua vez, pode resultar no desenvolvimento de habilidades de mediação entre a necessidade das pessoas e as exigências do ambiente onde atuam.[5]

No ambiente hospitalar, o farmacêutico se relaciona com gestores hospitalares, que em geral possuem formações técnicas distintas – são administradores, médicos, enfermeiros etc. Como competências-chave para um alto desempenho junto aos gestores, o farmacêutico deve apresentar competências quanto a gestão, negócios e relações (Tabela 1).

Tabela 1 Competências-chave para o alto desempenho do farmacêutico hospitalar junto aos gestores de hospitais, clínicas e demais serviços de saúde[4]

Competências de gestão	Liderança Resolução de problemas Gestão e desenvolvimento de competências Gestão executiva de recursos humanos
Competências de negócio	Orientação para o cliente/usuário Orientação para resultados
Competências relacionais	Comunicação/informação Trabalho em equipe

As competências constituem, portanto, os modos como as tarefas ou atividades devem ser realizadas para se traduzirem em elevados níveis de desempenho.[6] São aquilo que os profissionais trazem para o trabalho que realizam, mobilizando, integrando e transferindo conhecimentos, recursos e habilidades, de modo a agregar valor econômico para a instituição e valor social para o indivíduo.[7] Segundo Ceitil, são definidos cinco componentes das competências: saber (ter conhecimento), saber fazer (aplicação do conhecimento), saber estar (comportamento), querer fazer (motivação) e poder fazer (ter recursos para).[4]

Pela competência de gestão, o farmacêutico manifesta comportamentos orientados para a organização e a gestão das pessoas e da equipe, demonstra proatividade na identificação e na resolução de problemas e assume o compromisso com a busca de soluções. Ainda no desenvolvimento dessa competência, o farmacêutico possui comportamento orientado para o desenvolvimento dos seus colaboradores, propondo ações de formação. Também identifica erros, utilizando-os como fonte de aprendizagem e desenvolvimento, além de reconhecer o sucesso, motivando e realizando *feedback* aos colaboradores.

Para apresentar a competência de negócio, com orientação para o cliente/usuário, o farmacêutico deverá manifestar comportamentos orientados para a escuta ativa e a satisfação das necessidades dos clientes/usuários.[4] Esse comportamento deve ser baseado em respeito, empatia e disponibilidade.[8] Manifestando essa competência, o profissional de farmácia hospitalar deve procurar atender e se antecipar às necessidades dos clientes/usuários.

Além das competências de gestão citadas, o farmacêutico hospitalar deve manifestar comportamento orientado para os resultados da empresa, mantendo-se atualizado sobre a estratégia da empresa e os objetivos da direção, estabelecendo metas desafiadoras e realizáveis, cumprindo ou antecipando prazos. Deve, ainda, buscar informações sobre as melhores práticas voltadas à sua área de atuação (*benchmarking*) aplicá-las de forma estratégica, medindo a eficácia e os resultados do seu desempenho por meio de indicadores.[4,9]

Para o desenvolvimento das competências de gestão, descritas anteriormente, recomenda-se que durante a graduação o acadêmico de farmácia curse as disciplinas de administração de empresas e *marketing*. No escopo da pós-graduação, recomenda-se a realização de curso *lato sensu* em administração ou gestão hospitalar, e cursos de capacitação em programação neurolinguística e gestão de pessoas. De forma complementar à competência de gestão, o farmacêutico hospitalar deve se manter informado sobre os acontecimentos globais e locais que envolvem direta ou indiretamente a instituição onde atua, o que facilitará o diálogo com gestores e a rápida alteração de curso do planejamento, em virtude de acontecimentos externos à organização.

A competência relacional deve ser manifestada pelo farmacêutico por comunicação clara, objetiva e precisa, possibilitando a tomada de decisão. Deve-se estar atento para a identificação de sinais não verbais do interlocutor, ouvir ativamente (sem distrações) e encorajar os colegas e colaboradores a manterem-se informados e a compartilharem as informações. O farmacêutico deve ainda apresentar comportamento que estimule o desenvolvimento de cooperação, mantendo uma rede de suporte social intra e extrainstituição.

Para o desenvolvimento das competências relacionais, recomenda-se leitura sobre comunicação verbal e não verbal e cursos sobre trabalho em equipe, liderança, inteligência emocional e aplicação de dinâmicas de grupo.

RELACIONAMENTO DO FARMACÊUTICO COM GESTORES PÚBLICOS

No relacionamento com gestores públicos, faz-se necessário que o farmacêutico hospitalar utilize todas as competências descritas para a relação com os gestores hospitalares, agregando conhecimentos, habilidades e atitudes voltadas para o atendimento por meio do Sistema Único de Saúde (SUS). É oportuno também que o farmacêutico conheça sobre legislação aplicável à gestão pública, com destaque para aquisição, documentação e auditoria, adotando atitudes baseadas nos princípios do SUS: integralidade, equidade, universalidade, participação da comunidade (controle social), descentralização político-administrativa, hierarquização e regionalização.[7] Na competência relacional, deverá incluir ainda o relacionamento com entidades representativas da comunidade atendida e conselhos municipais e estaduais de saúde. É recomendável a participação direta do farmacêutico nos conselhos municipal e estadual de saúde.

RELACIONAMENTO DO FARMACÊUTICO COM OUTROS PROFISSIONAIS DE SAÚDE

A compreensão da existência de limites dos diversos espaços profissionais de atuação em uma instituição de saúde é o primeiro passo para o bom relacionamento multiprofissional. Agrega-se a isso a necessidade de compreender que nenhuma profissão ou saber é suficiente *per se* para a provisão do cuidado em hospitais ou clínicas, e que é a partir da rede de conhecimentos, habilidades e atitudes que são obtidos os benefícios para a assistência ao paciente, em geral advindos de intensas interações humanas e técnicas, realizadas em equipe.

O farmacêutico hospitalar deve buscar sua inserção nos diferentes espaços profissionais na instituição, como: comissão de controle de infecção hospitalar, comissão de farmácia e terapêutica, comissão de risco sanitário hospitalar, comissão interna de prevenção de acidentes; comissão de revisão de prontuários, entre outras. Além das comissões, o farmacêutico deve se integrar às equipes de projetos (equipes transversais), cada vez mais comuns nas instituições, e que reúnem profissionais de diferentes áreas do conhecimento para a realização de projetos multiprofissionais.

O farmacêutico hospitalar também deverá se preparar para lidar com conflitos no ambiente profissional. Comportamentos voltados ao manejo de conflitos devem ser alicerçados em informações obtidas em cursos de gestão de pessoas e leitura de livros sobre relações interpessoais, negociação, administração de conflitos e qualidade de vida no trabalho.[10]

Na era digital, a relação dos farmacêuticos com outros profissionais da saúde ou de outras áreas é ampliada em uma escala logarítmica, por meio da frenética criação de formas alternativas de contato em redes virtuais. Essas redes ressignificam as barreiras de espaço e tempo, oportunizam negócios e encontros, e ampliam as redes de contato. O Pharmaceutical digitalis tem seu grupo de contatos em provedores da internet, onde conversa, posta vídeos e faz *web* conferência.

Além disso, possui rede de contatos profissionais, facilitando a busca de parceiros em projetos e negócios. Isso tudo facilitado pelo uso de equipamentos eletrônicos e rede de internet sem fio. O mundo se conecta e o fluxo de informações é cada dia crescente. Junto com isso, cresce a rede social em *network*.

Ter um bom relacionamento profissional é estruturante para uma carreira sólida e promissora. Dessa forma, o farmacêutico deve gerenciar o uso das novas tecnologias a seu favor, aproveitando as oportunidades e evitando excessos.

REFERÊNCIAS BIBLIOGRÁFICAS

1. Chiavenato I. Recursos humanos: o capital humano das organizações. 9.ed. São Paulo: Campus; 2009.
2. Moscovici F. Desenvolvimento interpessoal. Rio de Janeiro: J. Olympio; 2001.
3. Pacheco L, Scofano AC, Beckert MCP, Souza V. Capacitação e desenvolvimento de pessoas. 2.ed. Rio de Janeiro. FGV; 2009.
4. Ceitil M. Gestão e desenvolvimento de competências. Lisboa: Sílabo; 2010.
5. Moscovici F. Desenvolvimento interpessoal: treinamento em grupo. Rio de Janeiro: J. Olympio; 2003.
6. Dutra JS (org.). Gestão por competências. 6.ed. São Paulo: Gente; 2001.
7. Fleury MT, Fleury A. Construindo o conceito de competência. Rev Adm Contemporânea. 2001;183-96.
8. Berger BA. Habilidades de comunicação para farmacêuticos: construindo relacionamentos, otimizando o cuidados aos pacientes. São Paulo: Pharmabooks; 2011.
9. Cipriano SL, Pinto VB, Chaves CE. Gestão estratégica em farmácia hospitalar. São Paulo: Atheneu; 2009. p.79-99.
10. Bom Sucesso EP. Relações interpessoais e qualidade de vida no trabalho. Rio de Janeiro: Qualitymark; 2002.

PARTE **III**

PERSPECTIVAS INSTITUCIONAIS A RESPEITO DO FARMACÊUTICO HOSPITALAR

CAPÍTULO **32**

Políticas e ações do Departamento de Assistência Farmacêutica do Ministério da Saúde para fortalecimento da farmácia hospitalar brasileira

José Miguel do Nascimento Júnior
Herbenio Elias Pereira
Geisa Maria Grijó Farani de Almeida
Luiz Henrique Costa
Rafael Santos Santana

A Constituição de 1988, que definiu a saúde como direito social universal e também a institucionalização do Sistema Único de Saúde (SUS), conforme as diretrizes de descentralização, integralidade da atenção e participação popular, possibilitou consideráveis avanços na organização da assistência à saúde. Isso permitiu verificar a importância do desenvolvimento de instrumentos de gerenciamento e gestão relacionados aos serviços oferecidos à população.

A ampliação do acesso aos serviços de saúde foi notável, particularmente na atenção básica, induzindo, também, o maior acesso aos serviços de maior complexidade.

A assistência farmacêutica vem se consolidando no SUS como política muito recentemente, a partir de 1998. Foi constituída no debate das entidades tripartites do SUS; das entidades profissionais, com destaque para a categoria farmacêutica; do controle social por meio dos conselhos de saúde, do movimento popular organizado e dos usuários, que culminaram com dois importantes marcos legais: a Política Nacional de Medicamentos[2] (PNM), de 1998, e a Política Nacional de Assistência Farmacêutica[3] (PNAF), esta última aprovada pelo Conselho Nacional de Saúde em 2004.

Nesse contexto, a farmácia hospitalar no Brasil viveu um longo período de obscuridade, sempre à sombra da Portaria n. 316/1977, que limitava a atuação de farmacêuticos em hospitais com número inferior a duzentos leitos. Essa portaria foi perversa para o desenvolvimento de uma assistência farmacêutica hospitalar adequada. O enfrentamento desse *status* somente foi assumido pelo Ministério da Saúde com a criação do Departamento de Assistência Farmacêutica e Insumos Estratégicos (DAF) em 2003, da Secretaria de Ciência, Tecnologia e Insumos Farmacêuticos (SCTIE), que passou a coordenar a implantação da PNM e da PNAF no SUS.

Com o intuito de suprir a carência de informações sobre a situação dos serviços de farmácia hospitalar no Brasil, o Ministério da Saúde, por meio do DAF, em trabalho conjunto com a Organização Pan-Americana da Saúde (Opas), o Conselho Federal de Farmácia (CFF), a Sociedade Brasileira de Farmácia Hospitalar e Serviços de Saúde (Sbrafh) e o Núcleo de Assistência Farmacêutica da Escola Nacional de Saúde Pública (NAF-Ensp), realizou o "Diagnóstico da farmácia hospitalar no Brasil", publicado em 2004.[4]

Diante dos resultados do referido diagnóstico e da necessidade de racionalização dos custos, foi identificada a necessidade de elaboração de uma política pública no âmbito da farmácia hospitalar no país.

Assim, em 2004, foi instituído o grupo de trabalho para a elaboração da Política de Implementação dos Serviços de Farmácia Hospitalar no SUS, por meio da Portaria n. 10, de 26 de novembro de 2004, que envolvia especialistas de diversos locais do Brasil sob a coordenação do DAF. Esse grupo elaborou uma proposta de política com o objetivo de assegurar recursos, infraestrutura e outras condições necessárias para que as unidades de farmácia exercessem plenamente sua missão nesses serviços e contribuíssem para a melhoria da qualidade da assistência e da garantia de cidadania.

A referida política não chegou a ser aprovada, porém serviu de arcabouço teórico para construção das novas Diretrizes de Farmácia Hospitalar[5] elaboradas por um segundo grupo de trabalho estabelecido em 27 de julho de 2010, pela Portaria n. 2.139 com a finalidade de elaborar diretrizes e estratégias para a organização, o fortalecimento e o aprimoramento das ações e serviços das farmácias hospitalares no âmbito dos hospitais, clínicas e estabelecimentos congêneres.

Composto por representantes do DAF, do CFF, da Sbrafh, da Secretaria de Atenção à Saúde (SAS), da Agência Nacional de Vigilância Sanitária (Anvisa), da Agência Nacional de Saúde Suplementar (ANS), do Conselho Nacional de Secretários de Saúde (Conass), do Conselho Nacional de Secretarias Municipais de Saúde (Conasems) e da Confederação Nacional de Saúde (CNS), o grupo se debruçou na construção das diretrizes com o objetivo de aprimorar as ações da assistência farmacêutica em hospitais, clínicas e estabelecimentos congêneres, tendo como eixos estruturantes a segurança e a promoção do uso racional de medicamentos e de outras tecnologias em saúde.

Como produto desse grupo de trabalho, foi publicada a Portaria n. 4.283, de 30 de dezembro de 2010,[5] que aprova as diretrizes e estratégias para organização, fortalecimento e aprimoramento das ações e serviços de farmácia no âmbito dos hospitais.

DIRETRIZES DE FARMÁCIA HOSPITALAR PARA O SUS

As diretrizes aprovadas pelo SUS envolvem:

- gestão;
- desenvolvimento de ações inseridas na atenção integral a saúde;
- gestão da informação e infraestrutura física e tecnológica;
- recursos humanos.

Essas diretrizes são eixos norteadores para que os hospitais possam assegurar serviços farmacêuticos qualificados e seguros à população.

No contexto da gestão das farmácias hospitalares, muitos são os desafios a serem seguidos, os quais perpassam pela necessidade de qualificação dos gestores do serviço, chegando até o monitoramento constante de parâmetros de qualidade assistencial.

O diagnóstico nacional[4] realizado em 2004 demonstrou que apenas 2% das farmácias hospitalares realizavam planejamento regular de seus objetivos e metas, 7% possuíam manual de normas e procedimentos e mais de 72% das farmácias estavam subordinadas às áreas administrativas e não às áreas técnicas ou clínicas.

Entendendo que o gerenciamento inadequado de medicamentos e demais tecnologias acarreta sérios problemas à sociedade, aumento dos custos e prejuízo à segurança e à qualidade de vida dos usuários, as diretrizes ministeriais preconizam que "para o acompanhamento das principais atividades da farmácia em hospitais, recomenda-se a adoção de indicadores de gestão, logísticos e de assistência ao paciente."[5]

No desenvolvimento de ações inseridas na atenção integral à saúde, o Ministério da Saúde entende que, dentro da visão da integralidade do cuidado, a farmácia hospitalar, além das atividades logísticas tradicionais, deve desenvolver ações assistenciais e técnico-científicas, contribuindo para a qualidade e a racionalidade do processo de utilização dos medicamentos e de outros produtos para a saúde e para a humanização da atenção ao usuário.[5]

Dentro do ciclo da assistência farmacêutica, diversos padrões e diretrizes são formulados para o desenvolvimento de serviços com segurança e qualidade.

No tocante à seleção de medicamentos, tem se destacado nos últimos anos o potencial indutor da Relação Nacional de Medicamentos Essenciais (Rename) e dos Protocolos Clínicos e Diretrizes Terapêuticas (PCDT) como promotores do uso racional de medicamentos, inclusive em âmbito hospitalar.

A partir do Decreto n. 7.508, de 28 de junho de 2011, e da Lei n. 12.401, de 28 de abril de 2011, a Rename e os PDCT passaram a ser elementos centrais do financiamento e do acesso a medicamentos. Assim, fica estabelecido que o "acesso integral e igualitário à assistência farmacêutica pressupõe, cumulativamente a prescrição em conformidade com a Rename, PCDT ou com relação específica complementar".[6]

Nos processos de aquisição do SUS, a economia decorrente da escala deve ser perseguida pelos farmacêuticos e gestores hospitalares. Para apoiar esse processo, o Ministério da Saúde mantém o Banco de Preços em Saúde, um sistema informatizado que registra, armazena e disponibiliza, por meio da internet, os preços de medicamentos e produtos para a saúde que são adquiridos por instituições de todo o Brasil, possibilitando que as instituições de saúde tenham acesso a informações estratégicas de mercado.[7]

De acordo com as diretrizes do Ministério da Saúde,[5] a farmácia hospitalar deve trabalhar também para qualificar as demais etapas do gerenciamento de tecnologias, englobando a qualificação de fornecedores, armazenamento, distribuição, dispensação e controle dos medicamentos e outros produtos para a saúde, em atendimento pré-hospitalar, hospitalar (internamento e ambulatorial) e domiciliar. As políticas e procedimentos que regulam essas atividades devem ser estabelecidas com a participação da equipe multiprofissional.

Uma etapa crucial nas atividades da farmácia hospitalar é a distribuição e dispensação de medicamentos e produtos para saúde. Segundo o "Diagnóstico da farmácia hospitalar no Brasil",[4] mais da metade (51,2%) dos hospitais brasileiros ainda dispensam medicamentos para pacientes internados utilizando o sistema coletivo.

O sistema de distribuição coletiva é antigo e obsoleto, com ações que sobrecarregam a enfermagem e favorecem os erros.[8] A Portaria n. 4.283/2010 preconiza que a implantação de um sistema racional de distribuição de medicamentos deve ser priorizada pelo estabelecimento de saúde e pelo farmacêutico, de forma a buscar processos que garantam a segurança do paciente e o uso racional do medicamento, recomendando-se a adoção do sistema individual ou unitário de distribuição.[5]

Em boa parte dos serviços, há também processos de farmacotécnica hospitalar, que garantem maior adequação às necessidades terapêuticas dos pacientes, porém necessitam de cuidados adicionais de controle de qualidade. O Ministério da Saúde possui rigorosos padrões de qualidade estabelecidos para que as unidades possam realizar a manipulação de insumos terapêuticos no âmbito do SUS, com destaque para os antineoplásicos e a nutrição parenteral – as Portarias n. 3.535/1998[9] e n. 272/1998[10] do Ministério da Saúde, respectivamente, descrevem o farmacêutico como responsável por todo processo de manipulação desses materiais.

Além dos aspectos logísticos, a perspectiva de desenvolvimento da assistência farmacêutica está voltada para as etapas clínicas, pela necessidade de minimizar a deficiência dessas ações no SUS. Para Marin et al., a sobrevalorização dos ciclos logísticos farmacêuticos em relação às etapas clinicas é resultado de uma visão equivocada da assistência farmacêutica, que institui como objeto do seu trabalho o medicamento e não seu usuário.[11]

Na tentativa de reverter esse quadro, as diretrizes para a farmácia hospitalar definem que o cuidado ao paciente exercido pelo farmacêutico objetiva contribuir para a promoção da atenção integral à saúde, à humanização do cuidado e à efetividade da intervenção terapêutica. O que pressupõe que o farmacêutico possua acesso ao paciente e seus familiares, ao prontuário, resultados de exames e demais informações, incluindo o diálogo com os demais membros da equipe. O farmacêutico deve registrar as informações relevantes para a tomada de decisão da equipe multiprofissional, bem como sugestões de conduta no manejo da farmacoterapia.[5]

Para a qualificação da informação sobre medicamentos e outras tecnologias em saúde, o DAF vem realizando ações para o fortalecimento dos centros de informação sobre medicamentos (CIM) por meio da institucionalização no SUS da Rede Brasileira de Centros e Serviços de Informação sobre Medicamentos (Rebracim). A rede visa executar serviços e atividades direcionadas à produção e à difusão de informação sobre medicamentos, baseada em evidências científicas e isenta de influências mercadológicas, contribuindo assim para o uso racional dessas tecnologias no âmbito do SUS.

O investimento em centros de informação do SUS atende a um dos doze componentes centrais da Organização Mundial da Saúde (OMS) para promoção do uso racional de medicamentos: a informação independente sobre medicamentos.[12] Em estudo realizado na Noruega, 100% dos médicos opinaram que os CIM forneceram informação de alta qualidade sobre medicamentos utilizados durante a gravidez e, em 92% dos casos, essa informação teve impacto clínico positivo.[13]

Boa parte das dificuldades atuais relacionadas à farmácia hospitalar necessita ser superada pela adequação de outra diretriz: recursos humanos. Nela, fica estabelecido que hospitais devem contar com farmacêuticos e auxiliares, necessários ao pleno desenvolvimento de suas atividades, considerando a complexidade do hospital, os serviços ofertados, o grau de informatização e mecanização, o horário de funcionamento, a segurança para o trabalhador e os usuários. Define-se, nessa diretriz, que a responsabilidade técnica da farmácia hospitalar é atribuição do farmacêutico, inscrito no Conselho Regional de Farmácia.[5]

Em estudo que avaliou a adequação de hospitais às diretrizes do Ministério da Saúde, evidenciou-se que o desempenho das atividades estava relacionado à disponibilidade de farmacêuticos hospitalares no serviço, variando de 50% de adequação nos hospitais que possuíam farmacêutico para 22,1% nos hospitais que não possuíam.[14]

O Ministério da Saúde tem investido na capacitação do farmacêutico do SUS, com destaque para a realização de cursos de especialização em gestão da assistência farmacêutica, que enfocam atividades de intervenção junto aos serviços utilizando o planejamento estratégico situacional.[15] Além da promoção de cursos de especialização em farmácia hospitalar e residências multiprofissionais, que têm demonstrado que a inserção do farmacêutico na equipe de saúde oportunizou a melhoria na prevenção e a redução de problemas relacionados com medicamentos por meio de atividades técnicas como acompanhamento farmacoterapêutico, desenvolvimento de pesquisas para o SUS, atuação no controle social e articulações intersetoriais e interdisciplinares.[16]

Outra iniciativa em consonância com o Programa Nacional de Segurança do Paciente (PNSP) é o curso de capacitação em assistência farmacêutica para o SUS com o uso da simulação realística ofertado na modalidade presencial no Centro de Simulação Realística do Instituto Israelita de Ensino e Pesquisa do Hospital Albert Einstein por meio da parceria do Departamento de Gestão da Educação (Deges/SGETS) e do DAF com apoio da Associação Brasileira de Ensino Farmacêutico (Abenfar) e da Sbrafh, realizado no âmbito do Programa de Apoio ao Desenvolvimento Institucional do SUS (Proadi-SUS).

Em 2011, o DAF também realizou, de forma inédita, o I Fórum Nacional Sobre Serviços Farmacêuticos em Hospitais com o objetivo de apresentar experiências exitosas nas mais variadas áreas de atuação do farmacêutico. Essas experiências contemplavam diferentes perfis de instituições (públicas e privadas), de diferentes portes, e inseridas em municípios de médio e grande porte, que permitissem uma visão sobre os caminhos na qualificação da prática profissional no ambiente da farmácia hospitalar, ratificando o compromisso do DAF com a pauta.

Durante o evento, foi realizada uma plenária, com o intuito de coletar dos cerca de 150 profissionais de saúde (gestores, farmacêuticos e demais profissionais de saúde do SUS) suas perspectivas futuras, de forma a subsidiar o DAF com propostas e encaminhamentos, no contexto da implementação das diretrizes estabelecidas na Portaria n. 4.283/2010. As propostas apresentadas foram priorizadas e tornaram-se o referencial na condução dos trabalhos do Grupo de Trabalho de Farmácia Hospitalar do Ministério da Saúde. Esse grupo tornou-se um comitê técnico permanente, auxiliando o Ministério da Saúde nos processos de organização da assistência farmacêutica hospitalar no Brasil.

O DAF coloca para si e para o SUS o desafio de inserir e estruturar a assistência farmacêutica hospitalar, entendendo que muito se avançou na garantia do acesso aos medicamentos e que é necessária a organização dos serviços farmacêuticos no sentido de assegurar uma atenção integral e integrada, comprometida com a melhoria dos resultados em saúde.[17]

O papel da assistência farmacêutica hospitalar no Ministério da Saúde tende a se fortalecer ainda mais na perspectiva da integralidade, não só como área técnica e gerencial, responsável por grande parte dos custos em saúde, mas também como promotora de cuidados e elo essencial entre a utilização de medicamentos e a real melhoria da qualidade de vida dos usuários do SUS.

REFERÊNCIAS BIBLIOGRÁFICAS

1. Ministério da Saúde. Secretaria de Assistência à Saúde. Manual brasileiro de acreditação hospitalar. 3.ed. Brasília: Ministério da Saúde; 2002.
2. Brasil. Ministério da Saúde. Portaria n. 3.916, de 30 de outubro de 1998. Política Nacional de Medicamentos [acesso em 19 jul 13]. Disponível em: http://bvsms.saude.gov.br/bvs/publicacoes/politica_medicamentos.pdf.
3. Brasil. Conselho Nacional de Saúde. Resolução n. 338, de 6 de maio de 2004. Política Nacional de Assistência Farmacêutica [acesso em 19 jul 13]. Disponível em: http://portal.saude.gov.br/portal/arquivos/pdf/resolucao_338_politica_ass_farmaceutica.pdf.
4. Osorio-de-Castro CGS, Castilho SR (orgs.). Diagnóstico da farmácia hospitalar no Brasil. Rio de Janeiro; 2004. Disponível em: http://new.paho.org/bra../index.php?option=com_docman&task=cat_view&gid=958&Itemid=423&limitstart=15.
5. Brasil. Ministério da Saúde. Portaria n. 4.283, de 30 dezembro de 2010. Aprova as diretrizes e estratégias para organização, fortalecimento e aprimoramento das ações e serviços de farmácia no âmbito dos hospitais [acesso em 17 set 2012]. Diário Oficial da União, 31 dez 2010. Disponível em: http://portal.saude.gov.br/portal/arquivos/pdf/Portaria_MS_4283_30_12_2010.pdf.
6. Brasil. Decreto n. 7.508, de 28 de junho de 2011, que regulamenta a Lei n. 8.080 para dispor sobre a organização do SUS, o planejamento da saúde, a assistência à saúde e a articulação inter-

286 FARMACÊUTICO HOSPITALAR: CONHECIMENTOS, HABILIDADES E ATITUDES | PARTE III

federativa [acesso em 19 jul 13]. Disponível em: http://www.planalto.gov.br/ccivil_03/_ato2011-2014/2011/decreto/D7508.htm.

7. Brasil. Ministério da Saúde. Banco de preços em saúde [acesso em 19 jul 13]. Disponível em: http://portal.saude.gov.br/portal/saude/Gestor/area.cfm?id_area=939.

8. Anacleto TA, Perini E, Rosa MB, César CC. Medication errors and drug-dispensing systems in the hospital pharmacy. Clinics. 2005;60(4):325-32.

9. Brasil. Ministério da Saúde. Portaria n. 3.535, de 2 de setembro de 1998. Estabelece critérios para cadastramento de centros de atendimento em oncologia [acesso em 19 jul 13]. Disponível em: http://dtr2001.saude.gov.br/sas/portarias/port98/GM/GM-3535.html.

10. Brasil. Ministério da Saúde. Portaria n. 272, de 8 abril de 1998 [acesso em 19 jul 13]. Disponível em: http://portal.anvisa.gov.br/wps/wcm/connect/d5fa69004745761c8411d43fbc4c6735/POR-TARIA_272_1988.pdf?MOD=AJPERES.

11. Marin N, Luiza VL, Osorio-de-Castro CGS, Machado-dos-Santos S (orgs.). Assistência farmacêutica para gerentes municipais. Rio de Janeiro: Opas; 2003.

12. Organização Mundial da Saúde. Promoting rational use of medicines: core components. WHO Policy perspectives on medicines, n. 5 Genebra: OMS; 2002.

13. Widnes SKF, Schjott J. Drug use in pregnancy physicians' evaluation of quality and clinical impact of drug information centres. Eur J Clin Pharmacol. 2009;65(3):303-8.

14. Santana RS, Santos AS, Menezes MS, Jesus MES, Silva WB. Assistência farmacêutica de uma rede de hospitais públicos: proposta de utilização das diretrizes ministeriais para avaliação do serviço. Rev Bras Farm Hosp Serv Saúde. 2013;4(1):29-34.

15. Leite SN, Guimarães MCL. Gestão da assistência farmacêutica. In: Gestão da assistência farmacêutica [recurso eletrônico]. Universidade Federal de Santa Catarina, Universidade Aberta do SUS. Florianópolis: UFSC; 2011.

16. Melo OF, Almagro MB, Alves PNN, Falcão AMV, Balreira KS, Santos MLR. Conhecimento e práticas do farmacêutico na residência multiprofissional em saúde da família, Sobral-CE. Sonare. 2009;8(2):16-25.

17. Nascimento Jr JM, Costa KS, Costa LH, Alexandre RF, Soeiro OM. Atenção integral e integrada, comprometida com o alcance de resultados em saúde. Rev Tempus – Actas Saúde Coletiva. 2012;6(2):319-21.

LEGISLAÇÃO RELACIONADA

- Referências bibliográficas 2, 3, 5 e 6.

SITES DE INTERESSE

- http://www.anvisa.gov.br.
- http://www.saude.gov.br/medicamentos.
- http://www.who.int/topics/essential_medicines/es.
- http://www.paho.org/bra.

CAPÍTULO **33**

Perspectiva da Agência Nacional de Vigilância Sanitária a respeito do farmacêutico hospitalar

Maria Eugênia Carvalhaes Cury

O presente capítulo aborda a perspectiva da Agência Nacional de Vigilância Sanitária (Anvisa) a respeito do farmacêutico hospitalar partindo da premissa de que este profissional deve ser estimulado a ser um agente estratégico na implementação das ações de vigilância sanitária nas instituições hospitalares, pois os resultados dessa atividade desdobram-se em contribuições fundamentais para a melhoria da qualidade e da segurança da atenção aos pacientes e do bem-estar dos trabalhadores das instituições.

A vigilância sanitária caracteriza-se como um conjunto de ações capazes de eliminar, diminuir ou prevenir riscos à saúde e de intervir nos problemas sanitários decorrentes tanto do meio ambiente quanto da produção e da circulação de bens e da prestação de serviços de interesse da saúde. Abrange:

- o controle de bens de consumo que, direta ou indiretamente, se relacionem com a saúde, compreendendo todas as etapas e processos, desde a produção até o consumo;
- o controle da prestação de serviços que se relacionam direta ou indiretamente com a saúde.[1]

Portanto, sendo um serviço de saúde, as ações desenvolvidas no âmbito da vigilância sanitária permitem o alcance do objetivo estratégico do Sistema Nacional de Vigilância Sanitária (SNVS), ou seja, o de reduzir o risco à saúde da população no uso de produtos e serviços, favorecendo o acesso seguro por meio da gestão do risco sanitário.

A promoção da saúde almejada pela vigilância sanitária desdobra-se em ações de prevenção, controle de riscos, proteção e promoção. Engloba atividades de natureza multiprofissional e interinstitucional que demandam conhecimentos de diversas áreas do saber que se intercomplementam de forma articulada.[2]

A farmácia hospitalar é uma unidade que, por ser dirigida por farmacêuticos, deve cumprir seu principal objetivo de contribuir no processo de cuidado à saúde, visando a melhorar a qualidade da assistência prestada ao paciente, promovendo o uso seguro e racional de medicamentos e produtos para a saúde.[3]

O profissional deve planejar e dirigir a implementação de ações que cumpram as normas que regulamentam o controle sanitário desses produtos no âmbito hospitalar. Daí a necessidade da observação das normas que tratam da organização e funcionamento da farmácia, tais como o regulamento técnico para projetos físicos em estabelecimentos assistenciais de saúde ou de boas práticas farmacêuticas, passando por regulamentos específicos de boas práticas de manipulação de preparações magistrais ou de utilização das soluções parenterais em serviços de saúde; regulamento técnico para o gerenciamento de resíduos de serviços de saúde, de soluções parenterais de pequeno volume e funcionamento dos serviços de terapia antineoplásica, requisitos mínimos para a manipulação de radiofármacos, entre outros.

Porém, a qualidade do atendimento à saúde deve ir além do cumprimento dessas normas fundamentais. Está intrinsecamente relacionada ao monitoramento dos riscos. Por isso, a vigilância sanitária de serviços de saúde busca elevar a qualidade dos estabelecimentos com instrumentos que promovam a melhoria da assistência prestada, por meio do estabelecimento de mecanismos de controle e avaliação de riscos e eventos adversos relacionados à aplicação e ao uso das tecnologias – aqui entendidas como os medicamentos, os equipamentos, o sangue e componentes, os tecidos, os órgãos, os procedimentos e os sistemas organizacionais e de suporte dentro dos quais os cuidados com a saúde são oferecidos – nos serviços de saúde.

A Resolução RDC n. 2 da Anvisa, de 25 de janeiro de 2010, define que todos os estabelecimentos de saúde devem realizar o gerenciamento das tecnologias em saúde utilizadas na prestação de serviços de saúde, desde sua entrada no estabelecimento até seu destino final, incluindo o planejamento dos recursos físicos, materiais e humanos. O gerenciamento de tecnologias em saúde, de acordo com a Resolução RDC n. 2/2010 da Anvisa, é o

> [...] conjunto de procedimentos de gestão, planejados e implementados a partir de bases científicas e técnicas, normativas e legais, com o objetivo de garantir a rastreabilidade, qualidade, eficácia, efetividade, segurança e em alguns casos o desempenho das tecnologias de saúde utilizadas na prestação de serviços de saúde.

Esse gerenciamento constitui um instrumento essencial à organização e à estruturação dos estabelecimentos de saúde.[4]

A importância de acompanhar, controlar e avaliar os produtos, as ações e os serviços de saúde que impliquem risco à saúde da população, por meio da gestão de riscos voltada para a qualidade e a segurança do paciente, engloba princípios e diretrizes como a criação de cultura de segurança; a execução sistemática e estruturada dos processos de gerenciamento de risco; a integração com todos os processos de cuidado e articulação com os processos organizacionais dos serviços de saúde; as melhores evidências disponíveis; a transparência, a inclusão, a responsabilização e a sensibilização de capacidade de reagir às mudanças.[5] Aqui, a gestão de risco é entendida como a aplicação sistêmica e contínua de iniciativas, procedimentos, condutas e recursos na avaliação e no controle de riscos e eventos adversos que afetam a segurança, a saúde humana, a integridade profissional, o meio ambiente e a imagem institucional.

As ações sanitárias executadas na fase do pré-uso das tecnologias não têm sido suficientes para eliminar, ou mesmo reduzir, riscos e agravos à saúde decorrentes do seu uso. A necessidade de utilização de produtos e a rapidez de incorporação de novas tecnologias desafiam a vigilância sanitária para fortalecer cada vez mais ações e ferramentas de gestão de riscos para a vigilância na fase de uso dessas tecnologias, ou seja, a vigilância pós-uso, atualmente conhecida como Vigipós,[6] por meio da vigilância de eventos adversos e de queixas técnicas dos produtos.

Por mais rigorosos que sejam os requisitos para o registro dos produtos que estão sob a vigilância sanitária, não se pode prever todas as falhas ou problemas para a saúde que um produto pode apresentar após a sua liberação para o uso. Assim, a capacidade de fazer a vigilância do pós-uso desses produtos é um elemento essencial de um sistema de vigilância da saúde.

A Vigipós permite detectar precocemente problemas relacionados a produtos e outras tecnologias e desencadear as medidas pertinentes para que o risco seja interrompido ou minimizado.

Quando todas as atividades prévias não são suficientes para eliminar completamente os riscos, o sistema de vigilância deve ser sensível para que os danos porventura existentes sejam os menores possíveis.

Muitos dos eventos adversos dos produtos sob a vigilância sanitária só serão conhecidos quando esses produtos forem utilizados em grande escala. Eventos adversos inesperados podem ocorrer nessa fase, assim como o aumento significativo do número ou da intensidade dos eventos esperados, em relação ao que foi observado na fase de pesquisa clínica.

Os eventos adversos relacionados com produtos envolvem dois aspectos importantes que têm impacto na segurança dos pacientes quando usados. Um desses aspectos refere-se às reações adversas decorrentes do uso e o outro é relativo aos erros de uso. Ambas as situações estão entre as falhas mais frequentes nos cuidados em saúde e, muitas vezes, podem ser evitadas ou minimizadas com ações multiprofissionais de equipes médicas, de enfermagem e farmacêuticas.

A possibilidade de prevenir e evitar a ocorrência de eventos adversos aponta para a necessidade de avaliar as causas, assim como os fatores humanos e estruturais envolvidos nesse processo, de modo a permitir a implementação de barreiras de prevenção e diminuir os riscos para os pacientes, pois os eventos adversos podem ocasionar aumento do tempo de internação, complicações na evolução do quadro de saúde, necessidade de novas intervenções diagnósticas e terapêuticas. Em casos mais graves, podem mesmo provocar situações de incapacidades permanentes ou a morte.

O uso das tecnologias em saúde – medicamentos; equipamentos; produtos para a saúde; implantes e os produtos para diagnóstico de uso *in vitro*; o sangue e componentes; tecidos e órgãos –, tem potencial para o aparecimento de reações adversas que devem ser monitoradas para a melhoria da segurança dos usuários.

A implementação de ações de Vigipós sob a responsabilidade do farmacêutico hospitalar cumpre duas prerrogativas importantes: por um lado, estabelece medidas suficientes para o uso seguro dos produtos no ambiente hospitalar e, por outro, fornece informações necessárias para o acompanhamento por parte do SNVS, a fim de subsidiar medidas sanitárias necessárias à redução do risco.

Cabe, portanto, ao farmacêutico hospitalar a definição, a coordenação e a implementação de atividades de farmacovigilância, tecnovigilância e hemovigilância como estratégias de gestão de risco para melhorar a segurança dos pacientes.

FARMACOVIGILÂNCIA

De acordo com o conceito da Organização Mundial da Saúde (OMS), a farmacovigilância[7] compreende atividades relativas a detecção, avaliação, compreensão e prevenção de efeitos adversos ou outros problemas relacionados aos medicamentos.

Um dos principais focos da farmacovigilância, seja qual for a esfera de atuação, é identificar precocemente sinais de risco à saúde pública, sugeridos por eventos adversos. O êxito dessa tarefa será mais provável se houver um banco de dados nacional e consistente a partir das notificações dos problemas relacionados ao uso dos medicamentos observados nos serviços de saúde.

Um sinal de segurança, ou seja, de mudança de perfil de segurança de um medicamento pode ser confirmado, fortalecido, minimizado ou descartado pela combinação de dados e experiências sobre o uso dos medicamentos em cada serviço e em nível nacional.

Os principais eventos adversos, no âmbito da farmacovigilância, são as reações adversas, os erros de medicação, a inefetividade terapêutica, os desvios de qualidade que afetam a saúde dos usuários, as intoxicações, o abuso, as interações medicamentosas e os problemas decorrentes do uso não aprovado para uma dada indicação terapêutica.

TECNOVIGILÂNCIA

O cumprimento dos quesitos de conformidade, eficácia, efetividade e desempenho visam a garantir a segurança sanitária do produto no momento de sua utilização.

Ainda que o processo fabril incorpore conceitos de segurança sanitária do produto, nenhum produto é totalmente isento de causar algum dano ao paciente ou usuário, ou seja, existem riscos e possibilidades da ocorrência de eventos adversos durante a utilização de produtos médicos.

A ocorrência de eventos adversos e de queixas técnicas relacionadas a produtos para a saúde pressupõe a existência de riscos e pode representar ameaça à saúde da população, usuários e pacientes desses produtos.

A ocorrência dessas situações pode estar associada a:

- baixa qualidade do produto;
- uso de forma inadequada (erros de procedimento);
- fatores inerentes da pessoa (no caso de evento adverso), bem como fatores do próprio produto, muitas vezes já indicados durante o processo de registro na Anvisa.

A legislação brasileira determina que os produtos para saúde, quando utilizados nas condições e para as finalidades previstas, devem atuar de forma a não comprometer a saúde dos pacientes e dos operadores do produto. Para isso, os fabricantes devem projetar seus produtos dentro de padrões de qualidade e segurança, de forma que os riscos inerentes à sua utilização não sejam superiores aos benefícios propostos.

Considerando que o uso de produtos de saúde pode acarretar algum tipo de risco ao paciente, é importante o acompanhamento da utilização desses produtos nas condições reais, que podem não ser as ideais, ou seja, quando são utilizados na pós-comercialização em larga escala. Nessa etapa, a tecnovigilância[8] reveste-se de importância e representa uma ferramenta fundamental para garantir que a população tenha segurança na utilização dos produtos médicos disponibilizados pela rede de atenção à saúde.

Desse modo, é essencial o monitoramento do uso dos produtos médicos, a fim de se conhecer seu comportamento, adotar estratégias de prevenção, de minimização ou de contenção dos riscos e, consequentemente, evitar que riscos equivalentes possam ser reproduzidos em outros locais, pelas mesmas causas.

HEMOVIGILÂNCIA

A hemovigilância[9] é um conjunto de procedimentos para o monitoramento das reações transfusionais resultantes do uso terapêutico de sangue e seus componentes, visando a melhorar a qualidade dos produtos e processos em hemoterapia e aumentar a segurança do paciente.

O monitoramento em hemovigilância inicia-se com a identificação das reações transfusionais – os eventos adversos resultantes do uso terapêutico de sangue e hemocomponentes – pelos serviços de saúde que realizam assistência hemoterápica.

Tais reações devem ser notificadas e transformadas em informações que são utilizadas para identificar riscos e prevenir a ocorrência ou recorrência desses eventos adversos, visando a subsidiar as ações voltadas para a segurança transfusional.

REFERÊNCIAS BIBLIOGRÁFICAS

1. Brasil. Lei n. 8080, de 19 de setembro de 1990. Dispõe sobre as condições para a promoção, proteção e recuperação da saúde, a organização e o funcionamento dos serviços correspondentes e dá outras providências [acesso em 10 jul 2013]. Diário Oficial da União, 20 set 1990. Disponível em: http://www.planalto.gov.br/ccivil_03/leis/l8080.htm.
2. Costa EA (org.). Vigilância sanitária: temas para debate. Salvador: Edufba; 2009.
3. Sociedade Brasileira de Farmácia Hospitalar e Serviços de Saúde. Padrões mínimos para farmácia hospitalar. Goiânia: Sbrafh; 2007. Disponível em: http://www.sbrafh.org.br/site/index/library/id/15.

4. Brasil. Agência Nacional de Vigilância Sanitária. Resolução RDC n. 2, de 25 de janeiro de 2010. Dispõe sobre o gerenciamento de tecnologias em saúde em estabelecimentos de saúde [acesso em 10 jul 2013]. Diário Oficial da União, 26 jan 2010. Disponível em: http://bvsms.saude.gov.br/bvs/saudelegis/anvisa/2010/res0002_25_01_2010.html.
5. Brasil. Ministério da Saúde. Portaria n. 529, de 1º de abril de 2013. Institui o Programa Nacional de Segurança do Paciente (PNSP) [acesso em 10 jul 2013]. Diário Oficial da União, 2 abril 2013. Disponível em: ftp://ftp.saude.sp.gov.br/ftpsessp/bibliote/informe_eletronico/2013/iels.abr.13/Iels61/U_PT-MS-GM-529_010413.pdf.
6. Brasil. Ministério da Saúde. Portaria n. 1.660, de 22 de julho de 2009. Institui o Sistema de Notificação e Investigação em Vigilância Sanitária – Vigipós, no âmbito do Sistema Nacional de Vigilância Sanitária, como parte integrante do Sistema Único de Saúde – SUS [acesso em 10 jul 2013]. Diário Oficial da União, 23 jul 2009. Disponível em: http://portal.anvisa.gov.br/wps/wcm/conne ct/74c5db80474583268e71de3fbc4c6735/PORTARIA+No1660+22+07+09.pdf?MOD=AJPERES.
7. Brasil. Agência Nacional de Vigilância Sanitária. Diretrizes para o gerenciamento do risco em farmacovigilância; 2008 [acesso em 10 jul 2013]. Disponível em: http://portal.anvisa. gov.br/wps/wcm/connect/4140a10047.
8. Brasil. Agência Nacional de Vigilância Sanitária. Manual de tecnovigilância: abordagens de vigilância sanitária de produtos para a saúde comercializados; 2008 [acesso em 10 jul 2013]. Disponível em: http://portal.anvisa.gov.br/wps/wcm/connect/378e9d00474587af9170d53fbc4c6735/manual_tecnovigilancia.pdf?MOD=AJPERES.
9. Brasil. Agência Nacional de Vigilância Sanitária. Hemovigilância [acesso em 10 jul 2013]. Disponível em: http://portal.anvisa.gov.br/wps/content/Anvisa+Portal/Anvisa/Pos+-+Comercializacao+-+Pos+-+Uso/Hemovigilancia.

BIBLIOGRAFIA SUGERIDA

■ Agência Nacional de Vigilância Sanitária. Assistência segura: uma reflexão teórica aplicada à prática (série Segurança do paciente e qualidade em serviços de saúde) [acesso em 10 jul 2013]. Disponível em: http://www.anvisa.gov.br/hotsite/segurancadopaciente/documentos/junho/Modulo%20 1%20-%20Assistencia%20Segura.pdf.

■ Capucho HC, Carvalho FD, Cassiani SHB. Farmacovigilância: gerenciamento de riscos da terapia medicamentosa para a segurança do paciente. São Caetano do Sul: Yendis; 2011.

■ Costa EA. Conceitos e área de abrangência. In: Rosenfeld S (org.). Fundamentos de vigilância sanitária. Rio de Janeiro: Fiocruz; 2000. p.41-8.

■ Lucchese G. Globalização e regulação sanitária – rumos da vigilância sanitária no Brasil. [Tese – Doutorado]. Rio de Janeiro: Mimeo; 2001.

LEGISLAÇÃO RELACIONADA

■ Brasil. Lei n. 9.782, de 26 de janeiro de 1999. Define o Sistema Nacional de Vigilância Sanitária, cria a Agência Nacional de Vigilância Sanitária, e dá outras providências [acesso em 10 jul 2013]. Diário Oficial da União, 27 jan 1999. Disponível em: http://www.planalto.gov.br/ccivil_03/leis/l9782.htm.

CAPÍTULO **34**

Trabalho e expectativa da Sociedade Brasileira de Farmácia Hospitalar e Serviços de Saúde

Helaine Carneiro Capucho
Eugenie Desirèe Rabelo Néri

A Sociedade Brasileira de Farmácia Hospitalar e Serviços de Saúde (Sbrafh) foi fundada em 21 de maio de 1995, em São Paulo, em um importante período para a farmácia hospitalar brasileira, quando o farmacêutico voltava para os hospitais e reestruturava os serviços nas instituições.

A criação da Sbrafh se deu por um grupo de farmacêuticos visionários e comprometidos com a evolução da profissão, com o intuito de promover e estimular a pesquisa científica, o desenvolvimento tecnológico e o aprimoramento da farmácia hospitalar e demais serviços farmacêuticos em estabelecimentos de saúde no território brasileiro.

A Sbrafh é uma associação de caráter profissional, humanitário e cultural sem fins econômicos, lucrativos, político-partidários ou religiosos, com personalidade jurídica própria, destinada a contribuir para a integração dos farmacêuticos hospitalares, incentivar o desenvolvimento da farmácia em serviços de saúde e apoiar atividades científicas, culturais e sociais.[1]

A associação tem caráter nacional e pode criar regionais com diretoria própria, subordinadas, no entanto, à direção nacional. As primeiras regionais, Bahia, Minas Gerais e São Paulo, foram criadas em 2007, durante o VI Congresso Brasileiro de Farmácia Hospitalar realizado em Goiânia.[2] Em 2009, foi criada a regional Rio de Janeiro e, em 2012, a regional Paraná.

A Sbrafh tem como função geral desenvolver eventos científicos, atividades de pesquisas, assessoramento, aprimoramento e capacitação profissional de farmacêuticos atuantes em hospitais e em serviços de saúde, com a divulgação da assistência farmacêutica.[1]

São finalidades específicas da Sbrafh:[1]

- contribuir para a integração dos farmacêuticos hospitalares que atuam nos serviços de saúde, para o desenvolvimento científico, ético, social e econômico;
- estabelecer critérios técnicos para a prática profissional de seus associados, visando manter ou elevar o nível de prestação de serviços de acordo com as necessidades dos serviços de saúde;
- exercer a função de órgão técnico consultivo para o governo, entidades jurídicas em geral ou de pessoas físicas, e em associações ou sociedades que abranjam subdivisões da farmácia hospitalar e outros serviços de saúde na solução de problemas farmacêuticos, hospitalares e sanitários;
- divulgar e promover atividades inerentes ao ramo de seus associados, inclusive com publicidade de caráter institucional;
- promover reuniões técnico-científicas de interesse para a prática profissional de seus associados;
- organizar cursos, palestras, simpósios e eventos correlacionados podendo, para tanto, convidar conferencistas brasileiros e estrangeiros com o intuito de se obter intercâmbio de informações em níveis nacional e internacional;
- conferir certificados, prêmios e láureas;
- informar devidamente a todos os integrantes da sociedade sobre as questões técnicas e legais no seu mais amplo sentido e quando se julgue de interesse para os associados;
- publicar e divulgar literatura e documentação técnica científica de interesse da farmácia hospitalar e outros serviços de saúde;
- conceder o título de especialista em farmácia hospitalar e em serviços de saúde aos associados que cumprirem as exigências do respectivo regulamento;
- organizar e manter atualizado o serviço de documentação científica da sociedade (banco de dados);
- promover relações e contatos com comissões, órgãos, associações e outros, tanto nacionais quanto estrangeiras, que possam resultar em benefícios ao desenvolvimento das atividades farmacêuticas.

Ao longo dos anos, a Sbrafh contou com o envolvimento de mais de sessenta farmacêuticos em suas diretorias nacionais e regionais. Todas as gestões das diretorias da Sbrafh foram marcadas por conquistas e avanços que têm colocado cada vez mais os farmacêuticos em destaque ante a equipe e os gestores de saúde, além da sociedade, a maior beneficiada por esses avanços.

Em 18 anos, a Sbrafh realizou o Congresso Brasileiro de Farmácia Hospitalar nove vezes, sendo este o evento mais importante da categoria até os dias atuais, e reuniu aproximadamente 10 mil pessoas ao longo das suas edições. Além disso, importantes conquistas foram alcançadas, dentre as quais podem ser citadas:[3]

- participação ativa em elaboração de políticas públicas para o sistema de saúde brasileiro, incluindo a participação em grupos na Agência Nacional de Vigilância Sanitária (Anvisa) e no Ministério da Saúde, além de secretarias estaduais e municipais de saúde;
- inclusão da assistência farmacêutica hospitalar na tabela do Sistema Único de Saúde (SUS), conquistada entre os anos de 1997 e 1998;
- obrigatoriedade de farmacêutico na gestão de farmácias hospitalares, com a publicação da Portaria n. 1.017/2002 do Ministério da Saúde;
- revogação da Portaria n. 316/1977 do Ministério da Saúde, que afirmava que era obrigatória a presença de farmacêuticos somente em hospitais com mais de duzentos leitos. A revogação se deu com a publicação da mais importante legislação para a farmácia hospitalar brasileira até o momento, a Portaria n. 4.283/2010 do Ministério da Saúde, que aprovou as diretrizes e estratégias para organização, fortalecimento e aprimoramento das ações e serviços de farmácia no âmbito dos hospitais, da qual a Sbrafh participou intensamente;
- participação ativa em elaboração e realização de políticas para o desenvolvimento da profissão farmacêutica junto ao Conselho Federal de Farmácia (CFF), especialmente com a publicação de resoluções do CFF relacionadas à área, conselhos regionais e demais entidades da classe;
- reconhecimento de farmacêuticos, com anotação na carteira profissional do conselho de farmácia, com o título de especialista em farmácia hospitalar, aprovado pelo CFF em 2005 e ratificado em 2012;
- publicação da *Revista Sbrafh* em 2004, que, em 2010, evoluiu para a única revista científica da área na América Latina, a *Revista Brasileira de Farmácia Hospitalar e Serviços de Saúde*, Qualis Capes B5 e em processo de indexação em bases de dados internacionais;
- estímulo ao intercâmbio técnico-profissional dos farmacêuticos brasileiros sócios da Sbrafh junto às outras instituições brasileiras e latino-americanas, europeias e americanas, especialmente;

- estímulo ao desenvolvimento locorregional de discussões e capacitações em farmácia hospitalar e demais serviços de saúde, por meio das regionais da Sbrafh;
- apoio a eventos e correalização de capacitações e cursos de atualização, além de chancelas em cursos de pós-graduação;
- publicação de duas das mais importantes obras brasileiras em farmácia hospitalar: os *Padrões mínimos* e o *Guia de boas práticas em farmácia hospitalar e serviços de saúde*;
- construção de umas das maiores bibliotecas virtuais em farmácia hospitalar e demais serviços de saúde da América Latina;
- realização do primeiro censo brasileiro de farmacêuticos hospitalares, em parceria com o CFF, em 2010;
- influência e incentivo para a formulação de políticas para a valorização do profissional farmacêutico nos hospitais e demais serviços de saúde, públicos ou privados;
- liderança entre países da América Latina ao assumir, em 2012, a Coordinadora Sudamericana para el Desarrollo de la Farmacia Hospitalaria (Cosudefh), que é formada por sociedades técnico-científicas de farmácia hospitalar de diversos países da América do Sul e México.

Diversos outros avanços foram registrados nestes últimos anos e continuam a ocorrer, pois a cada dia cresce o número de farmacêuticos que se envolvem na gestão da sociedade e, de forma semelhante, cresce o número de profissionais mais atuantes como sócios.

A renovação da Sbrafh também é marcada ao longo dos anos em decorrência do crescente interesse dos estudantes de farmácia no desenvolvimento de uma assistência farmacêutica de excelência para a população brasileira.

A Sbrafh oportuniza a participação de estudantes de graduação em farmácia na entidade desde 2003, quando criou a categoria de sócio-aspirante. Essa participação é fundamental para que os estudantes desenvolvam as competências técnicas, gerenciais, clínicas, humanísticas e as políticas necessárias para a atuação na farmácia hospitalar. Ainda que não se tenha decidido por uma área de atuação na vida profissional, o estudante, ao participar da sociedade, poderá conhecer mais de perto o mercado de trabalho e avaliar sua predileção pela área. Além disso, já estará melhor preparado para entrar nesse mercado.

A participação de farmacêuticos e estudantes nos congressos e eventos realizados, apoiados ou chancelados pela Sbrafh é de extrema importância para o profissional que atua ou pretende atuar nos hospitais, visto que são eventos-referência da sociedade de especialidade.

A associação à Sbrafh é um passo importante para a formação ou atualização do farmacêutico que atua ou pretende atuar nos hospitais, incluindo os estudantes. Mais do que pagar a anuidade, o que se espera do sócio é a participação ativa na formação e na elaboração de políticas, quando opina nas consultas públicas realizadas, dá sugestões e colabora com críticas construtivas ao trabalho das diretorias nacional e regionais.

Outro meio importante de aprimoramento e desenvolvimento profissional é utilizar todo o material que a Sbrafh disponibiliza aos sócios para sua prática diária. Mais do que isso, o leitor deverá ser capaz de interpretar, realizar críticas à leitura e organizar as diferentes fontes de informação para que possam ampará-lo no exercício de sua profissão.

Dentre as atitudes esperadas dos farmacêuticos hospitalares, a principal delas é a proatividade. O profissional deve se antecipar às situações cotidianas, a fim de desempenhar cada vez melhor o seu papel diante dos pacientes, da equipe de profissionais e dos gestores de saúde. Essa característica também passa por buscar novos conhecimentos, realizar questionamentos embasados tecnicamente, publicar suas experiências e achados e participar da formação de novos profissionais, preparando estudantes de farmácia ou mesmo sucessores para sua atividade no hospital.

O farmacêutico deve estar consciente de que suas atividades no hospital têm como principal objetivo contribuir no processo de cuidado à saúde, visando a melhoria da qualidade da assistência prestada ao paciente, promovendo o uso seguro e racional de medicamentos – incluindo os radiofármacos e os gases medicinais – e outros produtos para saúde, nos planos assistencial, administrativo, tecnológico e científico. Para tanto, ele deverá exercer funções clínicas, administrativas, consultivas, de pesquisa e educativas.[4]

Assim, com o objetivo de contribuir com o desenvolvimento da saúde no país e atuar ativamente para a melhoria da qualidade de vida da população, o farmacêutico que pretende atuar ou já atua na farmácia hospitalar deve se manter atualizado e capacitado para realizar as diferentes atividades e atribuições das quais é responsável. A aproximação e a participação na Sbrafh é um importante passo para que sejam alcançados melhores resultados.

REFERÊNCIAS BIBLIOGRÁFICAS

1. Sociedade Brasileira de Farmácia Hospitalar e Serviços de Saúde. Estatuto da Sbrafh. [acesso em 22 jul 2013]. Disponível em: http://www.sbrafh.org.br/site/public/docs/estatuto2011.pdf.

2. Sociedade Brasileira de Farmácia Hospitalar e Serviços de Saúde. Sbrafh conquista três novas regionais. Rev Sbrafh. 2007;3(16):3-4.
3. Sociedade Brasileira de Farmácia Hospitalar e Serviços de Saúde. Sbrafh: dezoito anos de história [acesso em 18 mai 2013]. Disponível em: http://www.sbrafh.org.br/site/public/news/phpTnzayt.pdf.
4. Brasil. Conselho Federal de Farmácia. Resolução n. 568, de 6 de dezembro de 2012. Dá nova redação aos artigos 1º ao 6º da Resolução CFF n. 492, de 26 de novembro de 2008, que regulamenta o exercício profissional nos serviços de atendimento pré-hospitalar, na farmácia hospitalar e em outros serviços de saúde, de natureza pública ou privada. Diário Oficial da União, 2012; Seção I [acesso em 22 jul 2013]. Disponível em: http://www.cff.org.br/userfiles/file/resolucoes/568.pdf.

BIBLIOGRAFIA SUGERIDA

- Referências bibliográficas 1 e 4.
- Sociedade Brasileira de Farmácia Hospitalar e Serviços de Saúde. Guia de boas práticas em farmácia hospitalar e serviços de saúde. São Paulo: Ateliê Vide o Verso; 2009. p.149-90.
- Sociedade Brasileira de Farmácia Hospitalar e Serviços de Saúde. Padrões mínimos em farmácia hospitalar. São Paulo: Sbrafh; 2007.

LEGISLAÇÃO RELACIONADA

- Referência bibliográfica 4.
- Brasil. Ministério da Saúde. Portaria n. 4.283, de 30 dezembro de 2010. Aprova as diretrizes e estratégias para organização, fortalecimento e aprimoramento das ações e serviços de farmácia no âmbito dos hospitais [acesso em 17 set 2012]. Diário Oficial da União, 31 dez 2010. Disponível em: http://portal.saude.gov.br/portal/arquivos/pdf/Portaria_MS_4283_30_12_2010.pdf.

SITES DE INTERESSE

- http://www.sbrafh.org.br.
- http://www.cff.org.br.